Mit freundlicher Empfehlung

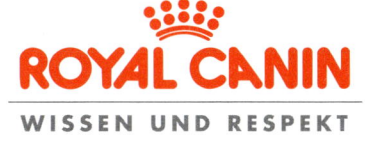

Über den Autor

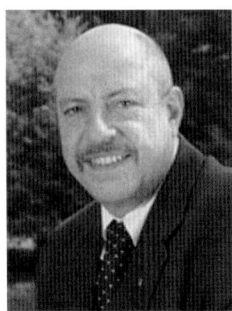

Stefan Thiele CMC/BDU

Dipl.-Ing., REFA-Ing., Eur.-Ing. Stefan Thiele betreut seit über 25 Jahren große wie kleine Produktions- und Dienstleistungsunternehmen unterschiedlichster Branchen in Deutschland und im europäischen Ausland. Er und seine Ehefrau, Dr. med. vet. Stefanie Thiele, sind Gesellschafter der Unternehmensberatung Compliance Consulting BDU – Gesellschaft für kundenorientierte Unternehmensentwicklung bR. In den vergangenen zehn Jahren hat er sich mit seinen Beratungsleistungen u. a. auf die Tierärztebranche spezialisiert.

Nach seinem Maschinenbaustudium und der berufsbegleitenden Ausbildung in moderner Unternehmensführung beim REFA-Verband absolvierte er ein mehrjähriges postgraduales Management-Studium in Deutschland und den USA. Aufgrund seiner Ausbildung und Erfahrung gehört er heute zum kleinen Kreis der Unternehmensberater in Deutschland, denen in einem streng reglementierten Auswahlverfahren nach den Regeln des International Council of Management Consulting Institute (ICMCI) der international anerkannte Titel „Certified Management Consultant" (CMC/BDU) verliehen wurde.

Die gesunde Tierarztpraxis

Kundenorientierung und
Positionierungsstrategien

Herausgegeben von
Stefan Thiele

Unter Mitarbeit von
Oliver Weber

24 Abbildungen
45 Tabellen

Enke Verlag · Stuttgart

Bibliografische Information
der Deutschen Nationalbibliothek

Die Deutsche Nationalbibliothek verzeichnet diese
Publikation in der Deutschen Nationalbibliografie;
detaillierte bibliografische Daten sind im Internet
über http://dnb.d-nb.de abrufbar.

Anschrift der Autoren:

Dipl.-Ing. Stefan Thiele
Compliance Consulting –
Gesellschaft für kundenorientierte
Unternehmensentwicklung bR
Landgut Nittum
Hoppersheider Busch 30 a
51467 Bergisch Gladbach

Dipl.-Kfm. (FH) Oliver Weber
Steuerberater
Hohenzollerndamm 184
10713 Berlin

Wichtiger Hinweis: Wie jede Wissenschaft ist die Veterinärmedizin ständigen Entwicklungen unterworfen. Forschung und klinische Erfahrung erweitern unsere Erkenntnisse, insbesondere was Behandlung und medikamentöse Therapie anbelangt. Soweit in diesem Werk eine Dosierung oder eine Applikation erwähnt wird, darf der Leser zwar darauf vertrauen, dass Autoren, Herausgeber und Verlag große Sorgfalt darauf verwandt haben, dass diese Angabe **dem Wissensstand bei Fertigstellung des Werkes entspricht.**

Diese Publikation ist entstanden mit freundlicher Unterstützung von Royal Canin Tiernahrung GmbH & Co. KG.

© 2009 Enke Verlag in
MVS Medizinverlage Stuttgart GmbH & Co. KG
Oswald-Hesse-Str. 50, 70469 Stuttgart

Unsere Homepage: www.enke.de

Printed in Germany

Umschlaggestaltung: Thieme Verlagsgruppe
Umschlaggrafik: Creativ Collection, Freiburg;
   Royal Canin, Köln
Fotos im Innenteil: S. 1, 107: Royal Canin, Köln;
   S. 41: Digital Vision; S. 71: © Rainer Sturm/PIXELIO;
   S. 91: MEV
Zeichnungen: Angelika Brauner, 82383 Hohenpeißenberg
Satz: Druckhaus Götz GmbH, 71636 Ludwigsburg
   gesetzt in 3B2, Version 9.1, Unicode
Druck: Grafisches Centrum Cuno, 39240 Calbe

ISBN 978-3-8304-1085-0   1 2 3 4 5 6

Geleitworte

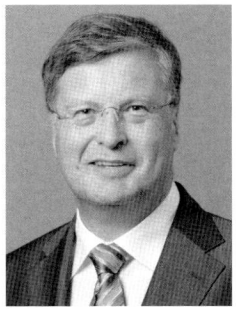

Sehr geehrte Damen und Herren,
liebe Kolleginnen und Kollegen,

wir Tierärzte haben eine hochqualifizierte fachliche Ausbildung durchlaufen und halten unser veterinärmedizinisches Wissen kontinuierlich auf dem neuesten Stand. Wir sind äußerst kompetent, wenn es um die Heilung bzw. Vermeidung von Krankheiten bei Tieren und letztlich auch die Gesunderhaltung von Menschen geht. Als niedergelassene Tierärzte sind wir aber auch Unternehmer.

Wie jedes andere Unternehmen müssen auch wir mit unserer Dienstleistung wirtschaftlichen Erfolg haben. Denn nur eine finanziell „gesunde Tierarztpraxis" kann ein hohes fachliches Niveau und seinen Fortbestand sicherstellen. Wir brauchen eine ökonomisch erfolgreiche Praxisführung, um sowohl in unsere eigene Fortbildung und die unserer Mitarbeiter investieren zu können als auch um jeweils auf dem neuesten Stand der Medizintechnik zu sein. Letztendlich können wir nur dadurch unseren Patienten die beste Tiermedizin bieten.

Der Bundesverband praktizierender Tierärzte sieht seine Aufgabe nicht nur darin, Sie in fachlicher Hinsicht zu unterstützen, sondern auch im Praxismanagement. Deshalb nutzten Sie unsere Angebote in diesem Bereich und besuchen Sie auch unsere Vorträge und Seminare, die wir zu diesen Themen regelmäßig anbieten. Wir möchten, dass Ihre tägliche Arbeit von Erfolg gekrönt ist – sowohl medizinisch als auch wirtschaftlich und wünschen Ihnen, dass dieses Buch Ihnen dabei hilft, als Unternehmer weiterhin erfolgreich zu sein bzw. noch erfolgreicher zu werden.

Ihr
Hans-Joachim Götz
Präsident des Bundesverbandes
Praktizierender Tierärzte (bpt e.V.)

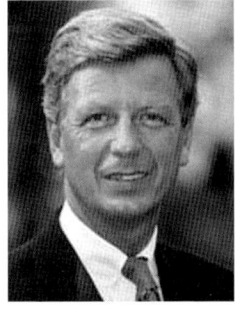

Sehr verehrte Damen,
sehr verehrte Herren,

es freut mich sehr, dass dieses Buch von einem unserer Verbandsmitglieder veröffentlicht wird. Schon vor über zehn Jahren habe ich mit dem Autor angeregt darüber diskutiert, dass der Bedarf an einer kompetenten Beratung auch in der Tierärzteschaft an Bedeutung gewinnen wird. Letztlich habe ich ihn darin bestärkt, sich vor dem Hintergrund seiner Ausbildung und Erfahrung unter anderem auf Veterinärmediziner zu spezialisieren. Das hat er in den vergangenen Jahren engagiert getan und etliche Innovationen in diese Branche getragen.

Innovationen in eine Branche zu bringen ist eine der ureigensten Aufgaben von uns Unternehmensberatern. Zum branchenübergreifenden Erfahrungs- und Wissensaustausch haben wir im Bundesverband Deutscher Unternehmensberater eine Reihe von Fachverbänden eingerichtet, deren Mitglieder sich regelmäßig treffen. Sie dienen, wie auch die vielen durch den Verband angebotenen Seminare und der einmal im Jahr stattfindende Beratertag, unserer fachlichen Weiterentwicklung. Außerdem pflegt der BDU e.V. einen engen Kontakt zur Politik, zu führenden Wirtschaftsunternehmen und Zukunftsforschern, damit wir Trends und Entwicklungen rechtzeitig erkennen, Chancen für unsere Mandanten wahrnehmen und Unternehmen auf eine erfolgreiche Zukunft vorbereiten können.

Wenn Sie dieses Buch lesen, denken Sie auch an die Worte von Victor Hugo: „Die Zukunft hat viele Namen. Für die Schwachen ist sie das Unerreichbare. Für die Furchtsamen ist sie das Unbekannte. Für die Tapferen ist sie die Chance." Ich wünsche Ihnen, dass dieses Buch für Sie zur „Chance" wird und Sie viele innovative Anregungen für eine erfolgreiche Zukunft Ihrer Tierarztpraxis erhalten.

Herzlichst
Ihr
Rémi Redley CMC/BDU
Ehrenpräsident des Bundesverbandes
Deutscher Unternehmensberater BDU e.V.

Inhalt

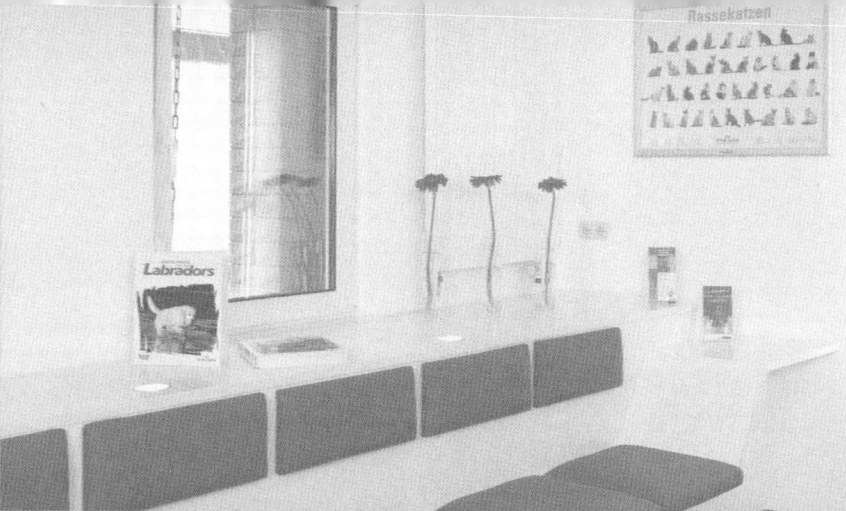

Kundenorientierung und Kundenbindung 1

Einleitung

Vielen Tierärzten fällt es sicherlich noch schwer, eine Tierarztpraxis als eine kaufmännische Einheit zu betrachten und sich als Unternehmer zu sehen, der als Dienstleister die Bedürfnisse seiner Kunden erfüllt.

Die Großzahl der Ärzte verhält sich sehr reserviert, wenn es darum geht, marktwirtschaftlich zu denken oder ihre Praxis gar als Service-Unternehmen zu begreifen. In humanmedizinischen Kreisen wird heute noch immer hitzig darüber diskutiert, ob man Patienten aus ethischen Gründen überhaupt Kunden nennen darf. Dennoch ist ein Umdenken spürbar. Einige erkennen, dass angesichts der begrenzten Finanzspielräume der gesetzlichen Krankenversicherung das größte Wachstum des Dienstleistungssektors „Gesundheit" künftig nur noch im privat finanzierten „Zweiten Gesundheitsmarkt" stattfinden wird. Diese Mediziner stellen sich den Herausforderungen des im Wandel befindlichen Gesundheitsmarktes und sehen in Patienten zunehmend mündige und gut informierte Verbraucher, denen sie Zusatzleistungen und Gesundheitsprodukte verkaufen möchten.

Anders als die meisten humanmedizinischen Kollegen haben Tierärzte in aller Regel „Privatpatienten" und sind von jeher gewohnt, direkt auf den Geldbeutel ihrer Kunden zuzugreifen. Daher sind ihre Gesundheitsleistungen am Tier schon immer viel stärker durch den Aspekt des Verkaufens geprägt. Selbst wenn der eine oder andere Tierhalter die vermeintlich langen Wartezeiten bei seinem Tierarzt beklagen mag – so lang wie bei vielen Humanmedizinern sind sie sicherlich nicht. Ein Tierarzt, der seine Kunden bis zu fünf Stunden im Wartezimmer sitzen lassen würde, hat gewiss bald keine Patienten mehr. Im Humanwesen hat der medizinische Fortschritt in vielen Bereichen ein sehr hohes Niveau erreicht, wovon auch die Tierärzte profitieren bzw. lernen können. Im Praxismanagement dagegen sind viele niedergelassene Tierärzte gegenwärtig den humanmedizinischen Kollegen weit voraus. Von ihnen könnte sich mancher niedergelassene Haus- oder Facharzt noch eine Menge abschauen – bereits heute!

Selbst in konservativen Kreisen der Humanmediziner beschäftigt man sich mit Themen wie „Der Patient als Kunde", „Modernes Dienstleistungsmarketing im Gesundheitswesen" oder auch „Die kundenorientierte Arztpraxis". Dies gilt erst recht für die Veterinärmediziner, die den Gesetzen des freien Marktes vielfach noch härter ausgesetzt sind.

Sich daher mit den Aspekten einer kundenorientierten Tierarztpraxis näher auseinanderzusetzen ist das Anliegen dieses Buches. Der erste Teil widmet sich den Trends, die zu einer kundenorientierten Sichtweise führen; es wird erläutert, was Kundenorientierung bedeutet, was sie einer Tierarztpraxis überhaupt bringt und wie eine echte Kundenbindung entstehen kann. Danach wird aufgezeigt, wie eine Tierarztpraxis die gewonnenen Erkenntnisse zur eigenen strategischen und operativen Planung nutzen kann und welche Gesellschaftsformen hierfür denkbar sind. Abschließend kann jede Tierarztpraxis den Grad ihrer Kundenorientierung anhand einer Selbstanalyse individuell ermitteln.

Einleitend noch einige Anmerkungen. Der Begriff des „Tierarztes" versteht sich in unserem Sinne geschlechterneutral. Auch wenn im Buch vielfach die Bezeichnung „Tierarztpraxis" gewählt wurde, treffen die meisten Aussagen ebenso auf Tierkliniken zu. Obwohl etliche Ausführungen anhand von Kleintierpraxen erläutert werden, gelten die Grundprinzipien meist auch für Großtierpraxen.

Dieses Buch bietet dem interessierten Leser eine praxisnahe Orientierungshilfe. Die aufgeführten Aussagen dienen als Richtschnur, anhand derer sich jeder Praxisinhaber sein individuelles Erfolgsrezept herausarbeiten kann. Allerdings ist darüber hinaus aufgrund der heterogenen Struktur der Tierärzteschaft eine individuelle Betrachtung der jeweiligen Praxis erforderlich, um die Sinnhaftigkeit bzw. Wirtschaftlichkeit einzelner Maßnahmen genau zu beurteilen.

1 Kundenorientierung und Kundenbindung

1.1 Ein Blick über den Tellerrand

Um besser verstehen zu können, warum der Kundenorientierung heute eine so hohe Bedeutung beigemessen wird, zunächst ein Blick auf die wirtschaftliche Entwicklung Deutschlands seit der Nachkriegszeit. Denn die wirklich „goldenen Zeiten" für die deutsche Wirtschaft liegen bereits etliche Jahrzehnte zurück.

Bitte fragen Sie sich an dieser Stelle noch nicht, was das denn wohl mit der Tierärzteschaft zu tun hat.

Nach dem Zweiten Weltkrieg war das Wirtschaftsklima in Deutschland zunächst durch eine Knappheit an Gütern und Dienstleistungen geprägt. Selbst das bekannte Waschmittel „Persil" kehrte erst wieder im September 1950 in die Regale zurück, nachdem die Produktion elf Jahre lang kriegsbedingt eingestellt war. Die Nachfrage auf den meisten Märkten überstieg damals das Angebot bei Weitem. Die Produktion bildete den Engpassfaktor. Um die Produktionsmengen zu erhöhen, konzentrierten sich die Unternehmen darauf, ihre Produktionskapazitäten auszubauen. Die Arbeiter in den Fabriken wurden häufig im Akkordlohn bezahlt, um hierüber einen Anreiz zu einer höheren Produktionsmenge zu erwirken. Denn das, was produziert wurde, fand noch in den 50er und zu Beginn der 60er Jahre, zu Zeiten des Wirtschaftswunders, mit hoher Sicherheit auch einen Abnehmer. Der steigende Wohlstand ermöglichte es vielen Deutschen, Konsum nicht länger als eine Art materielle Existenzsicherung, sondern vielmehr als Ausdruck individueller Neigungen zu betrachten. Die neu gewonnene Kaufkraft bedeutete zum einen die Eintrittskarte in eine neue Erfahrungswelt und zum anderen die Möglichkeit, sich selbst durch individuelles Konsumverhalten darzustellen. Stolz war, wer einen Kleinwagen besaß. Erst recht, wenn es ein „VW Käfer" war, das Symbol für das deutsche Wirtschaftswunder schlechthin. Die Kunden waren vielfach schon damit zufrieden, dass sie überhaupt Waren erhielten oder das Angebot einer noch überschaubaren Zahl von Dienstleistungsanbietern nutzen konnten. Deren Qualität spielte dabei bei Weitem keine so große Rolle wie heute.

Bereits in den 60er Jahren überstieg das Angebot in vielen Märkten zunehmend die Nachfrage. Immer öfter stellte nicht mehr die Produktion den Engpass dar, sondern der Absatz der Ware. Ein Wechsel von Anbietermarkt und Nachfragemarkt deutete sich an. Immer mehr Dienstleister wollten sich am Markt etablieren und dabei stand die Gewinnung von Neukunden für viele Unternehmen im Vordergrund ihrer Bemühungen. Dem Aufbau einer langfristigen Kundenbeziehung wurde in dieser Zeit noch wenig Beachtung geschenkt. Unternehmen, die es bereits zu dieser Zeit verstanden, auch eine gute Qualität zu bieten, hatten eine hohe Chance, dass die Kunden ihrem Unternehmen bzw. der „Marke" treu blieben.

Viele Jahre waren die Aufgaben zwischen Handel und Herstellern klar verteilt. Dies änderte sich in den 70er Jahren. Durch Konzentrationsprozesse und die zunehmende Professionalisierung der Vertriebskonzepte schloss der Handel zur Industrie auf. Er war nicht nur um einen engen und guten Kontakt zum Kunden bemüht, sondern entwickelte auch eigene Handelsmarken-Konzepte, denen es gelang, der Vormachtstellung der Markenpolitik einiger Hersteller gefährlich zu werden. Bei der Vermarktung konnte sich die Industrie nicht mehr länger ausschließlich an den Bedürfnissen der Endverbraucher orientieren, sondern musste die Forderungen des Handels in ihre Überlegungen mit einbeziehen. Zum einen drückten nun die Hersteller die Waren in den Handel, indem sie vielfach auf die Vorstellungen des Handels eingingen („Push-Effekt"); zum anderen erzeugten sie durch ihre Werbung einen Nachfragesog bei den Endverbrauchern, die den Handel zwang, ihre Ware in das Angebotssortiment aufzunehmen („Pull-Effekt"). Auch in dieser Phase wurde dem Aufbau einer langfristigen Kundenbeziehung noch keine besondere Beachtung geschenkt.

Die 80er Jahre waren geprägt durch gesättigte Märkte und ein Überangebot von Produkt- und Dienstleistungsanbietern, die zunehmend u.a. aus Asien nach Deutschland drangen. Der Kunde stand aber auch in dieser Phase noch nicht im Fokus der Unternehmen. Anstatt sich mit seinen Leistungen an den Ansprüchen der Kunden zu orientieren, verglich man die eigene Leistungsfähigkeit mit der der Wettbewerber, um sie zu übertreffen. Denn Absatzsteigerungen konnte man schon in dieser Phase vielfach nur noch erzielen, wenn man Kunden von der Konkurrenz abwarb.

Sicherlich erinnern sich die meisten noch an die Weltmarke „Grundig" des Firmengründers Max Grundig (1908 – 1989). Der Elektronik-Konzern hatte insbesondere bei seinen deutschen Kunden eine Markentreue, die ihr Beispiel sucht. Noch bis Ende der 70er Jahre war er weltweit einer der größten Hersteller im Bereich der Unterhaltungselektronik und für die gute Qualität seiner Rundfunk-, Fernseh- und Tonbandgeräte bekannt. In den 80er Jahren allerdings geriet das Unternehmen, von dem der niederländische Philips-Konzern sodann die Aktienmehrheit erhielt, in wirtschaftliche Schwierigkeiten. Die wesentlichen Gründe dafür können in einigen technischen Fehlentwicklungen im Video-Format-Bereich gesehen werden und darin, dass billige Produkte aus Fernost den Markt überschwemmten. Vorbei war es also mit der ehemals hohen Markenloyalität und die Grundig AG meldete im Jahr 2003 Insolvenz an. Ein türkisch-britischer Investor übernahm zwar die Marke mit dem einst guten Namen „Grundig" und produzierte nun Elektronikgeräte in Fernost unter diesem Namen; seinen Weltruf und seinen guten Ruf in Deutschland hat die Marke aber inzwischen eingebüßt.

Mit Ausklang des vergangenen Jahrtausends hat sich das Beziehungsgefüge zwischen den Unternehmen als Anbietern von Waren und Dienstleistungen und den Kunden als ihren Abnehmern fundamental verändert. Viele Studien, die in den 90er Jahren hierzu veröffentlicht wurden, belegen das. Heutzutage zeigen die Kunden eine viel größere Bereitschaft, die Marke bzw. den Anbieter zu wechseln, als noch in den Jahrzehnten davor.

> **!** **Die einstige sehr hohe Loyalität der Kunden gegenüber vielen Unternehmen bzw. Marken ging im Laufe der Zeit sukzessive verloren.**

Dafür gibt es die verschiedensten Gründe, die wir letztlich bei uns selbst als Konsumenten beobachten können:

- **Unser Qualitäts- und Preisbewusstsein steigt.** Wir suchen bei Waren und Dienstleistungen des täglichen Bedarfs nach dem günstigsten Preis, um dadurch ein größeres Budget zugunsten von Dingen des demonstrativen Konsums zu haben. Das zeigt sich z.B. daran, dass man auf den Parkplätzen von Discountern häufig auch Luxus-Limousinen sieht. Viele Unternehmen haben diese Veränderung erkannt und positionieren sich ganz klar so, dass sie entweder eine durchschnittliche Qualität zu einem günstigen Preis anbieten oder das Premium-Segment besetzen, indem sie mit Spitzenqualität und Zusatznutzen zu einem hohen Preis aufwarten. Dies wird als sogenanntes „Flucht-aus-der-Mitte"-Phänomen bezeichnet.
- **Wir sind zu „Schnäppchenjägern" geworden.** Die Schnäppchenjagd ist inzwischen eine beliebte Freizeitbeschäftigung, auch von durchaus gut situierten Verbrauchern. Einige Konsumenten streben gleichzeitig sowohl nach Preisvorteilen als auch nach hoher Qualität wie z.B. bei hochwertigen Markenartikeln. Das gibt den „Factory Outlets" ihre Daseinsberechtigung, die schon vor etlichen Jahren wie Pilze aus dem Boden schossen. Der Wegfall des Rabattgesetzes, der Zugabeverordnung sowie der Regelungen über den Saisonschlussverkauf leisten dem allgemeinen Preiskampf und dem Verfall von Markenartikelpreisen Vorschub. Insgesamt ist die Preissensibilität in Deutschland stark angestiegen.
- **Unser Ausbildungsniveau wächst und wir reisen in ferne Länder.** Durch ein immer größeres Wissen und gemachte Auslandserfahrungen nimmt unsere Kritikbereitschaft zu. Viele Menschen erleben beispielsweise Japan oder die USA als deutlich kundenorientierter als Deutschland. Immer noch gilt Deutschland als „Service-Wüste" und die Deutschen als Menschen, die zwar gut Maschinen, aber nicht gut andere Menschen bedienen können, wie es ein ehemaliger Wirtschaftsminister einmal formulierte.

- **Wir sind besser informiert.** Durch den Anstieg von Haushalten mit intensiver Internetnutzung können wir uns heute vom Schreibtisch aus in kürzester Zeit einen sehr guten Überblick über das Waren- und Dienstleistungsangebot unterschiedlicher Anbieter verschaffen. Die Verbrauchermeinungen halten unverzüglich in Internetforen und Weblogs ihren Einzug. Jeder sagt jedem seine Meinung, unabhängig von der vorhandenen Kompetenz. Auch die unüberschaubare Flut von Zeitschriften und der stark zunehmenden Anzahl sogenannter „privater" Fernsehsender mit eindeutiger Zielgruppenpositionierung sorgen für eine große Markttransparenz. Die Unternehmen sprechen heute bereits von der „Wissensmacht" der Kunden. Interessant ist dabei, dass aus Sicht der Unternehmen die Wirksamkeit von Werbung und Verkaufsförderung, die auf die breite Masse von Konsumenten gerichtet ist, stetig abnimmt.
- **Unsere Mobilität nimmt zu.** Dadurch vergrößert sich unser Einzugsgebiet, um Waren einzukaufen bzw. Dienstleistungen in Anspruch zu nehmen. Hatten früher die Familien, wenn überhaupt, nur eine „Familienkutsche", so besitzt heute vielfach jedes Familienmitglied sein eigenes Auto oder sogar mehrere.
- **Wir streben nach mehr Freizeit.** Durch kürzere und flexiblere Arbeitszeiten, eine Ausweitung der Ladenöffnungszeiten sowie die Nutzung des Internets haben wir mehr Zeit, um die Leistungsangebote verschiedener Anbieter rund um die Uhr miteinander zu vergleichen.
- **Unser Gesundheitsbewusstsein steigt.** Mit Beginn des neuen Jahrtausends wird der Bedarf nach ganzheitlicher Gesundheit von vielen Experten als Hauptrichtung der wirtschaftlichen und gesellschaftlichen Entwicklung gesehen. Der Zukunftsforscher Leo A. Nefiodow (2007) zeigt auf, dass Gesundheit im ganzheitlichen Sinne, d.h. körperlich, seelisch, geistig, sozial und ökologisch, im 21.Jahrhundert Träger einer neuen langen Phase der Prosperität sein wird. Als zukunftsbestimmende Gesundheitssektoren werden von ihm, neben der Biotechnologie, unter anderem auch die stärkere Zuwendung hin zu Naturheilverfahren und zu einer gesunden Ernährung gesehen. Dabei wird der Fokus nicht mehr auf der reinen Heilung von Krankheiten liegen, sondern auf der Herstellung und Erhaltung von Gesundheit und Wohlbefinden, also der Prävention. Die Menschen informieren sich eingehend über Gesundheitsthemen und werden in zunehmendem Maße bereit sein, Gesundheitsangebote kritisch zu hinterfragen, aber dann auch zu nutzen. Durch diesen Trend besteht die Gefahr, dass die Loyalität auch gegenüber Ärzten, die sich dem nicht stellen, immer mehr auf der Strecke bleibt.

Die Leistungsangebote werden von Kunden vielfach als „austauschbar" wahrgenommen und angesehen. Dem möchte einige Unternehmen begegnen, indem sie ihre angebotenen Waren und Dienstleistungen mit diversen Zusatznutzen komplexer gestalten, um sich von den Wettbewerbern abzuheben. Dadurch wird in der Folge aber die Beratungs- und Zeitintensität bei der Akquisition von Neukunden größer. Vor dem Hintergrund einer beinahe unüberschaubaren Anzahl von Leistungsanbietern in vielen Branchen und gesättigten Märkten führen die Unternehmen heute zusätzlich gewaltige Marketinganstrengungen durch, um bei potenziellen Neukunden mit ihren Angeboten überhaupt Aufmerksamkeit erzeugen zu können. Das hat Dimensionen angenommen, bei denen die Kosten zur Neukundengewinnung die Ausgaben für eine gezielte und wirksame Stammkundenpflege um ein Vielfaches übersteigen.

! Es ist heute viel teurer geworden, einen Neukunden zu gewinnen als einen Stammkunden zu halten.

Durch stetig abnehmende Kundenloyalität und steigende Kosten ist der **Wettbewerbsdruck** auf die Unternehmen in der letzten Zeit größer geworden (**Abb. 1.1**). Sie müssen darauf reagieren. Aber wie? Viele antworten mit einer verstärkten Kundenorientierung und dem Aufbau von Kundenbindungsprogrammen, die sehr viel kostengünstiger sind als eine aggressiv betriebene Akquisition neuer Kunden. Die Grundlage einer kundenspezifischen Betreuung im Rahmen von Kundenbindungsprogrammen ist eine genaue Kenntnis der Kundensegmente, der sogenannten Zielgruppen. Letztlich ist es das Ziel aller Kundenbindungsinstrumente, den Prozess des Aufbaus einer längerfristigen Beziehung zum Kunden zu unterstützen und so den „Erstkäufer" zum „Stammkunden" zu machen. Selbstverständlich gilt auch hier der Grundsatz, dass zunächst das Produkt oder die Dienstleistung des Anbieters überzeugen muss.

5

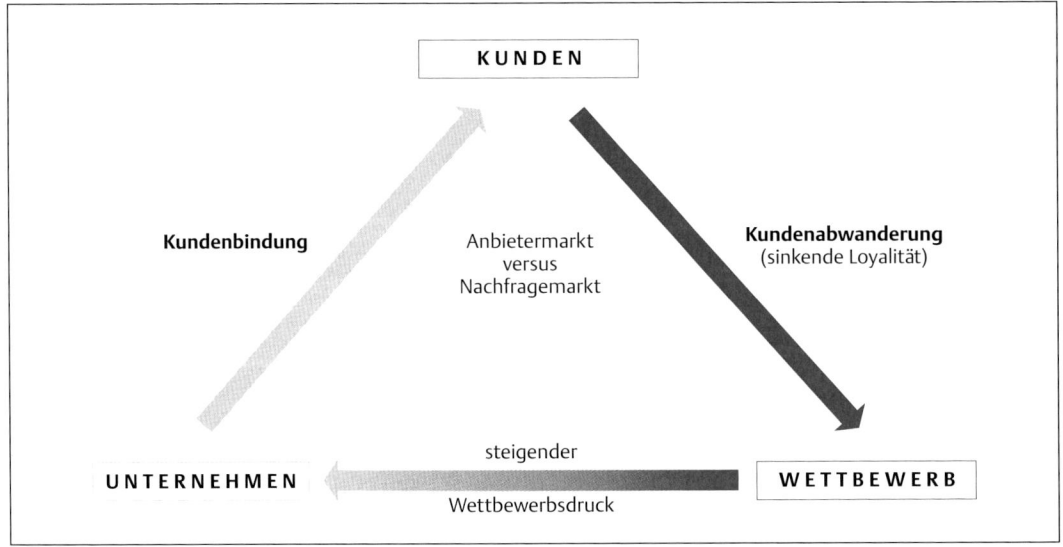

Abb. 1.1 Darstellung der Beziehung zwischen Kundenbindung, Kundenabwanderung und dem Wettbewerbsdruck.

Je größer und komplexer allerdings ein Unternehmen wird, desto schwieriger wird es in der Regel, herauszufinden, welche Kunden denn nun die „profitablen" sind, die man sich als Stammkunden wünscht. Intensive persönliche Kundenbeziehungen bilden bei sehr großen Unternehmen eher eine Ausnahme. Um dennoch eine kundenspezifische Betreuung leisten zu können, wird der Schlüssel hier im Aufbau einer individuellen Kundendatenbank gesehen. Diese Dokumentation und Verwaltung von Kundenbeziehungen wird als **Customer Relationship Management** (CRM) bezeichnet. Neben den reinen Adress- bzw. Rechnungsdaten sollten in einer solchen Datenbank auch kundenspezifische Angaben, wie z. B. besondere Wünsche, Beschwerden, Probleme oder sogar Hobbys, aufgenommen werden. Je detaillierter und vor allem aktueller die Informationen in einer Kundendatenbank sind, umso wertvoller wird dieses Instrument natürlich für Segmentierungen, Kundenstammanalysen und individuelle Betreuungsmaßnahmen. Doch das Sammeln und Auswerten von Daten allein reicht nicht aus. Die persönliche Beziehung zum Kunden ist ein entscheidender Faktor und ein CRM kann nur unterstützend wirken. So gesehen haben kleine und mittelständische Unternehmen eine viel größere Chance, persönliche Beziehungen zum Kunden aufzubauen.

! Je kleiner ein Unternehmen ist, desto besser kann es eine enge und persönliche Beziehung zum Kunden aus einer definierten Zielgruppe aufbauen und pflegen.

Zu den **Kundenbindungsinstrumenten** seitens der Unternehmen, die diesen gegenwärtig am effizientesten erscheinen, zählen z. B. Rabattaktionen und Bonusprogramme, Kundenkarten und Kundenclubs, Cross- bzw. Up-Selling und Systemangebote, Geschenkgutscheine usw. Das, was die Kunden im Umgang mit professionell agierenden Firmen heute erleben, hat dazu geführt, dass die Erwartungen der Kunden an ein Unternehmen insgesamt deutlich angestiegen sind.

Doch was haben diese Entwicklungen unserer Gesellschaft mit der Tierärzteschaft zu tun? Nach Angabe des Industrieverbands Heimtierbedarf (IVH e. V.) hat im Jahr 2007 mehr als ein Drittel aller deutschen Haushalte Tiere gehalten. Die Kunden, um deren Gunst heute so viele Unternehmen oft hochprofessionell buhlen, sind also vielfach auch Ihre Kunden. Sie sitzen bei Ihnen im Wartebereich – mit gestiegenen Erwartungen und einem gesunkenen Loyalitätsbewusstsein!

! Auch Tierhalter werden zunehmend kritischer und haben immer höhere Erwartungen beim Tierarztbesuch.

Die Zeiten, in denen das Prestige des Tierarztes am Ort häufig dem des Bürgermeisters oder des Pfarrers gleichkam und er gewöhnlich auch eine Monopolstellung in seiner Region innehatte, sind längst vorbei. Es herrscht, ebenso wie in anderen Branchen, auch in der Tierärzteschaft ein starker Wettbewerbsdruck, der durch die aktuellen gesellschaftlichen Veränderungen noch verschärft wird. Deshalb wird es auch für den wirtschaftlichen Erfolg einer Tierarztpraxis immer wichtiger, die Aspekte einer professionellen Kundenorientierung zu berücksichtigen und sich Trends nicht generell zu verschließen.

1.2   Anspruch und Realität von Kundenorientierung

In den meisten Abhandlungen zum Thema Kundenorientierung kann man lesen, dass diese für viele Unternehmen nur ein „Lippenbekenntnis" ist und nicht tatsächlich „gelebt" wird. Die Darstellung erfolgt meistens auf ähnliche Weise. Zuerst werden plakativ Negativbeispiele geschildert; dann werden Unternehmen vorgestellt, die einen großen Erfolg mit ihrem guten Kundenservice haben, und letztlich wird die Klage darüber laut, dass es in Deutschland immer noch viel zu wenig Unternehmen gibt, die serviceorientiert sind. Dagegen soll auf den folgenden Seiten aufgezeigt werden, welche Erkenntnisse Tierärzte aus diesem Thema für ihre Praxis gewinnen können und welche Fehler sie dabei vermeiden sollten. Hierzu wird der aktuelle Wissensstand über eine professionelle Kundenorientierung von Unternehmen auf die Tierärztebranche übertragen und in den folgenden Kapiteln aufgezeigt, was Kundenorientierung wirklich bedeutet und dass:

- echte Kundenbindung nur unter bestimmten Voraussetzungen entstehen kann.
- es wichtig ist, seine Kunden und deren Erwartungen genau zu kennen.
- Sie nicht versuchen sollten, es allen Kunden recht zu machen.
- Sie sich auf bestimmte Zielgruppen und deren Bedürfnisse konzentrieren sollten.

- Kundenzufriedenheit allein nicht ausreicht.
- wenige Beschwerden nicht unbedingt ein gutes Zeichen sind.
- ein kundenorientiertes Unternehmen nicht unbedingt viel Service bieten muss.

Bei der Beschäftigung mit dem Begriff Kundenorientierung fällt auf, dass der Begriff recht unterschiedlich definiert wird. Manchmal entsteht der Eindruck, Kundenorientierung heißt nichts anderes, als dem Kunden jeden Wunsch von den Augen abzulesen und diesen dann konsequent zu erfüllen. Das Paradigma der kaufmännischen Denkweise drückt sich in dem bekannten Ausspruch „Der Kunde ist König" aus. Diese Aussage ist so nicht richtig. Die wirklichen Könige sind die Manager – in unserem Fall also die Praxis- bzw. Klinikchefs –, denn sie entscheiden, welchen Kunden sie welche Leistungen zu welchem Preis anbieten. Nicht selten ist auch, dass der Begriff Kundenorientierung mit dem Begriff Serviceorientierung gleichgesetzt wird. Das impliziert, dass eine Praxis nur hinreichend viel Service anbieten muss, um kundenorientiert zu sein. Diese Denkweise ist so nicht richtig und kann sogar für ein Unternehmen bedrohlich sein. Der Kunde wünscht sich nicht allen erdenklichen Service. Schon gar nicht, wenn dadurch der Preis steigt. Er möchte aber mehr Nutzen und mehr Zuwendung haben, am liebsten zum gleichen Preis.

Für die Tierhalter ist es angenehm, wenn sie vor der Praxis sofort einen freien Parkplatz finden und dann möglichst schnell zur Behandlung aufgerufen werden. Dadurch sparen sie Zeit. Sie freuen sich, wenn ihnen die Tierärztliche Fachangestellte beim Ausfüllen des Anmeldeformulars behilflich ist. Diese Unterstützung erleichtert ihnen die Arbeit. Sie profitieren davon, wenn ihnen der Tierarzt ausführlicher als seine Kollegen erklärt, warum er bestimmte Untersuchungen bzw. Behandlungen durchführt. Dies vermittelt ihnen das Gefühl von Sicherheit und schafft Vertrauen.

Ist das schon Kundenorientierung? Nein! Das allein reicht sicherlich nicht aus.

! Kundenorientierung bedeutet, das gesamte Denken und Handeln auf die Wünsche, Probleme und Bedürfnisse bestimmter Kundengruppen auszurichten.

Der Grundgedanke der Kundenorientierung ist nicht, jedem alles recht machen zu wollen, sondern es gilt, die Bedürfnisse bestimmter Zielgruppen besonders gut zu erfüllen. Voraussetzung hierfür ist, dass deren Bedürfnisse zunächst einmal bekannt sind. Das gelingt umso besser, je geringer die Anzahl der Zielgruppen definiert wird und je kleiner sie jeweils ist.

Bei dem Versuch, es allen und jedem recht machen zu wollen, können sogar Zielkonflikte entstehen, wie folgendes Beispiel verdeutlicht:

Eine Tierklinik gestaltete mit professioneller Unterstützung eines Werbegrafikers eine Informationsschrift. Es entstand eine aufwendig gestaltete schöne Broschüre, in der die Klinik mit allen ihren Leistungen und den Kompetenzen der Beschäftigten ausführlich mit attraktiven Bildern dargestellt wurde. Es war zu lesen, dass hinreichend viele Parkplätze vorhanden sind, dass es wegen einer gut funktionierenden Terminvergabe, wenn überhaupt, nur zu geringen Wartezeiten kommt, dass die Tierärztlichen Fachangestellten kostenlose Beratungssprechstunden anbieten und dass in dieser Klinik ein „Full-Service" rund um die Tiergesundheit geboten wird. Darin wurde auch auf den monatlich erscheinenden Newsletter für Tierhalter hingewiesen, auf den die Klinik besonders stolz war. Begeistert von der schönen Druckschrift legte der Klinikinhaber sie nicht nur an der Rezeption aus, sondern sandte sie auch an alle seine überweisenden Tierarztkollegen.

Bis zu diesem Punkt war der neue Flyer für das gesamte Praxisteam ein großer Erfolg.

Die Begeisterung des Klinikinhabers ließ aber schnell nach, als er feststellte, dass die Anzahl der Überweisungen gegenüber den Vormonaten drastisch zurückging. Von einigen seiner Überweisungskollegen erhielt er sogar äußerst unangenehme Telefonanrufe. Manche Kollegen machten ihm dabei deutlich, dass sie ihm künftig keine Überweisungspatienten mehr schicken würden, wenn er die Broschüre weiterhin verteilte. Diesem hohen Druck fügte sich der Klinikinhaber, vernichtete die Broschüre und schaffte auch den Newsletter ab. Schade, denn den Tierhaltern gefiel es.

Was war passiert?

Die Überweiser befürchteten – ob zu Recht oder Unrecht –, dass sie den einen oder anderen Kunden an die Klinik verlieren könnten. Besser wäre es gewesen, zwei separate zielgruppengerechte Broschüren einzusetzen. Eine für die überweisenden Tierärzte und eine andere, die nur die Stammkunden der Praxis bekommen, nicht aber die überwiesenen Tierhalter.

1.3 Zielgruppenbestimmung

Jede Tierarztpraxis sollte für sich definieren, wer ihre Kunden sind. Hierbei gibt es grundsätzlich zwei Möglichkeiten.

1.3.1 Das Tier als Kunde

Es gibt Tierärzte, die definieren ihre Patienten als Kunden. Sie betrachten jedes Tier als ihr eigenes und tun alles für die Gesundheit des Tieres, unabhängig von den in diesem Zusammenhang entstehenden Kosten. Für diese Praktiker zählt nur das Tier, dem Tierhalter wird kaum eine Bedeutung beigemessen. Diese Einstellung ist zwar ehrenwert und entspricht auch dem ursprünglichen ethischen Gedanken; dennoch birgt sie leider ein Problem. Nicht das Tier kommt von selbst in Ihre Praxis und bezahlt seine Behandlung. Die Rechnung zahlt der Tierhalter, weshalb auch dieser ernst genommen werden sollte.

1.3.2 Der Mensch als Kunde

Für die allermeisten Tierarztpraxen wird es sinnvoll sein, den Menschen als seinen Kunden zu betrachten. So auch die betriebswirtschaftliche Definition, nach der ein Kunde eben ein Mensch ist, der Interesse an den Produkten oder Dienstleistungen eines Unternehmens oder an deren potenzieller Nutzung hat – sowohl in Bezug auf deren Erwerb als auch in Bezug auf deren Vermarktung. Selbst in der Humanmedizin löst zunehmend das Wort „Kunde" den Begriff „Patient" ab. Es handelt sich also nicht mehr um einen Menschen, der nach der klassischen Definition etwas passiv erleidet bzw. etwas erträgt (lateinisch: patiens), sondern um einen mündigen, gut informierten „Verbraucher", der die Rolle eines aktiven Nachfragers einnimmt und mitentscheiden will.

Das geschieht heute auch häufig in der Tierarztpraxis, denn viele Tierhalter kommen gut informiert in die Praxis. Nicht selten haben sie sich vor der Konsultation bereits bei anderen Tierärzten oder im Internet eingehend über die vermeintlichen Ursachen der beobachteten Symptome ihres Tieres aufgeklärt.

Hinzu kommt, dass sowohl bei niedergelassenen Human- als auch bei Veterinärmedizinern die eigentlichen Aufgabenfelder der Diagnostik und Therapie zunehmend ergänzt werden durch das „Verkaufen" von Sonder- und Zusatzangeboten, die in der Humanmedizin teilweise auch als „Individuelle Gesundheitsleistungen" (IGel) bezeichnet werden.

Die Tierärzte sollten den Begriff „Patientenbesitzer" aus ihrem Vokabular streichen. Dieses unpersönliche Wort impliziert die tatsächliche Herrschaft einer Person über eine Sache. Viele Tierhalter betrachten aber „ihren Liebling" nicht als Sache, sondern zumindest als Lebewesen oder gar Lebenspartner und möchten nicht als Tierbesitzer bezeichnet werden. Daher fühlen sich diese als „Tierhalter", „Frauchen bzw. Herrchen von ..." oder einfach „Frau Meyer" adäquater angesprochen.

Oder fühlen Sie sich wohl bei dem Gedanken, dass Sie aus Sicht der Finanzbehörden kein Mensch oder zumindest Bürger sind, sondern lediglich ein „Steuerpflichtiger" und vielfach auch so behandelt werden?

Sind denn die Kunden einer Tierarztpraxis ausschließlich die Tierhalter? Nein, sicherlich nicht. Denken Sie nur einmal an die veterinärmedizinischen Fachpraxen und Tierkliniken, die eine weitere Personengruppe ansprechen, nämlich ihre Tierarztkollegen als Überweiser. Oder auch an kommerzielle Züchter, die sowohl für die Großtier- wie für die Kleintierpraxis relevant sein können. Letztlich sollte jede Tierarztpraxis für sich individuell definieren, wen sie als ihre Kunden betrachtet. Wenn in diesem Buch von „Kunden" die Rede ist, dann geht es letztlich immer um die Menschen.

Diese Menschen bestehen aus unternehmerischer Sicht aus mehreren Untergruppen, den sogenannten Zielgruppen. Eine Zielgruppe sind Personen mit den gleichen Wünschen, Bedürfnissen und Problemen. Und dass Landwirte mit ganz anderen Problemen zu kämpfen haben als Hundehalter,

Katzenliebhaber dagegen wiederum andere Bedürfnisse haben, versteht sich von selbst. Damit eine Tierarztpraxis ein kundenorientiertes Verhalten zeigen kann, muss die Zielgruppendefinition für ihre Tierhalter einen gewissen Grad an Konkretisierung aufweisen.

> **!** Erst wenn Sie wissen, wer Ihr Kunde ist, und Sie Ihre (Haupt-) Zielgruppe kennen, können Sie sich kundenorientiert verhalten.

Immer wieder überraschen bei Beratungsprojekten und Seminaren die Antworten auf die Frage: „Wer ist Ihre Zielgruppe?" Da sagen z.B. Kleintierpraktiker lediglich: „Alle Tierhalter im Umkreis von 15 Kilometern, möglichst mit mehreren Tieren." Diese Antworten sind also selten konkret und lassen den Schluss zu, dass die meisten Tierarztpraxen im deutschsprachigen Raum gemäß der Definition noch nicht besonders kundenorientiert sind. Aber genau darin liegt die große Chance derjenigen, die bereit sind, ihre (Haupt-)Zielgruppe zu definieren, die konkreten Erwartungen ihrer Kunden zu erfassen und sich immer besser auf deren Wünsche, Bedürfnisse und Probleme einzustellen.

1.3.3   Segmentierungskriterien

So individuell wie die Menschen selbst sind auch ihre Anforderungen. Deshalb kann kein Anbieter alle seine Kunden gleichermaßen gut bedienen. Es ist also sinnvoll, den Markt in möglichst attraktive Segmente zu gliedern und in klar definierte Kundengruppen zu unterteilen. Nur wer seine Zielgruppen genauestens kennt, kann für sie die richtigen Angebote entwickeln und den **Marketing-Mix** (engl. vier P's = Product, Price, Place, Promotion) optimal auf sie abstimmen. Erfolgreiche Unternehmen konzentrieren sich heutzutage gezielt auf Kunden, die sie am ehesten mehr als zufriedenstellen können („Scharfschützen-Konzept"), anstatt ihre Marketinganstrengungen breit zu streuen („Schrotflinten-Konzept").

Traditionell erfolgt die Definition einer Zielgruppe zunächst einmal über demografische und sozioökonomische Kriterien, wie z.B.

- Geografisches Gebiet (Region, Einzugsgebiet, Stadt, Land, Wohnortgröße),
- Lebenszyklus (Alter, Familienstand, Haushaltsgröße, Geschlecht),

* Soziale Merkmale (Bildungsstand, Beruf, verfügbares Haushaltseinkommen).

Diese Merkmale sind relativ einfach zu ermitteln bzw. abzuschätzen. Zudem sind sie gut miteinander kombinierbar. So erhält man schnell eine überschaubare und vermeintlich homogene Zielgruppe. Auf diese Weise lässt sich eine Praxis zielgruppenorientierter ausrichten, wie die nachfolgenden Beispiele verdeutlichen.

Senioren stellen inzwischen für viele Unternehmen eine interessante Zielgruppe dar, weil das Lebensalter in unserer Gesellschaft stetig steigt. Relativ viel Geld können insbesondere die besserverdienenden älteren Personen ausgeben. Sollten Sie also Senioren in den Fokus Ihrer Zielgruppenbestimmung stellen, könnte Ihre Praxis folgendermaßen aussehen: Ihre Praxis ist ebenerdig, weil ältere Menschen häufiger beschwerlich gehen können und ungern Treppen bewältigen. Sie bieten aus gleichem Grund – eventuell in Kooperation mit einem regionalen Taxiunternehmen – einen kostengünstigen Hol- und Bringdienst an. Ihre Praxisbeschilderung und die Kundeninformationen weisen eine große Schrift auf, da sich mit dem Alter oft eine Sehschwäche einstellt. Sie könnten regelmäßig stattfindende „Seniorensprechstunden" öffentlich bewerben oder auch Tierhalterinformationsveranstaltungen in Seniorenkreisen durchführen usw.

Nutzen Sie die Chance, durch eine individuelle Organisation Ihrer Terminsprechstunde Menschen der gleichen Zielgruppen in ihrem Wartezimmer zusammenzubringen (z.B. 9 – 11 Uhr: „Seniorensprechstunde"). So kommen beispielsweise Senioren untereinander schneller ins Gespräch, was den „Wohlfühlfaktor" dieser Zielgruppe in Ihrer Praxis erhöht. Ebenso wird es sein, wenn Sie eine Sprechstunde für junge Familien einrichten.

Falls Sie Ihre Praxis stärker auf junge Familien mit Kindern ausrichten möchten, sieht sie bestimmt entsprechend aus. Sie wird natürlich über eine „Kinderspielecke" verfügen oder sogar über einen Spielplatz. Vielleicht gibt es auch einen separaten Wartebereich für Kinder, in dem Zeichentrickfilme gezeigt werden, und es werden Präsente für die Kleinen parat gehalten. Sie könnten Welpenspielstunden speziell für diese Zielgruppe anbieten, Kindergärten und Schulen besuchen usw.

Das soziodemografische Profil der Personen, die in Deutschland Heimtiere halten, wird regelmäßig z.B. vom IVH e.V. ermittelt. Es gab im Jahr 2007 insgesamt 23,2 Millionen Heimtiere. Zu dieser Anzahl zählt der Verband 5,3 Millionen Hunde, 7,9 Millionen Katzen, 6,6 Millionen kleine Heimtiere und 3,4 Millionen Ziervögel (**Tab. 2.2**).

Auf den Bürgerinformationsseiten der Länder, Gemeinden und Kommunen im Internet findet man viele Angaben über die Bevölkerungsstruktur für seine Region und kann sich die entsprechenden Daten hierzu individuell ermitteln (**Tab. 1.1** und **Tab. 1.2**).

Belässt man es aber lediglich bei den demografischen und sozioökonomischen Segmentierungskriterien, so ist man schnell einem Nachteil ausgesetzt. Sie erklären zwar, dass bestimmte Personengruppen wahrscheinlich ein Verhalten zeigen, bestimmte Leistungen in Anspruch zu nehmen, aber nicht, warum. Sie erklären z.B. nicht, warum ein Paar kinderloser Doppelverdiener beim Tierarztbesuch um den Preis feilschen möchte, wohingegen ein Rentnerehepaar mit geringem Einkommen bereit ist, viel für die Gesunderhaltung seines Tieres zu investieren.

Tab. 1.1 Verteilung der Heimtierhalter nach Altersgruppen.

Alter der Heimtierhalter	Prozentualer Anteil
bis 29 Jahre	11%
30 bis 39 Jahre	20%
40 bis 49 Jahre	25%
50 bis 59 Jahre	17%
über 60 Jahre	27%

Tab. 1.2 Verteilung der Haushaltsgrößen von Heimtierhaltern.

Haushaltsgröße der Heimtierhalter	Prozentualer Anteil
1 Person	24%
2 Personen	33%
3 Personen und mehr	43%

Deshalb wendet man bei der Zielgruppenbestimmung zusätzlich gerne auch psychografische Kriterien an, die sich an der Nutzenerwartung der Kunden orientieren, wie z. B.

- allgemeine Persönlichkeitsmerkmale (Interessen, Aktivitäten, Präferenzen),
- spezifische Charakteristika (Motivation, Einstellungen, Meinungen, Denkmuster).

Sie lassen sich zwar auch leicht mit den demografischen und sozioökonomischen Kriterien kombinieren; ihr Nachteil ist allerdings, dass sie sich meist nur schwer ermitteln lassen. Der Vollständigkeit halber sei erwähnt, dass es noch weitere Segmentierungskriterien gibt, nämlich Kriterien des beobachteten Konsumverhaltens, wie z. B. Preisverhalten, Medienverhalten und Markenwahl.

1.3.4   Tierhaltertypen

Neben den bisher beschriebenen Einteilungsmöglichkeiten für Tierhaltergruppen gibt es aber noch ein weiteres entscheidendes Kriterium, das im englischen Sprachgebrauch auch als **„Human-Animal Bond"** bezeichnet wird. Dieser Begriff ist eine lockere Definition für die vielen Formen von Interaktionen zwischen Menschen und Tieren, einschließlich der Sicherheits-, Hilfs- und Schutzfunktion von Tieren, aber auch der Kameradschaft, Freude und des Spaßes mit ihnen.

Die magische Anziehungskraft zwischen Menschen und Haustieren begann schon vor über 12 000 Jahren. Archäologen haben bestätigt, dass aus Hunden, die bei der Jagd halfen, die ersten domestizierten Tiere wurden. So fanden sie im Grab eines mittelsteinzeitlichen Menschen einen ca. fünf Monate alten mitbestatteten Welpen. Die Art der Bestattung lässt vermuten, dass es sich dabei um einen Haushund handelte.

Die **dynamische Beziehung** zwischen Mensch und Tier ist geprägt durch psychologische und physiologische Faktoren. Die Wirkungen, die dabei von Tieren ausgehen können, sind vielfältig. Wissenschaftler haben festgestellt, dass der enge Kontakt zu Tieren sich positiv auf den Blutdruck und die Herzfrequenz auswirken kann. Der Hund am Krankenbett ist nachweislich gut für Infarktpatienten. Die Beschäftigung mit dem Vierbeiner baut Stresshormone ab und verbessert die Herz- und Lungenfunktion. Auch psychische Effekte wie der Abbau von Aggressionen oder Depressionen werden durch den engen Kontakt mit Tieren positiv beeinflusst. Der therapeutische Wert von Tieren für sozial isolierte Menschen oder Patienten, die in Krankenhäusern und Pflegeheimen sind, wurde schon oft dokumentiert. In fast 40 % aller deutschen kinder- und jugendpsychiatrischen Einrichtungen helfen Tiere als Co-Therapeuten, berichtet eine Untersuchung der Fakultät für Biowissenschaften, Pharmazie und Psychologie der Universität Leipzig (IVH 2007).

Berühmt ist die Delfintherapie, bei der physisch oder psychisch behinderte Menschen mit Autismus, Trisomie oder zerebraler Lähmung behandelt werden. Aber egal ob heimisches Haustier oder heilpädagogisches Reitpferd; die Funktion der tierischen Therapeuten wird immer gleich gesehen: Sie sollen die Gesundheit menschlicher Patienten verbessern.

Aber auch Haustiere, die keine therapeutische Aufgabe haben, sind weit davon entfernt, „nur" Luxus zu sein. Sie haben einen wichtigen sozialen Effekt, indem sie Gesprächsstoff bieten oder Kontakte zu anderen Menschen erleichtern. Wussten Sie, dass nach Angaben des IVH e.V. Frauen mit Hund anziehender und gesundheitsbewusster wirken als Frauen, die keinen Hund an ihrer Seite haben (IVH 2008)? Oder dass bei Stress das Heimtier besser hilft als der Ehepartner (IVH 2005)?

Das Ausmaß der emotionalen Bindung zwischen Mensch und Tier hängt von verschiedenen Faktoren ab, unter anderem natürlich von der Nutzungsart und Anzahl der Tiere. Der Landwirt, der einen großen Schweinemastbetrieb betreibt, entwickelt zu dem einzelnen „Läufer" eine andere „emotionale" Beziehung als der Bauer, der auf seinem Resthof einige wenige Milchkühe hält und genau die Milchleistung der Kuh „Elsa" kennt.

Prinzipiell haben Menschen aber zu den Nutztieren im klassischen Sinn wie Schwein, Rind, Geflügel, Fische oder Bienen eine ganz andere Einstellung als zu Zootieren, Pferden und Kleintieren. Obwohl gerade bei den beiden letzten Tiergruppen, den Pferden und Kleintieren, die Beziehung zwischen Mensch und Tier auch durch die Nutzung bzw. den Einsatz der Tiere geprägt ist. So wird ein Rennstallbesitzer den „Nutzen" seines Sportpferdes ganz anders bemessen als ein junges Mädchen, das sich als Hobbyreiterin in ein Reitpony verliebt und dessen Haltung von seinem ersparten Geld finanziert. Denn Tiere, die im Sport, insbesondere im Profisport, zum Einsatz kommen wie z. B. Dressur- und Springpferde, aber auch Arbeitstiere wie Zugpferde ebenso wie Polizei- oder Rettungshunde werden immer auch unter dem Aspekt ihrer Einsatz- und Leistungsfähigkeit betrachtet.

Genauso verhält es sich bei Assistenzhunden wie Blindenführhunden, Behindertenbegleithunden und Signalhunden. Hier ist die soziale Bindung Mensch-Hund die wichtigste Voraussetzung für ein gut funktionierendes Team, die Beziehung ist geprägt durch eine vertrauensvolle Zusammenarbeit. Jedoch ist ein Hund, der Angst vor lauten Geräuschen hat, für diesen „Job" erkennbar ungeeignet. Blindenführhunde müssen in der Lage sein, ihren Haltern eine gefahrlose Orientierung sowohl in vertrauter als auch in fremder Umgebung zu gewährleisten und sie sicher ans Ziel zu bringen.

Doch die Grenze zwischen Arbeits-, Sport- und Hobbytier verschwimmt.

Der ausgebildete Jagdhund wird von vielen Besitzern sicherlich nicht nur als „Arbeitstier" oder „Hilfsmittel" gesehen, das die Beute apportiert, sondern auch als Partner, auf den man stolz sein kann und mit dem man das „Jagderlebnis" teilt. Die Beziehung kann aber noch viel tiefer gehen.

Der Inhaber eines mittelständischen fleischverarbeitenden Betriebes ist ein passionierter Jäger. Er ist Ende 50, hat in seinem erfolgreichen Unternehmen die Verantwortung für über 2000 Mitarbeiter und verhandelt hart mit den Top-Einkäufern Deutschlands größter Handelsketten. Es gibt fast nichts, was diesen gestandenen Mann aus der Ruhe bringen kann, und er hat gelernt, im Laufe der Jahre seine Emotionen vollkommen unter Kontrolle zu halten. Doch als sein Hund, ein Langhaardackel, aus Unachtsamkeit vom Nachbarn mit dem Trecker überfahren wurde, sah man Tränen in seinen Augen. Er weinte, weil er ein Mitglied seiner Familie zu früh und vor allem auch unnötig verloren hatte.

Heute sind Haustiere nicht mehr nur Arbeits-, Sport- und Freizeittiere, für viele sind sie vollwertige Familienmitglieder. So fand Frau Dr. Silke

Wechsung bei einem Forschungsprojekt der Universität Bonn im Jahr 2008 heraus, dass 78 % aller deutschen Hundehalter umfassend auf die arteigenen Bedürfnisse ihrer Vierbeiner eingehen. Eine Studie, die 2007 in den USA von der American Veterinary Medical Association (AVMA) veröffentlicht wurde, bestätigt, dass ungefähr die Hälfte der amerikanischen Kleintierbesitzer (49,7 %) ihr Tier als Familienmitglied sieht. Betrachten Menschen ihre Tiere als Familienmitglied bzw. Kind- oder sogar Partnerersatz, dann muss diese Beziehung auch einen gravierenden Einfluss auf das Verhalten des Tierarztes haben. Denn es ist ein großer Unterschied, lediglich ein Haustier zu behandeln, als den besten Freund eines Menschen zu retten.

Bei den Hunde- und Katzenbesitzern wurde einmal der Frage nachgegangen, ob sich diese Tierhalter in bestimmte Kategorien einteilen lassen. Dabei wurde auch untersucht, inwieweit die Beziehungs- und Beschäftigungsintensität der Tierhalter mit ihrem Tier möglicherweise auf das Vertrauen gegenüber dem Tierarzt Einfluss nimmt. Als grobe Segmentierung von Hunde- und Katzenbesitzern kann man vier Typen von Haltern unterscheiden, die ihr Haustier unterschiedlich betrachten, nämlich als „Liebling" „Freund", „Begleiter" oder „Tier" (**Abb. 1.2**).

„Der Liebling"

Zu dieser Gruppe zählen Menschen, die ihren Hund oder ihre Katze als Lebenspartner oder Kind(-ersatz) betrachten. Es herrscht eine sehr

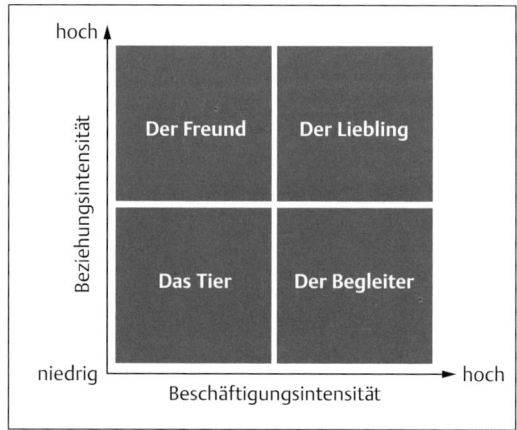

Abb. 1.2 Beschäftigungs- und Beziehungsintensität verschiedener Tierhaltertypen mit ihren Tieren.

tiefe emotionale Beziehung bzw. Liebe zum Tier. Die Halter haben das Gefühl, gebraucht zu werden. Sie beschäftigen sich intensiv mit der Gesundheit, Pflege und Fütterung ihres „Lieblings". Das Beste ist gerade gut genug. Es fällt auf, dass insbesondere weibliche Tierhalter – häufig kinderlose Singles – zu diesem Personenkreis gehören.

Viele dieser Menschen sind passionierte Hundehalter und leidenschaftliche Hundefans. Da die äußere Wirkung ihres Tieres ihnen besonders wichtig ist, gibt es in dieser Gruppe einen hohen Anteil an gepflegten Rassehunden.

Ebenso kann die Katze der Lebensmittelpunkt des „Liebling"-Typs sein, diese ist Seelentröster, sorgt für Sicherheit und Stabilität. Ein Leben ohne die oft nur im Haus gehaltene Katze ist für diese Liebhaber nicht vorstellbar.

Die Beschäftigungs- und Betreuungsintensität ist hoch. Der Gang zum Tierarzt ist für diese Gruppe lediglich eine Notwendigkeit.

> **!** „Liebling": Das Vertrauen zum Tierarzt und seinen Empfehlungen wird bei dieser Personengruppe zwar sehr hoch, aber nicht uneingeschränkt sein, denn diese Tierhalter glauben oft besser zu wissen, was gut für ihr Tier ist.

„Der Freund"

Zum zweiten Kundentyp zählen Tierhalter, die eine solide und enge emotionale Bindung – eine Freundschaft – zu ihrem Tier pflegen. Diese Hunde und Katzen sind vollwertige Familienmitglieder – sie gehören einfach dazu. Gesundheit, Pflege und Fütterung der Tiere sind Dinge des alltäglichen Lebens. Wie bei allen Familienmitgliedern wird auf die Gesundheitsvorsorge Wert gelegt – auch wegen einer möglichen Ansteckungsgefahr. Vorwiegend (junge) Familien oder Frauen mit Kindern halten sich einen „tierischen" Freund.

Die Hunde werden als Spielgefährten, als Joggingpartner oder auch als Beschützer betrachtet, je nach den Bedürfnissen der einzelnen Familienmitglieder. Dementsprechend wechselt auch ihr Anteil an Aufmerksamkeit situationsbedingt.

Auch bei der Katze als Familienmitglied und Freund ist die emotionale Bindung stark, aber das Tier erfüllt nicht mehr die Funktion des Seelentrösters.

Die Beschäftigungsintensität mit dem „Freund" ist zwar geringer als beim Typ „Liebling", doch die Beziehungsintensität ist immer noch sehr hoch.

> **!** „Freund": Der Tierarzt dürfte für diese Gruppe als treuer Ansprechpartner gelten, dem man oft uneingeschränkt vertraut und dessen Empfehlungen konsequent umgesetzt werden.

„Der Begleiter"

Der dritte Kundentyp steht für Menschen, die eine freundschaftliche, aber eher lockere Bindung zu ihrem Haustier empfinden. Diese Tierhalter verbringen mit ihrem Hund oder ihrer Katze viel Zeit und beschäftigen sich intensiv mit ihrem Begleiter. Dennoch ist die emotionale Beziehung nicht so tief und ausgeprägt wie bei den vorherigen Typen, denn das Tier wird weniger stark personifiziert. Häufig wird diese Kundenkategorie durch männliche Singles oder auch Männer in einer Beziehung ohne Kinder repräsentiert.

Der Hund ist Kumpel und Begleiter, gemeinsame sportliche Aktivitäten schweißen zusammen. Unabhängigkeit und Temperament des Hundes sind wichtiger als Aussehen und Gehorsam.

Auch bei Katzenhaltern gibt es diesen Typ. Zwar wird die Katze weniger als Begleiter, sondern mehr als freiheitsliebendes, individuelles Wesen mit eigenem Charakter betrachtet, aber die emotionale Beziehungs- und Beschäftigungsintensität zwischen Katze und Katzenhalter entspricht der vom Hund. Diese Katzen sind meist Freigänger und der Tierhalter freut sich zwar, wenn die Katze zum Schmusen auf den Schoß kommt, aber akzeptiert auch, wenn sie mal ein paar Tage ihre eigenen Wege geht.

Der Kundentyp, der sein Tier als „Begleiter" betrachtet, ist sicherlich auch angemessen fürsorglich und verantwortungsbewusst, aber der Besuch beim Tierarzt wird eher als Pflicht empfunden.

! „Begleiter": Die Empfehlungen des Tierarztes werden von dieser Gruppe zwar in der Regel ernst genommen, aber seine Einflussmöglichkeiten sind insgesamt beschränkt und das Vertrauen ihm gegenüber wird eher durchschnittlich ausgeprägt sein.

„Das Tier"

Der Hund ist bei dieser Zielgruppe ein Hund und die Katze ist eine Katze. Beide sollen ihre Aufgabe erfüllen und mehr nicht. Die Tiere bekommen meist wenig Beachtung, Pflege und Zuwendung. Die emotionale Bindung zum Tier ist gering und Körperkontakte eher selten. Diese reservierte, eher nüchterne Haltung zum Haustier trifft man häufig bei männlichen Haltern (mit Familie) an, insbesondere in ländlicher Umgebung.

Für ihren Hund tun diese Tierhalter im Allgemeinen nur das Notwendigste. Der Hofhund, als klassisches Beispiel, soll aufpassen und eventuell abschrecken, wie er aussieht, ist dabei egal.

Aus der Sicht dieser Tierhalter ist die Katze eine eigenständige Kreatur, die sich überwiegend selbst versorgt und alleine zurechtkommt. Sie soll Ungeziefer wie Nager von Haus oder Hof fern halten.

Dieser Kundentyp ist kaum gesundheitsorientiert. Er vertraut eher den Selbstheilungskräften der Tiere. Daher ist der Besuch beim Tierarzt oft nur der letzte Ausweg in Notfällen.

! „Tier": Das Vertrauen in den Tierarzt und seine Empfehlungen dürfte bei dieser Personengruppe eher unterdurchschnittlich bis gering ausgeprägt sein.

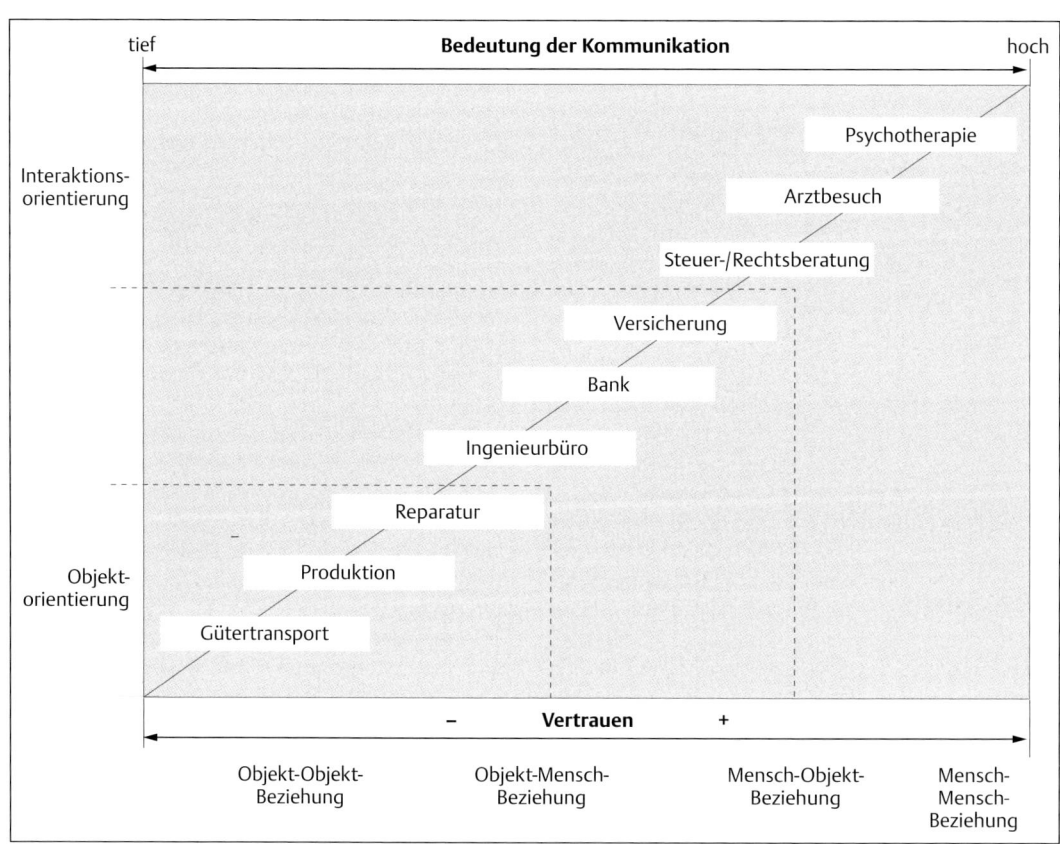

Abb. 1.3 Die Bedeutung der Kommunikation und des Vertrauens innerhalb verschiedener Berufssparten (Quelle: Staminski 1998).

1.3.5 Der Tierarzt als Partner

Um langfristige Kundenbeziehungen aufzubauen, ist das Vertrauen, das ein Kunde einem Unternehmen gegenüberbringt, von entscheidender Bedeutung. Man kann sogar sagen, dass es ohne Vertrauen nicht möglich ist, ein **gutes Beziehungsmanagement** zu entwickeln. Und genau hierin liegt das Problem vieler Unternehmen. Sie haben im Rahmen des CRM zwar etliche Daten gesammelt, aber Informationen darüber, was ihre Kunden wirklich bewegt, liegen nicht vor. Es scheint, als ob an deren echten Wünschen, Problemen und Bedürfnissen vielfach gar kein Interesse besteht. Der Kunde ist bei etlichen Unternehmen lediglich ein anonymes Wesen mit einer Kundennummer, das einen bestimmten Prozentsatz zum Umsatz beiträgt.

Ist das in Tierarztpraxen auch so? Nein, gewöhnlich sicherlich nicht! Manchmal macht es den Anschein, dass der Tierarzt eine Art Psychotherapeut für einige seiner Kunden ist (**Abb. 1.3**). Viele Tierärzte haben eine enge persönliche Beziehung, wenn nicht gar ein freundschaftliches Verhältnis zu ihren Kunden. Und gerade darin liegt eine große Chance. Wer heute als Tierarzt bereit ist, durch eine **offene, persönliche Kommunikation** mit seinen Kunden ein partnerschaftliches Verhältnis aufzubauen, hat den Grundstein für eine loyale Kundenbeziehung gelegt.

Zwischen einem Tierarzt, den Haustieren und ihren Haltern besteht also eine außergewöhnliche Beziehung. Tierärzte sind nicht selten lebenslange Partner für Mensch und Haustier.

Angefangen bei der Auswahl des Tieres, der Erziehung, der Fütterung und Haltung bis hin zur Gesundheitsvorsorge und Betreuung bei Verlust des Tieres. Sie stehen ihren Kunden bei rührenden und schönen, aber auch den traurigsten Momenten zur Seite.

Somit sind die strategische Ausrichtung der Praxis und die Einstellung des Praxisteams zum „Human-Animal-Bond" bzw. dessen Management nicht nur ein entscheidender Faktor für ein gesundes und glückliches Tierleben, sondern auch für den Erfolg einer Praxis.

Aus wirtschaftlicher Sicht ist es daher sehr wichtig, Zielgruppen zu definieren, verschiedene Tier-haltertypen zu unterscheiden und die Beziehung zwischen einem Tierarzt, seinen Kunden und ihren Tieren zu verstehen und zu nutzen.

Wer sein Haustier wie ein Kind oder Familienmitglied behandelt, der tut alles für eine optimale Gesundheit. Tierhalter, die eine hohe emotionale Bindung zu ihrem Tier haben, sind also eine sehr interessante Zielgruppe, denn sie sind am ehesten bereit, viel für die Gesunderhaltung ihres Tieres auszugeben.

Doch warum sollen diese hervorragenden Kunden „ausgerechnet" in Ihre Tierarztpraxis kommen? Die meisten Tierarztpraxen sind heutzutage immer noch darauf spezialisiert, Krankheiten zu heilen. Vielleicht werden sich einige Tierarztpraxen künftig konsequent darauf spezialisieren, Krankheiten erst gar nicht entstehen zu lassen, und sich im Außenbild auch deutlich wahrnehmbar als solche positionieren. Das würde sehr gut zu dem aktuellen und sich künftig noch verstärkenden Gesundheitstrend passen. Wann wird es also die erste echte „Fachpraxis für präventive Tiergesundheit" geben?

> **!** Tierhalter, die eine enge emotionale Beziehung zu ihrem „Hobbytier" haben, könnten für viele Tierarztpraxen eine lukrative Zielgruppe darstellen.

Anregungen, wie Sie die Zielgruppenbestimmung für Ihre Praxis im Einzelnen durchführen können, finden Sie unter dem Punkt Positionierungsstrategien (S. 63).

1.4 Kundenerwartungen

Das folgende Beispiel veranschaulicht, wie ein kundenorientiertes Verhalten in einer Tierarztpraxis wahrgenommen wird und wie es mit Serviceorientierung zusammenhängt.

Der Tierhalter muss an einem regnerischen Mittwochnachmittag dringend einen Tierarzt aufsuchen, weil es seinem frischerstandenem Hundewelpen plötzlich augenscheinlich schlecht geht. Er verfrachtet also seinen jungen Hund in sein Auto und fährt zu dem nächstgelegenen Tierarzt. Nachdem er nach langer

Parkplatzsuche endlich Erfolg hatte, trug er seinen Hund über drei Straßenkreuzungen hinweg in die Praxis.

Bei manchen Praxen könnte unser Beispiel aufgrund der Praxis-Öffnungszeiten schon an dieser Stelle enden.

Völlig erschöpft und durchnässt stand er vor der verlassenen Rezeption und suchte nach einer Möglichkeit, seinen Hund abzulegen. Er legte ihn behutsam vor die hohe Theke auf den Boden und wartete geduldig unter den verwunderten Blicken der übrigen Wartenden auf Hilfe. Endlich kam eine gestresste Helferin und begrüßte ihn mit den Worten: „Hatten Sie einen Termin?" Als der Tierhalter das verneinte und die Situation erklären wollte, fiel sie ihm ins Wort: „Wir machen nur auf Termin!" Als er ihr die Situation schilderte, übergab sie ihm das Aufnahmeformular mit dem Hinweis: „Setzen Sie sich erst einmal in das Wartezimmer und füllen Sie das hier aus", was er dann gerne getan hätte, nachdem er den kleinen Hund behutsam auf den letzten freien Wartezimmerstuhl des beengten Raumes legte.
Er versuchte das Formular im Stehen auszufüllen und war recht froh, dass einer der anderen Wartenden aufgerufen wurde, denn nun konnte er sich endlich hinsetzen. Als er seine Pflicht erfüllt hatte, fiel sein Blick auf ein Poster, das in bunten Bildern die Zahnfäule eines Hundes im fortgeschrittenen Stadium darstellt. Davon kam er nicht mehr los und er betrachtete es immer wieder eine gute Dreiviertelstunde, bis er endlich aufgerufen wurde.

Können Sie sich hier hineinversetzen? Sie merken, dass es hier nicht besonders kundenfreundlich zugeht.

Es begrüßt ihn eine sehr freundliche Tierärztin (… wie er vermutete, weil sie zwar einen Kittel trug, aber kein Namensschild). „Das ist alles halb so schlimm", sagte sie und erklärte dem unkundigen Tierhalter ausführlich die Situation. Die Tierärztin wirkte auf ihn sehr kompetent und er war erleichtert, als es seinem kleinen Liebling zusehends wieder besser ging. Wieder an der Rezeption angekommen sagte die Helferin: „Na sehen Sie, es war ja wohl doch

kein Notfall – brauchen Sie einen Beleg? Beim nächsten Mal rufen Sie aber vorher an!"

Dazu kam es dann nicht mehr, denn der Tierhalter wird diese Praxis nicht mehr aufsuchen. Und das, obwohl die freundliche und kompetente Tierärztin seinem Hund doch gut geholfen hat.

1.4.1 Kernleistungen

Jedes Unternehmen bietet seinen Kunden bestimmte Kernleistungen. Diese bestehen aus betriebswirtschaftlicher Sicht aus einem Kernprodukt und eng damit verbundenen Dienst- bzw. Serviceleistungen (**Abb. 1.4**).

Beim Tierarzt besteht das „Kernprodukt" aus der eigentlichen tierärztlichen Leistung. Ein Tierhalter erwartet von einem Tierarzt, dass er in der Lage ist, sein Tier zu heilen oder Krankheiten durch entsprechende Vorsorgemaßnahmen zu vermeiden. Der Nutzen, den er dafür erhält, ist der Heilungserfolg oder eine wirksame Prophylaxe bei seinem Tier. In dem Beispiel hat das gut funktioniert. Der Tierhalter war mit der Leistung der Tierärztin zufrieden. Doch das ist noch nicht alles.

Ein Tierhalter erwartet darüber hinaus Dinge, die in seinen Augen eng mit dem Tierarztbesuch verbunden sind. Beispielsweise wird er sich wünschen, dass er freundlich behandelt wird und dass er nicht lange warten muss, insbesondere wenn ein konkreter Konsultationstermin vereinbart wurde. Er wird davon ausgehen, dass er sich bequem hinsetzen kann, wenn er nicht sofort drankommt. Außerdem geht er davon aus, dass die Praxis über eine Kundentoilette verfügt, der Wartebereich im Winter beheizt ist und dass für Ablenkungsmöglichkeiten gesorgt ist, um die Wartezeit subjektiv zu verkürzen.

Das alles hat mit der eigentlichen tierärztlichen Leistung nichts zu tun. Es sind **dazugehörige Dienst- und Serviceleistungen**, die vom Kunden zusammen mit dem Kernprodukt (eigentliche tierärztliche Leistung) als eine Einheit (Kernleistungen) wahrgenommen werden. Für die Tierarztpraxis bedeutet dies, dass sie sowohl die Erwartungen der Kunden hinsichtlich der medizinischen Belange als auch die damit eng verknüpften Nebenbedingungen erfüllen muss.

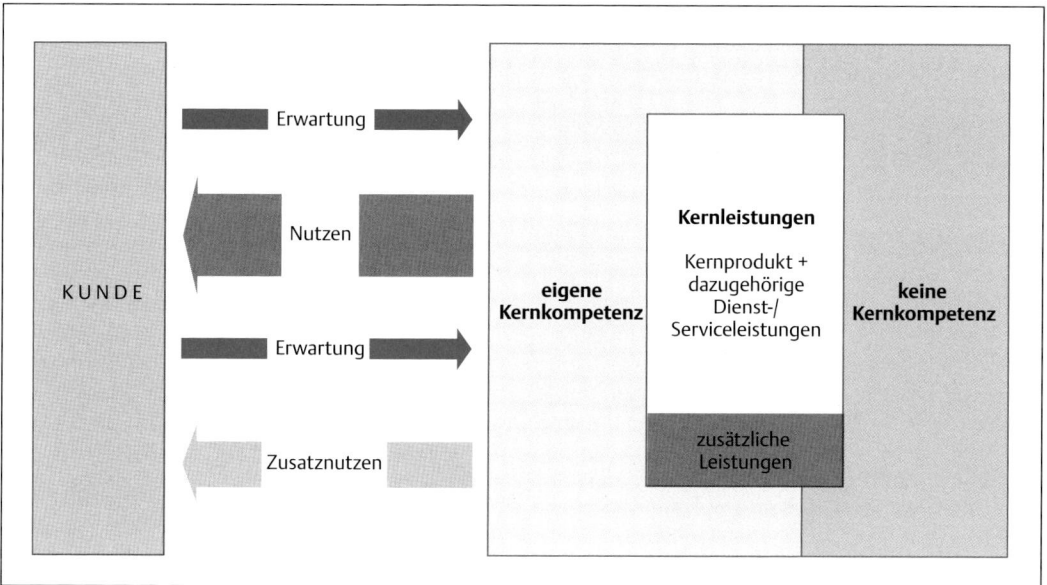

Abb. 1.4 Wie Leistungen und Kompetenzen einer Tierarztpraxis die Kundenerwartungen erfüllen sollen.

! Die Kunden einer Tierarztpraxis erwarten, dass sowohl die medizinischen Leistungen als auch die dazugehörigen Dienst- und Serviceleistungen erfüllt werden.

In dem angeführten Beispiel waren die Erwartungen des Hundehalters hinsichtlich der dazugehörigen Dienst- und Serviceleistungen nicht erfüllt. Der tierärztlichen Fachangestellten kann kaum ein Vorwurf gemacht werden, denn die Rahmenbedingungen können von ihr nicht beeinflusst werden. Sie hätte zwar etwas freundlicher sein können, aber eine ungünstige Parkplatzsituation, eine schlechte Ablauforganisation, die zu stresserfüllten Arbeitsabläufen und langen Wartezeiten führt, hat allein die Praxischefin zu verantworten. Von ihr hatte sie vermutlich auch die Anweisung, alle unangemeldeten Kunden zu Konsultationsterminen zu „erziehen" und jeweils nach einem Zahlungsbeleg zu fragen. Dass Mitarbeiter sich so verhalten, wie sie sich verhalten, ist immer eine Folge des jeweiligen Führungsstils eines Vorgesetzten. Selbst wenn sie für ihren Job nicht geeignet erscheinen, hat er das zu verantworten, denn er hat sie eingestellt.

Falsch liegt, wer da immer noch glaubt, er könne allein durch sein brillantes medizinisches Fachwissen die Erwartungen seiner Kunden erfüllen. Das „Drumherum" ist ebenso wichtig. Daher ist es unverständlich, dass manche Praxen diesen Dingen heute noch eine nicht so hohe Bedeutung beimessen. Oder warum werden Sprechzeiten nicht so organisiert, dass die Tierhalter nicht lange warten müssen? Warum lassen sich Praxen auch heute noch dort nieder, wo ihre Kunden nur selten einen freien Parkplatz bekommen? Dabei befriedigen diese Dinge nur die minimalen Grundbedürfnisse vieler Kunden einer Tierarztpraxis.

! Lediglich das Erfüllen der Kernleistungen wird vom Kunden noch nicht als kundenorientiert empfunden.

Bestimmt erwarten einige Tierhalter heute auch von ihrem Tierarzt, dass sie in der Praxis kostenlose Heiß- oder Kaltgetränke bekommen; dass eine Kinderspielecke vorhanden ist; dass sie ausführlich und verständlich beraten werden; dass sie dort für ihr Tier hochwertiges Futter erhalten können; dass sie einen nachvollziehbaren Zahlungsbeleg erhalten usw. Für diese Tierhalter ist selbst das Erfüllen der aufgeführten Erwartungen noch nicht kundenorientiert, weil sie diese Dinge als Kernleistungen betrachten. Die konkreten Erwartungen der Kunden einer Tierarztpraxis sind also sehr unterschiedlich und individuell. Sie können es nicht allen recht machen und es gibt hierfür auch keine allgemeingültigen Standards. Deshalb ist es so wichtig, dass jede Praxis für sich ihre Zielgruppen genau definiert und sich nach deren individuellen Erwartungen ausrichtet.

Wenn Ihre Hauptzielgruppe also junge Familien mit Kindern sind, werden diese vermutlich als Kernleistung erwarten, dass die Behandlungsräume hinreichend groß sind, damit die gesamte Familie darin Platz findet. Sollte Ihnen der Umgang mit Kindern nicht so leichtfallen, so suchen Sie sich andere Zielgruppen. Wichtig ist nur, dass Sie bereit sind, sich auf die jeweiligen Bedürfnisse einzustellen.

! Ein Kunde erlebt nur die zusätzlichen Leistungen, die aus seiner Sicht kein Bestandteil der angebotenen Kernleistungen sind, als besonderen, zusätzlichen Service.

1.4.2 Zusätzlicher Service

Aber wann wirkt eine Tierarztpraxis kundenorientiert? Nur wenn es einer Tierarztpraxis gelingt, die Erwartungen ihrer Kunden nicht nur zu erfüllen, sondern (leicht) zu übertreffen, wird dies von den Kunden als besonders kundenorientiert empfunden.

Zu Zeiten, in denen die Tierärzteschaft erstmals auf die Idee kam, ihren Kunden Impferinnerungen zuzusenden, wurden viele Tierhalter dadurch sicherlich positiv überrascht. Die meisten Kunden werden sich über diesen Informationsservice gefreut haben, denn nun konnte der wichtige Impftermin nicht mehr in Vergessenheit geraten. Sie waren begeistert, denn solch einen Service bot ihnen einen (deutlich wahrnehmbaren) Nutzen, den sie von ihrem Tierarzt bisher nicht kannten und auch nicht erwartet hätten.
Die Tierarztpraxen, die als Erste Impferinnerungen verschickten, verhielten sich in diesem Zusammenhang kundenorientierter als diejenigen, die das noch nicht machten. Heute werden wohl die meisten Praxen Impferinnerungen

versenden. Die Tierhalter haben sich daran gewöhnt und erwarten das vielfach auch von ihrer Tierarztpraxis. Damit ist diese Serviceleistung in der Wahrnehmung der Kunden zu einer der Kernleistungen der Praxis geworden. Eben weil sich die Tierhalter an diesen Service gewöhnt haben, ist er in ihren Augen kein Ausdruck von kundenorientiertem Verhalten mehr.
Der Nachteil daran ist, dass die Praxis diesen Service, der mit einem gewissen logistischen und finanziellen Aufwand verbunden ist, nun für alle Zeit aufrechterhalten muss, um ihre Kunden nicht unzufrieden zu machen. Das bestätigen Praxen, die versucht haben, die Impferinnerungen wieder abzuschaffen.

! Als kundenorientiert wird vom Kunden nur der zusätzliche Service einer Tierarztpraxis erlebt, der seine Erwartungen wahrnehmbar übertrifft und ihm einen besonderen (Zusatz-)Nutzen bietet.

Ein Service, der den Kunden keinen wirklichen Nutzen bietet, ist nicht sinnvoll und kostet nur Zeit und Geld. Denn: Jede Art von Service hat seinen Preis! Deshalb überlegen Sie genau, welchen Service Sie Ihren Kunden anbieten und welche Leistungen Sie in diesem Zusammenhang selbst erbringen. Das sollten nur Leistungen sein, die auch wirklich zu den Kernkompetenzen Ihrer Praxis zählen.

1.4.3 Kernkompetenzen

Jedes Unternehmen sollte für sich genau definieren, welches seine Kernkompetenzen sind, sich darauf konzentrieren und diese gezielt ausbauen. Als Kernkompetenzen werden dabei die Fähigkeiten bezeichnet, die für das Schaffen von Kundennutzen und -zufriedenheit eine sehr hohe Bedeutung haben und durch die Praxis selbst geleistet werden. Immer wieder geschieht es, dass Praxisinhaber ihre Energien verschwenden, weil sie in Geschäftsfeldern tätig sind, für die sie kaum Kompetenz besitzen. So wird die Praxishomepage in „Eigenregie" entwickelt und fortlaufend selbst aktualisiert, anstatt einen Webdesigner mit deren Erstellung und Pflege zu beauftragen. Zeitraubende Tätigkeiten mit hohem Verwaltungsaufwand wie die der Rechnungserstellung, -verfolgung und des Mahnwesens werden durch die Praxis selbst durchgeführt, anstatt damit die Tierärztliche Verrechnungsstelle zu beauftragen, um so mehr Zeit für die Kundenbetreuung zu haben. Praxisbroschüren, Visitenkarten und Newsletter werden selbst entwickelt („inhouse"), aktualisiert und gedruckt, anstatt auch das in die Hände von entsprechenden Profis zu geben („outsourcing"). Entsprechende Experten beherrschen diese Dinge nicht nur besser, weil es eben deren Kernkompetenz ist, sondern erledigen die Aufgaben auch schneller und vielfach kostengünstiger.

> **!** Kundenorientierung bedeutet, nur solchen Service selbst anzubieten, für die eine Praxis auch wirklich Kernkompetenzen besitzt.

1.5 Kundenzufriedenheit

Der Tierarzt, der durch seine Kernleistungen die Erwartungen seiner Kunden erfüllt, hat eine große Chance, dass seine Kunden (lediglich) zufrieden sind. Doch wie entsteht Kundenzufriedenheit überhaupt? Kundenzufriedenheit ist das Ergebnis eines subjektiven psychischen Vorgangs, der in den Köpfen der Kunden abläuft. Jeder Kunde prüft hierbei, inwieweit seine persönlichen Bedürfnisse, Wünsche und Erwartungen mit dem übereinstimmen, was er als Leistung wahrnimmt.

Hierbei ist nicht von Bedeutung, welche Leistung das Unternehmen tatsächlich erbringt, sondern es zählt nur die Leistung, die der Kunde auch wirklich wahrnehmen kann. Der Kunde wird dann zufrieden sein, wenn seine Erwartungen mit dem, was er an erbrachter Leistung wahrnimmt, in etwa übereinstimmen. Dass Menschen die Dinge, die sie täglich erleben, völlig unterschiedlich wahrnehmen, macht diesen Sachverhalt zusätzlich kompliziert.

$$\text{Kundenzufriedenheit} = \frac{\text{wahrgenommene Leistung}}{\text{subjektive Erwartung}}$$

An dieser Stelle wird erneut deutlich: Das Erbringen einer hervorragenden veterinärmedizinischen Leistung allein reicht nicht aus, um den Kunden einer Tierarztpraxis zufrieden zu stellen. Die Frage ist nämlich, inwieweit er diese überhaupt als solche erkennen kann. In der Mehrzahl sind

Tierhalter medizinische Laien. Sie können schlicht und ergreifend oft nicht erkennen, ob ihr Tierarzt ein „veterinärmedizinisches Genie" ist, oder eher das Gegenteil. Deshalb ist die veterinärmedizinische Kompetenz eines Tierarztes für den wirtschaftlichen Erfolg seiner Praxis (leider) nachrangig! Das trifft zumindest für die Standardpraxen zu, denn der Tierhalter kann im Allgemeinen die Unterschiede in der Fachkompetenz der Tierärzte in seiner Region überhaupt nicht wahrnehmen.

Einen größeren Stellenwert gegenüber dem allgemeinen Wohlbefinden hat das medizinische Knowhow natürlich bei Überweisungspraxen und -kliniken, deren Hauptzielgruppe die überweisenden Fachkollegen sind. Um an dieser Stelle nicht missverstanden zu werden: Ein hohes veterinärmedizinisches Fachwissen ist sicherlich eine Grundvoraussetzung, um auch wirtschaftlich erfolgreich zu sein; ein Erfolgsgarant ist es allerdings nicht.

> **!** Für die Kundenzufriedenheit reicht es nicht aus, dass ein Tierarzt kompetent ist, sondern entscheidend ist, wie kompetent er und sein Umfeld auf seine Kunden wirken.

1.6 Kundenbindung

Jetzt könnte man meinen, für eine hohe Kundenloyalität und damit eine echte Kundenbindung seien zufriedene Kunden ausreichend. Dem ist aber leider nicht so. Um das zu verdeutlichen, werden die Zusammenhänge nachfolgend dargestellt (**Abb. 1.5**).

1.6.1 Der unzufriedene Kunde

Ein Kunde wird unzufrieden sein, wenn er an die zu erbringende Leistung zu hohe Erwartungen hat, die erbrachte Leistung zu gering war bzw. er sie als zu gering wahrgenommen hat oder aus einer Kombination hiervon.

Die Erwartungen, die zur Zufriedenheit oder auch Unzufriedenheit eines Kunden führen, werden dabei im Wesentlichen von drei Faktoren bestimmt:
1. Von den persönlichen Erfahrungen des Kunden.
2. Von Erfahrungen anderer Kunden, die als Referenzpersonen gelten.

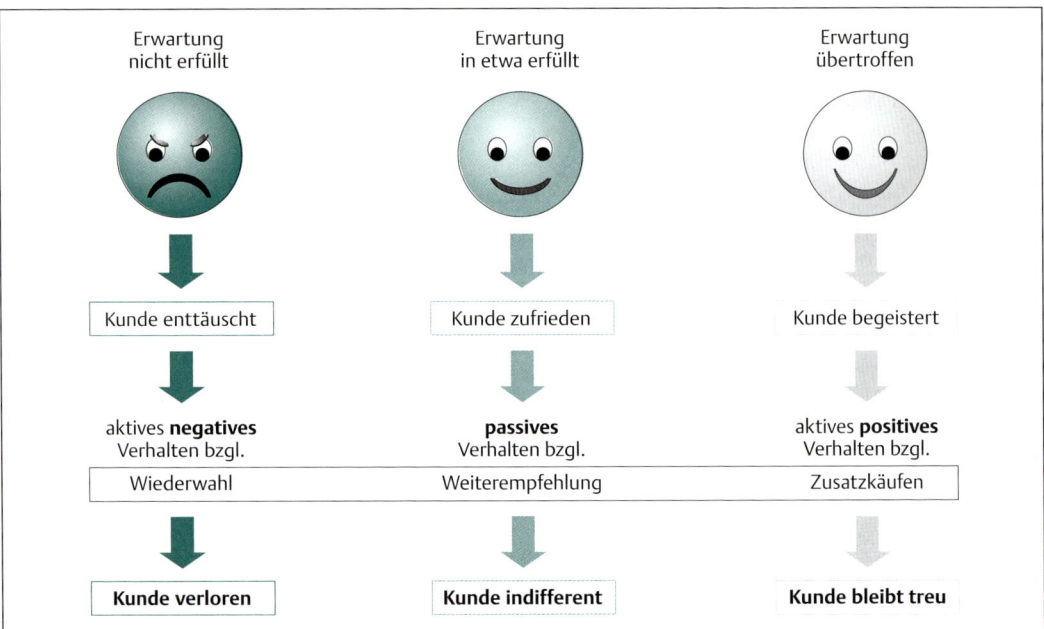

Erwartung nicht erfüllt   Erwartung in etwa erfüllt   Erwartung übertroffen

Kunde enttäuscht   Kunde zufrieden   Kunde begeistert

aktives **negatives** Verhalten bzgl.   **passives** Verhalten bzgl.   aktives **positives** Verhalten bzgl.

Wiederwahl   Weiterempfehlung   Zusatzkäufen

Kunde verloren   **Kunde indifferent**   **Kunde bleibt treu**

Abb. 1.5 Auswirkung unerfüllter, erfüllter und übertroffener Erwartungen auf das Kundenverhalten (Quelle: Simon und Homburg 1998, eigene Darstellung).

3. Von dem, was das Unternehmen als Leistungsangebot verspricht.

Speziell der letzte Punkt macht deutlich, dass Unternehmen sich ihre unzufriedenen Kunden auch selbst schaffen können, indem sie ihnen nämlich zu viel versprechen. Dieses gilt ebenso für Tierarztpraxen mit ihren Tierhaltern. Praxen, die z.B. einen 24-Stunden-Service anbieten, müssen diesen dann auch erfüllen, um ihre Kunden nicht unzufrieden zu machen. Gleiches gilt auch für das Leistungsversprechen, durch das Angebot eines konkreten Konsultationstermins, wenn überhaupt, dann nur sehr kurz warten zu müssen. Anders ausgedrückt: Versprechen Sie nicht zu viel und nur das, was Sie auch tatsächlich erfüllen können. Stapeln Sie eher tief!

> ! Tierarztpraxen sollten eine Terminsprechstunde nur dann anbieten, wenn der vereinbarte Zeitpunkt auch konsequent eingehalten werden kann.

Ein Kunde, dessen Erwartungen nicht erfüllt wurden, wird zunächst einmal von der Praxis ent-

täuscht sein. Vielleicht ist er über das, was er in der Praxis erlebt hat, sogar verärgert. Wenn er seiner Verärgerung Ausdruck verleihen würde, indem er sich bei dem Praxisinhaber beschwert, hätte das Praxisteam wenigstens noch die Chance, den Sachverhalt aufzuklären. Allerdings beschweren sich die wenigsten Kunden, sondern bleiben einfach fern. Dass dieser Kunde auch keine große Neigung haben wird, in der Praxis noch Zusatzkäufe zu tätigen, versteht sich von selbst. Der enttäuschte Kunde wird sich mit einer hohen Wahrscheinlichkeit von dieser Praxis abwenden und sich einen anderen Tierarzt suchen. Der Kunde geht für diese Praxis verloren. Damit alleine wird es aber nicht getan sein. Er wird mit ziemlicher Sicherheit über sein negatives Erlebnis mit anderen Personen reden. Hierbei ist nicht auszuschließen, dass er auch mit bestehenden oder potenziellen Kunden der Praxis in Kontakt kommt. Diese negative Mundpropaganda kann einer Praxis unter Umständen großen Schaden zufügen.

1.6.2 Der zufriedene Kunde

Die Erwartungen des zufriedenen Kunden wurden zwar in etwa erfüllt, dennoch zeigt er nur ein eher passives Verhalten gegenüber der Praxis. Die Wahrscheinlichkeit, dass er aktiv gegenüber anderen Personen positiv über die Tierarztpraxis spricht, ist gering. Von ihm wird noch keine positive Mundpropaganda ausgehen und seine Neigung zu Zusatzkäufen wird nicht stark ausgeprägt sein. Bei solch einem Kunden bedarf es immer noch einer intensiven Beratung und viel Überzeugungsarbeit, um ihn den Kauf, z. B. von Spezialfuttermitteln oder pharmazeutischen Prophylaxepräparaten, schmackhaft zu machen. Dieser Kunde ist noch nicht eng an die Praxis gebunden. Man sagt, dass seine Kundenloyalität indifferent ist. Das bedeutet, dass Wettbewerber mit vermeintlich besseren Angeboten oder einem besseren Kundenservice eine gute Chance haben, diesen Kunden „abzuwerben".

Daher reicht es im Sinne der Kundenorientierung noch nicht aus, seine Kunden lediglich zufrieden zu stellen. Um eine echte Kundenbindung zu erreichen, müssen Sie Ihren Kunden mehr bieten, nämlich etwas, was sie nicht erwarten und das sie regelrecht begeistert.

1.6.3 Der begeisterte Kunde

Erst wenn es Ihnen gelingt, Ihre Kunden zu begeistern, indem Sie ihre Erwartungen übertreffen, kann eine wirkliche Kundenbindung entstehen. Erst dann werden sie auch anderen Personen gegenüber von Ihrer tollen Praxis erzählen. Sie werden für Sie werben und sogar versuchen, Kunden anderer Tierarztpraxen davon zu überzeugen, Ihre Praxis zu besuchen. Sie sind regelrechte „Fans" Ihrer Praxis, denen es nicht in den Sinn käme, zu einem anderen Tierarzt zu gehen. Das sind echte Stammkunden mit einer sehr hohen Loyalität, die jeglichen Abwerbeversuchen von Wettbewerbern standhalten.

An einem schönen Sonntagnachmittag begegnen sich zwei Hundehalter beim „Gassigehen" im Park und kommen ins Gespräch. Irgendwann stellt einer die wichtige Frage: „Zu welchem Tierarzt gehen Sie denn eigentlich?" „Ich gehe zu Frau Dr. Petlieb am Stadtrand", sagt der eine. „Und – sind Sie mit ihr zufrieden?" „Ja", lautet die knappe Antwort. „Und Sie – zu wem gehen Sie denn mit Ihrem Hund?" „Ich bin jetzt schon seit Jahren bei Herrn Dr. Vetmed im Präsidentenviertel. Das ist ein toller

Tierarzt. Manchmal habe ich sogar den Eindruck, er versteht die Sprache meines Hundes genauso wir Dr. Dolittle. Er hat mir einmal ausführlich erklärt, wie wichtig eine ausgewogene Ernährung für „Berry" ist. Seitdem kaufe ich Futter nur bei ihm in der Praxis. Und das Beste ist: Ich habe noch nie länger als eine Viertelstunde warten müssen und bekomme immer einen Parkplatz direkt vor der Türe. Eine wirklich tolle Praxis – die kann ich Ihnen nur wärmstens empfehlen." „Jetzt haben Sie mich aber neugierig gemacht!" erwidert der andere. „Ach, jetzt sehe ich – auf Ihrer Hundeleine ist sogar seine Internetadresse aufgedruckt." Darauf der eine wieder: „Die hat er mir geschenkt – er lässt sich eben immer etwas Nettes für seine Kunden einfallen ..."

Die Chance ist groß, dass sich nach diesem kurzen Dialog der (indifferente) Hundehalter, der eigentlich mit seiner Tierärztin zufrieden ist, umorientiert und der „tollen Praxis" neugierig einen Besuch abstattet.

Die hohe **Kundenloyalität** von begeisterten Stammkunden steigert die Wertschöpfung, denn loyale Kunden kaufen öfter, sie kaufen mehr und sie sind weniger preissensibel. Außerdem helfen sie, Werbekosten zu sparen. Aber das ist noch nicht alles. Ein durch und durch loyaler Kunde kommt nicht nur immer wieder, er empfiehlt seinen Tierarzt auch kostenlos weiter. Nicht nur als Stammkunde, sondern auch als aktiver Befürworter ist der Konsument am profitabelsten, denn auf diese Weise wird das meiste Geld verdient. Wer die Loyalität seiner Tierhalter gewinnt und dauerhaft bewahren kann, sichert sich mehr Umsatz und reduziert gleichzeitig seine Kosten. Das Ersparte kann wiederum loyalitätsfördernd investiert werden. Und zwar in umsatzträchtige Innovationen, in kundenfokussierte Mitarbeiter, in einen guten Service sowie in ein loyalitätsorientiertes Marketing. So erzeugen Sie eine **Loyalitätsspirale**, die sich immer weiter nach oben dreht. Den hohen Nutzen der Kundenloyalität haben inzwischen viele Unternehmen erkannt.

Der Nutzen hoher Kundenloyalität auf der Umsatzseite

- **Höhere Wiederkauf-Raten:** Loyale Kunden kaufen öfter und konzentrieren ihre Kaufkraft auf wenige Anbieter. Dies fördert die Plan-

barkeit und Budgetierung von Umsatzver-
läufen.

- **Zusatzverkäufe:** Loyale Kunden kaufen mehr, denn sie sind mit dem kompletten Angebot bzw. Sortiment besser vertraut. Zudem kaufen sie hochwertiger.
- **Geringere Preis-Sensibilität:** Loyale Käufer sind großzügiger. Die Höhe des Preises relativiert sich und sie vergleichen seltener.
- **Längere Verweildauer:** Loyale Kunden sind immun gegenüber anderen Anbietern oder vergleichbaren Leistungen und resistent gegenüber Abwerbeversuchen.
- **Kostenlose Werber:** Empfehlungen bringen einen Vertrauensvorschuss und damit höhere bzw. schnellere Kaufbereitschaft bei dem, der die Empfehlung erhält. Tierhalter, die Sie weiterempfehlen, sind Ihre besten Helfershelfer auf dem Weg zu kontinuierlich steigenden Ergebnissen und hoher Kundentreue. Als glühende Verehrer verteidigen sie ihr Lieblingsunternehmen auch gegen jede Art von Angriffen.
- **Homogenerer Kundenmix:** Gleich und Gleich gesellt sich gern. Dies fördert die Spezialisierung auf die erwünschten Zielgruppen.
- **Innovationsanstöße loyaler Käufer:** Der Kunde wird zum Ideengeber und sorgt durch Anregungen für Mehrumsatz.

Der Nutzen hoher Kundenloyalität auf der Kostenseite

- **Niedrigere Akquisitionskosten:** Loyalisieren ist günstiger als Neukunden zu gewinnen, zudem benötigen Stammkunden weniger klassische Werbung.
- **Optimierter Werbemitteleinsatz:** Durch Konzentration aller Aktivitäten auf die loyalsten Zielgruppen und gezieltere Ansprache entstehen geringere Streuverluste.
- **Reduktion von Geschäftsrisiken:** Geringere Debitorenprobleme, denn loyale Kunden zahlen besser bzw. verursachen weniger Außenstände und Zahlungsausfälle.
- **Verringerte Prozesskosten:** Ein planbares Wiederkaufverhalten kommt Einkauf, Logistik sowie Lagerhaltung zugute und führt zu optimierten Prozesszeiten. Es entstehen geld- und/oder zeitsparende Ablauf-Routinen, da Kunden und Mitarbeiter gut miteinander vertraut sind.
- **Attraktiver Arbeitgeber:** Die Mitarbeiter sind stolz auf ihre Arbeit und den Arbeitsplatz.

- **Weniger Mitarbeiterfluktuation:** Auch die Mitarbeiterloyalität steigt aufgrund der externen Bestätigung durch loyale Kunden.
- **Geringere Fluktuationskosten:** Loyale Mitarbeiter werben neue, passende Mitarbeiter durch eine positive Mundpropaganda.
- **Niedrigere Reklamationskosten:** Treue Kunden sind toleranter gegenüber Fehlern und großzügiger bei der Fehlerbereinigung. Sie halten ihrem Lieblingsunternehmen auch dann die Treue, wenn einmal nicht alles rund läuft – in dem begründeten Vertrauen, das schon wieder hinzubekommen.

Wie hoch die Kostenvorteile durch loyale Kunden sind, erkennen die Unternehmen vielfach erst dann in aller Deutlichkeit, wenn sie beginnen, diese entsprechend den Verursachern auf Neu- und Bestandskunden aufzuteilen. Von Marketingfachleuten wird häufig kritisiert, dass das Rechnungswesen vieler Unternehmen nicht hinreichend auf die Loyalitätsaspekte ausgerichtet ist. Um hierfür Ansätze zu finden und die Kundenzufriedenheit sowie die damit verbundene Kundenbindung zu verbessern, sollten diese quantifizierbar, also messbar, gemacht werden.

1.7 Kundenzufriedenheitsmessung

Zur Messung der Kundenzufriedenheit stehen grundsätzlich zwei Verfahren zur Verfügung: die objektorientierten und die subjektorientierten Messverfahren.

Mittels der **objektorientierten Verfahren** werden Größen gemessen, die nicht auf der Einschätzung des realen Kunden basieren, sondern sich am Unternehmen selbst orientieren. Viele Tierarztpraxen beschränken sich aus Gründen der Einfachheit darauf, in diesem Zusammenhang lediglich ihren Umsatz(-zuwachs/-rückgang) zu betrachten. Allerdings lässt die Umsatzbetrachtung allein keine zuverlässigen Rückschlüsse auf die Zufriedenheit von Kunden zu.

So kann der Umsatz z. B. konjunkturbedingt, saisonal und durch Preiserhöhungen gestiegen sein oder auch, weil ein direkter Wettbewerber seine Praxis aufgegeben hat, ohne dass sich die Zufriedenheit der Kunden in irgendeiner Form verändert hat. Das gilt auch für die ansonsten sehr wichtigen

Kennzahlen einer Tierarztpraxis, wie dem durchschnittlichen Umsatz pro Kunde oder auch pro Behandlung und der durchschnittlichen Kundenbesuchsfrequenz. Über diese lässt sich nur schwer ein Kausalzusammenhang mit der tatsächlichen Kundenzufriedenheit herstellen. Wenn man mittels dieser Messverfahren einen fundierten Einblick in die Zufriedenheit seiner Kunden gewinnen möchte, sollte man die anderen Methoden anwenden, die zu dieser Kategorie zählen. Das sind z. B.:

- Kundenabwanderungsanalysen,
- Wirksamkeitsanalyse von Impferinnerungen,
- Auswertungen von Beschwerden sowie
- Testkundenbesuchen und Testkundenanrufen, den sogenannten Mystery-Client-Analysen.

Bei den **subjektorientierten Verfahren** werden die direkt vom Kunden wahrgenommenen Zufriedenheitsfaktoren ermittelt. Das geschieht gewöhnlich durch Kundenbefragungen, die sowohl schriftlich, mündlich als auch telefonisch durchgeführt werden können. Mündliche und telefonische Befragungen bieten gegenüber den schriftlichen Befragungen zwar einige Vorteile, wie z. B. die Möglichkeit, bei Missverständlichkeiten nachfragen zu können oder auch die Stimmungslage der Befragten aufnehmen zu können; sie sind aber gewöhnlich mit einem hohen Zeit- sowie Kostenaufwand verbunden und sollten von einer Tierarztpraxis nicht in Eigenregie durchgeführt werden. Die Erfahrungen zeigen, dass die Antworten gewöhnlich ehrlicher und zutreffender sind, wenn der Befragte die Möglichkeit erhält, anonym zu bleiben. Das für den Praxisinhaber praktikablere Verfahren einer Kundenbefragung ist also die schriftliche Form.

In Tierarztpraxen, bei denen die entsprechenden Zielgruppen selbst in die Praxis kommen, können die **Fragebögen** den entsprechenden Personen direkt ausgehändigt werden und der Rücklauf kann anonymisiert organisiert werden. Bei Tierkliniken mit der Zielgruppe „Überweiser" oder auch bei manchen Großtierpraktikern, die große landwirtschaftliche Betriebe betreuen, ist das nicht immer so einfach möglich. Hier hat es sich bewährt, die Fragebögen den entsprechenden Kunden zuzusenden (**Abb. 1.6**).

Bei dieser Art der Befragung besteht jedoch die Gefahr, dass die Rücklaufquote relativ gering ist. Die Wahrscheinlichkeit, dass die Antworten auf die Grundgesamtheit zutreffen, ist umso höher, je

mehr Fragebögen in die Auswertung eingehen. Deshalb sollten Anreize dafür geschaffen werden, die Fragebögen ausgefüllt zurückzusenden. Diese können sein:

- Rückumschlag mit Hinweis „Porto zahlt Empfänger".
- Ein sehr persönliches Anschreiben.
- Anrede mit Namen des Adressaten.
- Spende für einen guten Zweck für jeden Rückläufer.
- Nachfassbrief mit nochmaligem Versand des Fragebogens.
- Auswertung durch einen unabhängigen professionellen Partner (neutrale Stelle).
- Ausloben von Sachpreisen bei Rückantwort.

Insbesondere beim letzten Punkt gilt es eines zu bedenken. Bietet man den Teilnehmern der Befragung an, z. B. an einer Verlosung von Sachpreisen teilzunehmen, setzt das voraus, dass sie namentlich identifiziert werden. Dieser Umstand mag zu verfälschten Antworten führen, lässt sich jedoch durch eine Separation des Absendernamens vom Fragebogen beim Rückversand umgehen. Diesen kann man z. B. in der Form gestalten, wie es bei der Briefwahl politischer Parteien üblich ist; dabei werden die Kontaktdaten der Rückantwort in einem getrennten verschlossenen Umschlag beigefügt. Die besten Rücklaufquoten werden dann erzielt, wenn der Rückversand nicht an das zu bewertende Unternehmen selbst, sondern an eine unabhängige, vertrauenswürdige Stelle erfolgt, die eine anonyme Behandlung garantiert.

In der Praxis kommt es häufiger vor, dass die in Eigenregie durchgeführten Befragungen keine aussagefähigen Ergebnisse liefern, welche ein gezieltes Handeln ermöglichen. Das liegt zum einen an mangelnden statistischen Kenntnissen und zum anderen daran, dass zwar die Kundenzufriedenheit in einigen Punkten abgefragt wird, allerdings ohne die Wichtigkeit der einzelnen Kriterien für bestimmte Zielgruppen zu kennen. Wenn aber die Erwartungen der Kunden – ausgedrückt durch die Wichtigkeit – nicht nur erfüllt, sondern sogar übertroffen werden sollen, müssen sie zunächst einmal bekannt sein. Das wird wohl häufig übersehen, denn die Erwartungen unterschiedlicher Kundengruppen werden hierbei meist nicht abgefragt.

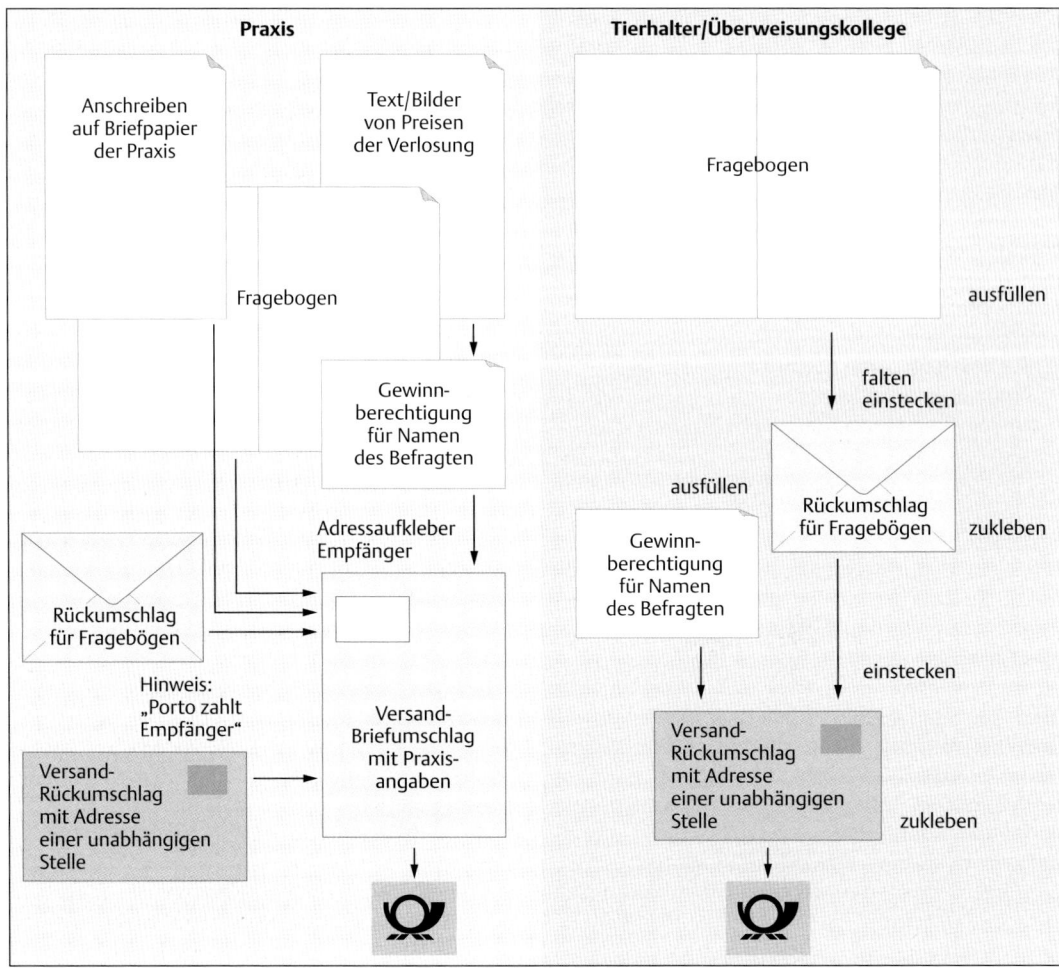

Abb. 1.6 Ablauf des Versands einer anonymen Kundenzufriedenheitsanalyse.

Erst dadurch ist man in der Lage, den sogenannten **Kundenzufriedenheitsindex** (Customer Satisfaction Index – **CSI**) nach dem in **Tab. 1.3** dargestellten Schema zu ermitteln.

Tab. 1.3 Schema zur Ermittlung des Kundenzufriedenheitsindex CSI.

Kunden-gruppe	Wichtigkeit	Zufrieden-heit	Δ	CSI (%)
A	91 %	75 %	– 16	82
B	90 %	82 %	– 8	91
C	74 %	72 %	– 2	97

> **!** Für ein zielgerichtetes Handeln müssen bei Kundenzufriedenheitsmessungen die Kundenerwartungen entweder bekannt sein oder auch abgefragt werden. Zudem müssen statistische Auswertungen nach bestimmten Segmentierungskriterien möglich sein.

Welche **Zufriedenheitsfaktoren** und **Kundenerwartungen** bei einer Zufriedenheitsmessung abgefragt werden, sollte jede Tierarztpraxis für sich ganz individuell festlegen, denn sie hängen jeweils von den spezifischen Zielgruppen ab. Aber ein Ergebnis muss jede Kundenzufriedenheitsmessung liefern, das der Empfehlungsrate! Sie ist ein deutlicher Indikator dafür, inwieweit es gelingt, Kunden zu begeistern. Nur diese empfehlen ihre Praxis weiter. Es geht also darum, durch geschickte Fragestellungen herauszubekommen, durch wie viele Kunden man weiterempfohlen wurde und warum bzw. wie viele Kunden aufgrund einer Empfehlung gekommen sind und warum. Deshalb darf zumindest eine Frage bei keiner Kundenzufriedenheitsmessung fehlen: „Haben Sie unsere Praxis bereits guten Freunden, Bekannten oder Kollegen weiterempfohlen?"

Die Interpretation der Ergebnisse von Kundenzufriedenheitsanalysen bergen allerdings einige Gefahren in sich. In aller Regel werden dabei die Tierhalter des bestehenden Kundenstamms befragt. Diese werden natürlich in irgendeiner Form mit ihrer Tierarztpraxis zufrieden sein, denn sonst wären es nicht ihre Kunden. Das kann zu einer Verzerrung der Resultate führen. Ähnliches gilt auch bei einer zu geringen Rücklaufquote, die ihre Ursache darin hat, dass verärgerte Kunden ihre Antwort absichtlich verweigern. Bessere Ergebnisse würde man erzielen, wenn man in die Befragung bewusst auch abgewanderte und potenzielle Kunden der entsprechenden Zielgruppe mit einbeziehen würde. Das lässt sich aber in der Praxis in Eigenregie nur schwierig darstellen.

Trotz aller Problematik kommt der regelmäßigen Messung der Kundenzufriedenheit eine hohe Bedeutung zu, sodass sie inzwischen auch im Rahmen des Qualitätsmanagements gemäß den ISO-Normen 9000 ff. gefordert wird.

Das Muster einer Kundenzufriedenheitsmessung mit einer Erwartungsabfrage, das Sie als Grundlage für die Entwicklung eines individuellen Fragebogens für Ihre Tierarztpraxis nutzen können, finden Sie in der Anlage dieses Buches (S. 128).

1.8 Positive und negative Mundpropaganda

Gelingt es einer Tierarztpraxis, Kunden zu begeistern, werben folglich andere Personen durch eine positive Mundpropaganda für die Praxis – und das völlig kostenlos. Dieser Fall kommt nach bestehenden Erfahrungen recht häufig vor. Denn es zeigt sich im Ergebnis von durchgeführten Kundenbe-

fragungen bei Tierarztpraxen, dass viele Kunden durch Empfehlungen von Freunden und Bekannten auf die Praxis aufmerksam wurden. Dieser wunderbare Multiplikationseffekt wird auch durch etliche Studien belegt. Zwar gibt es unterschiedliche Aussagen darüber, wie vielen anderen Personen ein begeisterter Kunde durchschnittlich sein positives Erlebnis mitteilt. Aber einig ist man sich darin, dass es nicht nur eine, sondern mehrere Personen sind (**Abb. 1.7**).

An uns selbst können wir beobachten, dass wir uns viel öfter über die Dinge unterhalten, die „schiefgelaufen" sind, als über positive Erlebnisse. Negative Botschaften erregen offensichtlich mehr Aufmerksamkeit als positive.

Etliche Studien belegen inzwischen, dass es sich bei der Mundpropaganda ähnlich verhält. Die Unzufriedenheit mit den Leistungen eines Unternehmens wird gegenüber Freunden, Bekannten oder auch Kollegen viel häufiger zum Ausdruck gebracht als die Zufriedenheit und selbst die Begeisterung. Unzufriedene Kunden neigen dazu, eine negative Mundpropaganda zu betreiben. Dabei ist nicht auszuschließen, dass sie ihr negatives Erlebnis auch anderen Kunden von Ihnen erzählen. Davon merken Sie vielfach überhaupt nichts, denn dass sich unzufriedene Kunden offiziell bei Ihnen beschweren, kommt nur selten vor. Weil Kunden sich häufig scheuen, ihrer Verärgerung dem Leistungsanbieter gegenüber direkt Ausdruck zu verleihen, besteht nicht nur die Gefahr, dass bestehende Schwächen nicht erkannt werden, sondern das Ausbleiben von Kritik sogar als Zustimmung interpretiert wird.

> *!* Wenn Kunden sich selten beschweren, ist das nicht unbedingt ein gutes Zeichen.

Deshalb seien Sie Ihren Kunden für jede Beschwerde dankbar und nehmen Sie sie ernst. Selbst, wenn Sie die Beschwerde für absolut ungerechtfertigt halten. Ihr Kunde hat den Sachverhalt anders wahrgenommen als Sie. Versuchen Sie einen Kunden durch den professionellen Umgang mit seiner Beschwerde sogar zu begeistern. So haben Sie eine realistische Chance, einen weiteren loyalen Kunden für Ihre Tierarztpraxis zu gewinnen, der in der Folge sogar Werbung für Sie betreibt.

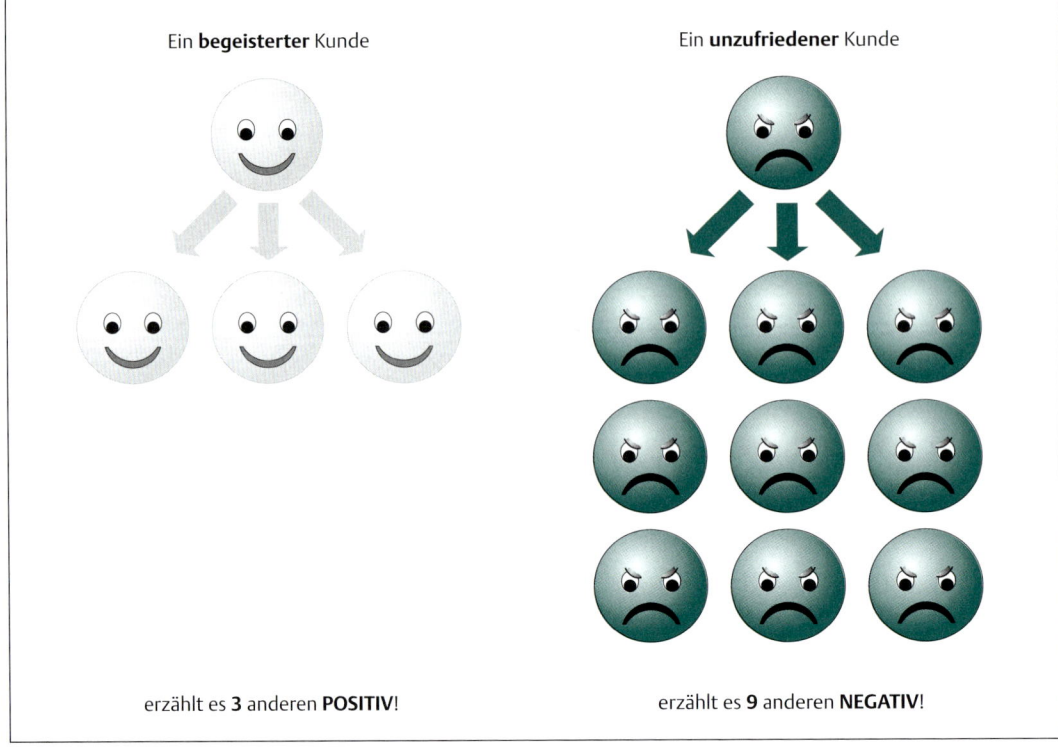

Ein **begeisterter** Kunde

Ein **unzufriedener** Kunde

erzählt es **3** anderen **POSITIV**!

erzählt es **9** anderen **NEGATIV**!

Abb. 1.7   Darstellung der Entwicklung von positiver und negativer Mundpropaganda.

Eine niedergelassene Tierärztin schilderte einmal folgendes Erlebnis. Einer ihrer langjährigen Kunden, den sie im Rotlichtmilieu angesiedelt sah, zahlte regelmäßig die Behandlungskosten für seinen Hund, indem er aus einem dicken Stapel von Geldscheinen jeweils brav den entsprechenden Betrag in bar auf den Tresen legte. Einmal kam seine Freundin mit dem Hund und da klappte das mit der Barzahlung nicht so recht. Die Praxis beließ es aber bei dem Glauben, dass der Kunde die Rechnung im Nachhinein schon bezahlen werde. Weil die Zahlung aber lange Zeit ausblieb, beauftragte die Praxisinhaberin ihren Assistenten, der den Patienten in der letzten Zeit immer behandelt hatte, den Kunden anzurufen.

Ein Vorfall, der Ihnen aus Ihrer Praxis bekannt vorkommen könnte.

Nachdem der Assistent auf Drängen seiner Chefin mehrfach mit der Freundin telefonierte, die immer nur ausweichend antwortete, war

eines Tages das „Herrchen" selbst am Telefon. Das Gespräch eskalierte und endete damit, dass dem Assistenten sogar Schläge angedroht wurden, weil er seine Freundin bedrängt habe. Am darauffolgenden Tag stand der Tierhalter wutentbrannt in der Praxis und wollte den Assistenten „sprechen", der durch einen glücklichen Umstand aber einen freien Tag hatte. „Da müssen Sie mich schon schlagen", sagte die Praxisinhaberin zu ihm. Das verwirrte den ansonsten eher raubeinigen Zeitgenossen wohl so sehr, dass sich ein freundliches und konstruktives Gespräch zwischen den beiden entwickelte. Sie gingen zusammen zum Auto des Tierhalters um nach dem Hund zu schauen und witzelten dabei sogar. Nicht nur, dass sich der Tierhalter mehrmals sehr herzlich bei der Tierärztin (und später auch bei dem Assistenten) für sein Verhalten entschuldigte; Er beglich die offene Rechnung auch wieder prompt in gewohnter Weise und hatte dabei sogar noch einen Betrag für die „Trinkgeldkasse" übrig.

Die Praxis wird durch den geschickten Umgang der Tierärztin mit der Beschwerde sicherlich einen äußerst loyalen Stammkunden mehr haben.

1.9   Beschwerdemanagement

Unzufriedenheit tritt auf, wenn eine große Diskrepanz zwischen der Leistungserwartung und der tatsächlich wahrgenommenen Leistung entsteht. Der Kunde kann mit negativer Werbung oder stillschweigender Abwanderung zur Konkurrenz reagieren, einige unzufriedene Kunden bleiben zunächst auch passiv, „kündigen innerlich" und warten nur auf eine Gelegenheit zum Wechsel. Andere, aber eben nur die wenigsten reagieren mit einer Beschwerde.

Welche Option ein Kunde wahrnimmt, wird von verschiedenen Faktoren bestimmt, wie z.B.
- der Person selbst (Alter, Geschlecht, Ausbildung, ...),
- der Situation (Zeitdruck, Anwesenheit Dritter, ...),
- den erwarteten Beschwerdekosten (Zeitaufwand, Ärger, ...),
- dem Problem selbst (z.B. Sachleistung oder Dienstleistung, Nachweisbarkeit, ...) oder
- dem Beschwerdenutzen (Erfolgswahrscheinlichkeit, Wert der Beschwerde, ...).

Der Umgang mit Beschwerden, das sogenannte **Beschwerdemanagement**, ist ein wichtiger Teil des CRM (Customer Relationship Management) und wird in einen direkten und einen indirekten Beschwerdeprozess unterteilt. Der direkte Beschwerdeprozess umfasst alle Aufgaben, die mit dem direkten Kundenkontakt zu tun haben. Alle anderen internen Prozesse, wie z.B. die Analyse der Kundenabwanderungen oder auch die Frequenz/Relevanzanalyse, d.h. wie häufig ein Problem auftritt und wie bedeutsam es für den Kunden ist, werden dem indirekten Beschwerdemanagement zugeordnet.

In einer Tierarztpraxis werden sowohl Dienstleistungen (eigentliche tierärztliche Leistungen) als auch Sachleistungen (z.B. Verkauf von Wurm- und Flohpräparaten) angeboten.

Die Dienstleistungen sind natürlich weniger gut standardisierbar als Sachleistungen und hängen zudem von externen Faktoren wie der Mitwirkung des Tierhalters ab. Da die Kunden die Qualität der tierärztlichen Leistung schlecht oder gar nicht beurteilen können und es oft unmöglich ist, eine schlechte Leistung im Nachhinein wieder zu beheben oder umzutauschen, beziehen sich „Dienstleistungsbeschwerden" oft eher auf den Prozess an sich (z.B. lange Wartezeit, Umgang mit der Abrechnung) als auf das Ergebnis (z.B. immer noch krankes Tier nach dem Besuch, Höhe der Rechnung).

Schuldzuweisungen sind bei Dienstleistungen meist nicht eindeutig, weil der Tierhalter beispielsweise durch die (Un-)Regelmäßigkeit einer Tabletteneingabe den Therapieerfolg stark beeinflussen kann („Compliance"). Das Beschwerdeverhalten in einer Tierarztpraxis hängt demnach von dem Grund der Beschwerde, also ob sich der Kunde über eine Sach- oder Dienstleistung ärgert, ab.

Wie schafft man es aber nun, in der Praxis negative Reaktionen von Kunden entgegenzunehmen, trotzdem freundlich zu reagieren, den zunächst enttäuschten oder wütenden Kunden sogar zu begeistern und langfristig an die Praxis zu binden?

Versuchen Sie, Ihre Kunden richtig zu verstehen! In jedem Gespräch gibt es rationale und emotionale Aspekte und diese spielen vor allem in der Einwand- und Reklamationsbehandlung eine große Rolle. Hören Sie zu! Lassen Sie Ihren Kunden ausreden! Notorische Nörgler und Querulanten, die einem das Leben schwer machen, gibt es selten. Kunden beschweren sich, weil sie einen bestimmten Sachverhalt eben auf eine bestimmte Weise wahrgenommen haben, so dass er sie wirklich unzufrieden macht oder verärgert – ob zu Recht oder Unrecht spielt dabei keine Rolle. Sie wollen emotional ernst genommen werden.

Deshalb ist es wichtig, während des Gespräches Verständnis zu zeigen. Auch wenn Sie das Problem vielleicht schon kennen, für Ihren Kunden ist die Beschwerde etwas Einzigartiges und Besonderes. Deshalb unterbrechen Sie den Kunden nicht und hören Sie sehr genau zu. Lassen Sie sich von ihm erklären, was seine Einwände und Bedenken sind und fragen Sie so lange nach, bis sie genau verstehen, was der Anlass für die Beschwerde wirklich ist. Wer unfreundlich auf die Beschwerde eines

Kunden reagiert, Killerphrasen verwendet und Kampfgespräche führt, kann nur verlieren – im schlimmsten Fall seinen Kunden. Denn Menschen wollen wertgeschätzt und freundlich behandelt werden. Auch Schuldzuweisungen sind meist nicht angebracht. Ernstgemeinte Entschuldigungen hingegen können sich sehr positiv auf die Gesprächsführung auswirken. Manchmal entschärft auch ein klares, aber freundliches Aufzeigen der Grenzen und Zurückführen auf den tatsächlichen Sachverhalt – wie in dem in 1.8 genannten Beispiel – die Situation.

Schlussendlich kommt es darauf an, möglichst zeitnah eine einfache, aber effektive Lösung, am besten sogar gemeinsam mit dem Kunden zu erarbeiten, die alle Beteiligten zufriedenstellt. Vielleicht begeistern Sie sogar den Kunden durch ein besonders innovatives und kundenfreundliches Ergebnis oder auch durch kleine Aufmerksamkeiten, die den Kunden seinen Ärger und Zeitverlust vergessen lassen.

Auf jeden Fall steigt die Bereitschaft wiederzukommen an, wenn eine Beschwerde zufriedenstellend gelöst wurde, und eigentlich wollen die meisten Kunden, die sich beschweren, wiederkommen. Sie vertrauen darauf, dass Sie und Ihre Mitarbeiter die Angelegenheit lösen, sonst wären sie schon längst stillschweigend zum Wettbewerber abgewandert. Hier spielen neben den oben genannten Variablen auch Faktoren wie Bequemlichkeit, Gewohnheit, aber ebenso das Vertrauen und die bisherige Zufriedenheit mit der Praxis eine wichtige Rolle. Erfolgreich gelöste Beschwerden haben eine starke emotionale Wirkung und beeinflussen positiv und meist auch langfristig das Verbundenheitsgefühl mit der Praxis – die Kundenloyalität. Daher stabilisieren Sie gefährdete Beziehungen zum Kunden und unterstützen Sie Ihre Tierhalter in dem Wunsch, wieder in Ihre Praxis zu kommen, durch ein professionelles Beschwerdemanagement.

Dazu gehört auch, dass alle Mitarbeiter der Praxis über das Vorgehen bei einer Beschwerde informiert und geschult werden. Oftmals wissen Kunden überhaupt nicht, wo und wie sie sich beschweren können. Versuchen Sie einmal einen kompetenten Ansprechpartner zu finden, wenn Ihr Kabelfernsehen nicht funktioniert. Eine Telefonnummer für Beschwerden oder Nachfragen suchen Sie meist vergeblich.

Zum **direkten Beschwerdemanagementprozess** zählt also auch die sogenannte Stimulierung, also das Bereitstellen wahrnehmbarer Kontaktpunkte. Bei Tierarztpraxen ist das in der Regel das Praxistelefon oder die Rezeption. Beginnend mit dem Erstkontakt des unzufriedenen Kunden mit der Praxis, also der Beschwerdeannahme, über die Beschwerdebearbeitung (z.B. Verantwortlichkeiten, Zeitrahmen) bis zur Reaktion auf die Beschwerde (z.B. Lösung des Problems, Kulanzregelung) müssen sich alle Mitarbeiter über die Bedeutung des direkten Prozesses und die internen Abläufe klar sein. Außerdem sollten ihnen die nötigen Handlungs- und Entscheidungsspielräume eingeräumt werden. Denn kaum etwas ist schlimmer oder schädlicher für das Ansehen einer Praxis, als wenn ein wütender Kunde einer Helferin gegenübersteht, die weder weiß, wie sie sich verhalten soll, noch etwas entscheiden darf, sondern nur als „Fußabtreter" agiert. Darüber hinaus sollten die Mitarbeiter auch bei den **indirekten Beschwerdemanagementprozessen**, also bei der Auswertung von Beschwerdedaten, der Beschwerdeüberwachung (z.B. Kundenzufriedenheitsmessungen) und vor allem bei der Nutzung der Informationen (z.B. Verbesserung der internen Abläufe) eingebunden werden. In einigen Mitarbeitern schlummern ungeahnte Potenziale. Sie kennen die Erwartungen oder Wünsche Ihrer Kunden und wüssten auch so manchen Verbesserungsvorschlag, aber häufig werden sie nicht gefragt.

Beschwerden, egal ob gerechtfertigt oder nicht, sind ärgerlich, kosten Zeit und verursachen Arbeit. Zudem zeigen sie die eigenen Unzulänglichkeiten oder die der Mitarbeiter auf. Doch wenn man die Kritik, Einwände und Reklamationen als Chance betrachtet und richtig mit Beschwerden umgeht, ist es ein wichtiger Erfolgsfaktor für eine Praxis. Kundenbeziehungen können erhalten oder sogar vertieft werden, Schwachstellen und Fehler in Ihrer Praxis werden aufgedeckt und die Qualität der Leistungen kann verbessert werden.

Da die Kosten für den Erhalt einer Kundenbeziehung deutlich niedriger sind als für die Gewinnung eines neuen Kunden und in dauerhaften Kundenbeziehungen erhebliche Gewinnpotenziale stecken – auch durch eine positive Mundpropaganda –, lohnt sich ein professionelles Beschwerdemanagement auf jeden Fall.

Zusammengefasst sind also die Ziele eines professionellen Beschwerdemanagements:

- Stabilisierung gefährdeter Kundenbeziehungen und Wiederherstellung der Kunden- (und Mitarbeiter-)Zufriedenheit.
- Vermeidung und Reduzierung von Fehler-, Folge- und Beschwerdekosten z.B. durch verlorene Kunden (Abwanderung, negative Mundpropaganda).
- Schaffung zusätzlicher akquisitorischer Effekte (positive Mundpropaganda).
- Auswertung und Nutzen der Beschwerdeinformationen im Hinblick auf Risiken und Chancen im Markt.
- Dauerhafte Verbesserung der Prozesse und Leistungen, indem die Ursachen, die zur Beschwerde geführt haben, beseitigt werden, anstatt lediglich die Symptome abzustellen.

! Wer auch vermeintlich unberechtigte Beschwerden nicht ernst nimmt oder unangemessen darauf reagiert, riskiert leichtfertig den eigenen Erfolg.

1.10   Auswahlkriterien zur Tierarztwahl

Nach welchen Kriterien wählen Tierhalter ihre Tierarztpraxis in der Region aus? Wenn Kunden die veterinärmedizinische Kompetenz einer Tierarztpraxis und damit deren Qualität im Allgemeinen nicht wahrnehmen können, vermag das wohl kaum ein Auswahlkriterium sein. Für die Neukundenakquisition, aber auch zur Kundenbindung der Stammklientel dürfte daher das Außenbild der Praxis von entscheidender Bedeutung sein, denn das ist deutlich wahrnehmbar.

Wenn ein Tierhalter nach einem neuen Tierarzt sucht, wird er sich vielleicht nicht nur Empfehlungen durch andere Personen einholen, sondern auch selbst auf die Suche gehen. Dabei könnte er z.B. ins Branchenbuch oder die Regionalzeitungen schauen, eine Internetrecherche durchführen oder er erinnert sich daran, dass er kürzlich mit seinem Auto an einer Tierarztpraxis vorbeigefahren ist.

In irgendeiner Form wird er bereits in dieser Phase wahrnehmen, wie sich eine Praxis im **Außenbild**

präsentiert und eine Vorauswahl treffen. Möglicherweise ruft er dann eine der Praxen an, um einen Behandlungstermin zu vereinbaren und erhält durch das Telefonat einen weiteren Eindruck von der Praxis. Irgendwann begibt er sich auf den Weg zur Praxis. Was erwartet ihn dann? Findet er sofort einen freien Parkplatz? Wird er am Empfang nett und freundlich begrüßt? Muss er nicht lange warten? Bekommt er eine kompetente Beratung? Erhält er einen nachvollziehbaren Rechnungsbeleg? Gibt man ihm ein Merkblatt mit Angabe des nächsten Konsultationstermins? Kann er eine Praxisbroschüre oder einen Newsletter der Praxis mitnehmen? Das alles gehört zum Außenbild einer Praxis und wird weitestgehend durch Sie und Ihr Personal bestimmt.

Um transparent zu machen, welche Bereiche ein Kunde im Zusammenhang mit einer Konsultation bei Ihnen wahrnimmt, wurden diese in die folgenden Punkte gegliedert:

1. Infrastruktur der Praxis
2. Außenbereiche der Praxis
3. Anmeldungs- und Empfangsbereich
4. Wartebereiche
5. Sanitärbereich
6. Behandlungsbereiche
7. Beratungs- und Verkaufsbereiche
8. Kassenbereich
9. Schrifttum und Corporate Design
10. Telefon einschließlich Anrufbeantworter

Bei durch den Autor durchgeführten Praxisanalysen und Testkundenuntersuchungen wurde festgestellt, dass jede Tierarztpraxis für sich ganz individuelle Stärken und Schwächen zu obigen zehn Bereichen aufweist. Weil das Außenbild einer Tierarztpraxis vor dem Hintergrund der Kundenerwartungen aber ein entscheidendes Kriterium zur Tierarztwahl ist, seien diese anschließend kurz erläutert.

1.10.1   Infrastruktur

Ein wichtiger Aspekt ist, wie gut die Praxis mit dem Auto, mit öffentlichen Verkehrsmitteln oder auch zu Fuß zu erreichen und für Erstbesucher zu finden ist. Selbst, wenn Ihre Praxis etwas abgelegen liegt und Passanten selten an ihr vorbeikommen, kann man hier durch deutlich wahrnehmbare Hinweisschilder in der Praxisumgebung oder auch eine markante Fassadengestaltung die Auffälligkeit der Praxis wesentlich verbessern. Praxen, die sich durch geeignete Maßnahmen auffälliger als bisher im Außenbild präsentieren, hören dann sehr oft von Neukunden: „Ich wusste bislang gar nicht, dass hier eine Tierarztpraxis ist!" Auch eine auffällige Folienbeschriftung auf dem Praxisfahrzeug kann dazu beitragen, Neukunden zu gewinnen oder einen Wiedererkennungseffekt zu erreichen.

Es lohnt sich auch, das Praxisumfeld in die Überlegungen hinsichtlich eines guten Service-Angebotes mit einzubeziehen. „Nutzen Sie die Wartezeit für einen Spaziergang im gegenüberliegenden Park oder auch zu einem Bummel im nahegelegenen Einkaufszentrum", heißt es auf einem großen Schild am Empfangstresen einer Klinik. Diese Klinik verteilt sogar Prepaid-Handys an Kunden, die kein eigenes Mobiltelefon haben, und informiert sie zehn Minuten vor Behandlungsbeginn. Vielleicht gibt es auch in Ihrer unmittelbaren Praxisumgebung attraktive Möglichkeiten, die Wartezeit zu überbrücken – falls für Ihre Kunden überhaupt noch nennenswerte Wartezeiten anfallen.

Ein sehr wichtiger Punkt ist die Möglichkeit des Parkens in der unmittelbaren Praxisumgebung, wenn die hauseigenen Stellplätze (falls vorhanden) belegt sein sollten. In einem Fall entschloss sich der Praxisinhaber, vom Zentrum einer Großstadt in einen Vorort umzuziehen, damit er praxiseigene Parkplätze bekam. Die dadurch eingetretene Umsatzverdreifachung in nur zwei Jahren nach der Neueröffnung führte der Praxisinhaber nicht zuletzt darauf zurück, dass jetzt seine Kunden immer einen freien Parkplatz vorfinden. Diese sind im Übrigen dort so angeordnet, dass sie die Rezeptionistin vom Tresen aus gut beobachten kann. So hat sie Tierhalter, die in die Praxis kommen schon früh im Blick und kann sich besser auf sie einstellen.

> **!** Beziehen Sie das Praxisumfeld bei den Überlegungen zu Ihrem Service-Angebot mit ein.

1.10.2 Außenbereiche der Praxis

Eigentlich ist es selbstverständlich, dass (potenzielle) Neukunden leicht erkennen sollten, dass sich in dem entsprechenden Gebäude eine Tier-

arztpraxis befindet und wo der Eingang zur Praxis ist. Das ist bei Weitem nicht immer gegeben, denn oft ist die Beschilderung viel zu klein, deren Beleuchtung defekt oder das übliche Vet-Logo ausgeblichen oder durch regen Pflanzbewuchs zugewuchert. Vielleicht stammt das zurückhaltende Auftreten noch aus einer Zeit, in der für Arztpraxen sogar die maximale Größe des Praxisschildes vorgeschrieben war? Inzwischen sind viele der damaligen Werbebeschränkungen aufgehoben und Sie haben die Möglichkeit, sich optisch deutlicher zu präsentieren.

> **!** Manche Tierarztpraxen präsentieren sich so unscheinbar, dass sie von potenziellen Kunden gar nicht wahrgenommen werden können.

Ein großes Ärgernis ist die Verschmutzung durch Hundekot in der unmittelbaren Praxisumgebung. Falls die Möglichkeit besteht, könnte man dem durch eine (etwas abgelegene) „Hundetoilette" und einem Hinweisschild darauf leicht begegnen. Auch diesbezügliche „Tütenspender" signalisieren der Nachbarschaft zumindest den Willen, hiergegen etwas zu tun, obwohl diese leider nur selten genutzt werden. Auch die Verschmutzung durch Zigarettenkippen können Sie leicht verhindern, indem Sie in einer überdachten Außenwartezone Aschenbecher anbringen. Lassen Sie also auch Raucher „nicht im Regen stehen".

1.10.3 Anmeldung und Empfang

Früher war es so, dass ein Kunde von außen direkt das Wartezimmer betrat, sich hinsetzte und geduldig auf den freundlichen Aufruf „Der Nächste bitte ..." wartete. Das sollte ebenso wie die unpersönliche, schalterähnliche Rezeption lange vorbei sein.

Bewährt hat sich heute ein großzügiger, offen gestalteter Empfangstresen, an dem die Kunden und Patienten freundlich – möglichst mit Namen – begrüßt werden und Neu- oder Überweisungskunden das Aufnahmeformular erhalten. Der „Nachteil" der offenen Gestaltungsweise liegt darin, dass hier nun verstärkt auf Sauberkeit und Ordnung geachtet werden muss.

Außerdem ist es hierbei für die Rezeptionisten schwieriger mit „Störungen", wie eingehenden Anrufen, umzugehen. Ideal wäre eine räumliche Trennung zwischen dem Empfangs-, Kassen- und Telefonbereich, was verständlicherweise vielfach an hinreichend viel Personal und Platz scheitert. Auf jeden Fall sollte auf Ablagemöglichkeiten für Taschen und Tier-Transportkörbe geachtet werden. Kleine Haken am Tresen für die Hundeleinen lassen Ihren Kunden bei Bedarf die Hände frei.

Insbesondere in größeren Praxen mit viel Personal ist es oft für die Kunden nicht erkennbar, mit wem sie es gerade zu tun haben. Deshalb ist es wichtig, dass alle Beschäftigten Namensschilder mit ihrer Funktionsbezeichnung tragen. Gut kommt auch eine Mitarbeiter-Informationstafel an, die entsprechende Angaben enthält. Eine im Design einheitliche Kleidung (Praxisuniform mit Praxislogo) sorgt hier für Klarheit, z.B. durch unterschiedliche Farben der Oberteile von Arzt und Helfern. Das sind zwar nur Kleinigkeiten, die aber effektvoll und leicht umsetzbar sind. Im Prinzip ist es egal, für welche Art von Praxisuniform Sie sich entscheiden. Sie sollten bei der Auswahl nur unbedingt Ihre Mitarbeiter mit einbeziehen und darauf achten, dass die Kleidung nicht zu schmutzanfällig ist.

! Ihre Kunden erwarten, dass sie erfahren, mit wem sie es in Ihrer Praxis gerade zu tun haben.

1.10.4   Wartebereiche

Der Tierarztbesuch löst bei vielen Tierhaltern (und auch Patienten) ohnehin Stress aus, sodass Sie alles vermeiden sollten, was den Adrenalinausstoß zusätzlich begünstigt. Dazu zählen Abbildungen und Anschauungsmuster von „Horrorszenarien" wie „Zahnfäule im fortgeschrittenen Stadium", „so sieht Hautkrebs aus" oder „der abgestorbene Fötus in Formalin". Die Objekte und Bilder in den Wartebereichen sollten eher beruhigend auf die Kunden wirken.

Auch das Angebot von kostenlosen Warm- und Kaltgetränken kommt im Allgemeinen gut bei den Kunden an, auch wenn hierdurch verstärkt auf Sauberkeit geachtet werden muss. Das gilt natürlich auch für den angebotenen Wassernapf.

In manchen Praxen wirken die Wartebereiche überladen, weil sich dort unzählige Poster, Broschüren und Pinnwände befinden. Hier heißt es „weniger ist mehr". Also: Befreien Sie diese Bereiche von überflüssigem Ballast, wie auch von veralteten Zeitschriften und einem Wirrwarr von Flyern. Machen Sie Ihre Kunden lieber für eine begrenzte Zeit auf bestimmte saisonale Aktionen Ihrer Praxis aufmerksam (z.B. „Achtung: Zeckenzeit!" oder „Bald ist Reisezeit – Jetzt impfen!").

Dass hier von Wartebereichen (Mehrzahl) und nicht vom Wartezimmer gesprochen wird, hat seinen guten Grund. Menschen lassen sich heute nur noch ungerne in ein kleines, enges Zimmer „einsperren". Eine helle, freundliche und offene Bauweise hat sich hier bewährt. Die Kunden sollten sich beim Warten am besten nach freiem Ermessen in unterschiedlichen Wartezonen separieren können. Das ist auch zum Absondern von aggressiven Tieren wichtig.

Das kann vielfach leicht durch entsprechende halbhohe Stellwände, Vitrinen (mit Produktpräsentationen) oder auch Pflanzenarrangements erreicht werden. Die strikte Trennung von Wartebereichen für Hunde und Katzen haben sich in der Praxis nicht durchgesetzt; außerdem, wo sollen denn die Halter von kleinen Heimtieren sitzen? Lieber bei den knurrenden Hunden oder bei ihren natürlichen Feinden, den Katzen?

! Wenn Ihre Kunden schon warten müssen, dann erwarten sie wenigstens eine angenehme Atmosphäre.

1.10.5   Sanitärbereich

Dem Sanitärbereich wird – schon beim Bau der Praxis – selten eine größere Beachtung geschenkt. Dabei gilt es auch hier einiges zu beachten. Bietet dieser Bereich die Möglichkeit auch größere Tiere mit hineinnehmen zu können? Gibt es ausreichend Ablagemöglichkeiten für Taschen, Transportkörbe etc. und können Jacken aufgehängt werden? Wie gut wird mit einer möglichen Geruchs- und Geräuschbelästigung umgegangen? Das alles sind Fragen, denen Sie einmal nachgehen sollten. Und insbesondere: Lässt sich das WC überhaupt (leicht) abschließen und ist von außen erkennbar, dass es besetzt ist?

Es zeigt sich immer wieder, dass dieser Bereich sträflich vernachlässigt wird. Manchmal wird die Kundentoilette sogar als Entwicklungsraum für die Röntgenbilder genutzt. Die Sauberkeit, das Vorhandensein von ausreichenden Mengen an Toilettenpapier, Flüssigseife, Einmalhandtüchern sowie gegebenenfalls Desinfektionslösungen sollten bei Medizinern eigentlich eine Selbstverständlichkeit sein. Eine regelmäßige Überwachung dieser Bereiche mit entsprechender Dokumentation auf einer Inspektionstafel empfiehlt sich. Das wurde trotz zahlreicher Praxisanalysen bisher nur bei einer großen Klinik vorgefunden.

! Die Sauberkeit der Sanitärbereiche sollte regelmäßig und systematisch überprüft werden, weil viele Kunden beim Arztbesuch einen hohen Hygienestandard erwarten.

1.10.6 Behandlungsbereiche

Im Behandlungsbereich sollten Schautafeln und Demonstrationsmaterialien vorhanden sein, damit Sie Ihre medizinischen Erklärungen visuell unterstützen können. Dabei gilt es, möglichst wenige medizinische Fachbegriffe zu verwenden. Wie im Vorfeld beschrieben wurde, kommt es darauf an, dass Sie kompetent wirken. Daher lassen Sie es den Tierhalter niemals spüren, falls Sie sich einmal nicht so sicher sein sollten. Erklären Sie Ihren Kunden mit einfachen Worten nicht nur, was Sie gerade tun, sondern warum Sie etwas tun. Das schafft Vertrauen und stärkt das Beziehungsmanagement auf einer partnerschaftlichen Ebene.

! Viele Kunden erwarten ausführliche und verständliche Erklärungen zur Gesundheit ihres Tieres.

Tierhalter, für die der Tierarztbesuch „Stress" bedeutet, sind in ihrer Denkfähigkeit eingeschränkt, wodurch auch ihre Wahrnehmung beeinträchtigt ist. Das ist ein Grund dafür, dass manche Menschen die vom Tierarzt lediglich verbal geäußerten Therapieanweisungen nicht verstehen (können). Infolgedessen fragen Ihre Kunden wiederholt nach, wie sie die Medikamente denn nun verabreichen sollen.

Der Inhalt und die Art der Anweisungen, ob mündlich, schriftlich oder beides haben aber oft einen großen Einfluss auf die „Tierhalter-Compliance", d.h. das Einhalten der therapeutischen Empfehlung. Die Ergebnisse einer veterinärmedizinischen Dissertation belegen in diesem Zusammenhang ganz klar den positiven Effekt einer professionellen Kommunikation mit dem Tierhalter auf dessen Compliance und damit auf den Therapieerfolg (Amberg-Alraun et al. 2004).

1.10.7 Beratungs- und Verkaufsbereiche

Wie wir gesehen haben, sind Tierhalter in zunehmendem Maße bereit, viel für die Gesundheit ihrer Tiere zu investieren. Daher werden die intensive Beratung der Kunden und der Verkauf von medizinisch sinnvollen Medikamenten und Futtermitteln einen immer größeren Stellenwert in der Tierarztpraxis einnehmen. Da es oft recht zeitaufwendig ist, die Kunden vom Nutzen bestimmter Maßnahmen, wie z.B. der Prophylaxe zu überzeugen, sollten Sie diesen Bereich an gut ausgebildete veterinärmedizinische Fachangestellte delegieren und das Team finanziell am Verkaufserfolg beteiligen. Vielleicht können Sie in der Nähe der Rezeption oder in einer der Wartezonen einen separaten Beratungsbereich schaffen? Achten Sie auf jeden Fall darauf, dass die Gespräche in aller Ruhe durchgeführt werden können und nicht andauernd unterbrochen werden. Hierzu haben einige Praxen sogar spezielle Beratungssprechstunden eingeführt und vergeben gesonderte Beratungstermine.

! Viele Kunden erwarten, dass sie ausführlich über das Gesundheitsmanagement ihres Tieres informiert werden.

1.10.8 Kassenbereich

Wie schon erwähnt, wäre es wünschenswert, dass der Kassenbereich vom übrigen Praxisbetrieb etwas abgeschottet ist. Das ist insbesondere in den Fällen vorteilhaft, in denen Kunden ihren Unmut über die vermeintlich hohen Tierarztkosten Ausdruck verleihen, und auch in anderen sensiblen Situationen, wie z.B. bei Euthanasiefällen. Manche Praxen haben sogar einen (multifunktionalen) Euthanasieraum eingerichtet, in dem sich die Tierhalter von ihrem „Familienmitglied" würdig verabschieden können. Trauernde Kunden sollten Sie nicht dem Anblick der Wartenden oder sich gerade anmeldender Tierhalter aussetzen. Falls möglich, sollten Sie diese Kunden zu einem separaten Ausgang, der nicht an einem der Publikumsbereiche vorbeiführt, geleiten oder Sie machen zu diesem Anlass bewusst Hausbesuche, damit der schmerzliche Verlust nicht mit Ihrer Praxis in Verbindung gebracht wird.

Viele Praxen möchten, aus verständlichem Grund, ihre Kunden auf die Art der akzeptierten Zahlungsweise aufmerksam machen. Falls auch Sie das für erforderlich halten, so machen Sie dies charmant, z. B. indem Sie darauf hinweisen, dass Sie neben der Barzahlung auch EC-Karten akzeptieren. In dieser Form klingt es freundlicher als der veraltete Satz „Wir akzeptieren nur...". In einer Praxis fand sich der zusätzliche Hinweis: „Unsere Bank behandelt keine Tiere und wir vergeben keine Kredite".

Auf jeden Fall haben Ihre Kunden einen Anspruch auf einen nachvollziehbaren Zahlungsbeleg, auf dem alle Leistungen, Verbrauchsmaterialien und Medikamente detailliert aufgeschlüsselt sind.

Mit Ausnahme der Überweisungsfälle sollte kein Kunde Ihre Praxis ohne Informationsmaterialien (wie Praxisbroschüre, Angebotsflyer oder auch monatlicher Newsletter) und eine neue Terminvereinbarung verlassen. Dieser Termin kann auch lediglich für die nächste Routineuntersuchung sein.

! Viele Kunden erwarten einen transparenten und nachvollziehbaren Kassenbeleg.

1.10.9 Schrifttum und Corporate Design

Das **Corporate Design** bezeichnet einen Teilbereich der **Corporate Identity** und beinhaltet das gesamte Erscheinungsbild eines Unternehmens. Hierzu gehören sowohl die Gestaltung der Kommunikationsmittel, wie z. B. Logo, Geschäftspapiere, Visitenkarte, Werbemittel, Verpackungen und Internetauftritt. Sogar die Architektur wird bei einem durchdachten Corporate Design mit einbezogen. Die Gestaltung aller Elemente des Corporate Design geschieht unter einheitlichen Gesichtspunkten (Werbekonstanten), um bei jedem Kontakt einen Wiedererkennungseffekt und auch eine erhöhte Kundenbindung zu erreichen. Auch hierbei gilt „weniger ist mehr"! Nicht-Profis machen häufig den Fehler, zu viele Informationen transportieren zu wollen; dabei liest es ohnehin kaum jemand.

Verzichten Sie also auf text- und fachlastige Angaben in Ihren Informationsschriften, sei es in Papierform oder auf Ihrer Internetseite, und vermeiden Sie eine überladen wirkende Visitenkarte. Das Sprichwort: „Ein Bild sagt mehr als tausend Worte" trifft auch auf Ihre Praxis zu. In letzter Zeit fällt auf, dass zwar immer mehr Praxen ein Logo besitzen, dieses aber sehr bunt und teilweise etwas „blumig" daherkommt. Bei der Motivwahl besteht die große Gefahr, dass durch comicähnliche Gestaltungselemente das ansonsten seriöse Image des Arztes verwischt wird.

! Viele Kunden erwarten, dass sich ein seriöser Tierarzt auch mit einem vertrauenswürdigen Corporate Design präsentiert.

1.10.10 Telefon einschließlich Anrufbeantworter

Häufig kommt es vor, dass **der erste Praxiskontakt** eines potenziellen Kunden ein Telefonanruf ist. Der Tierhalter erhält einen ersten persönlichen Eindruck davon, wie mit ihm als künftigem Kunden umgegangen wird. Schon hierbei kann sich entscheiden, ob ein Grundstein für eine langfristige erfolgreiche Kundenbeziehung gelegt wird.

Weil die Art des Gesprächsverlaufs, insbesondere bei Erstanrufern, ein entscheidendes Kriterium dafür ist, ob sich der Tierhalter für die entsprechende Praxis entscheidet, wurde dieser Bereich einmal etwas genauer untersucht. Es wurden rund 100 Testanrufe in deutschen Tierarztpraxen unterschiedlicher Größe durchgeführt, diese wurden systematisch ausgewertet und erbrachten zum Teil recht überraschende Ergebnisse.

Bei einigen Praxen musste mehrfach angerufen werden, um überhaupt jemanden ans Telefon zu bekommen. Das war gar nicht so selten, sondern kam in 27% aller Fälle vor. In vier Fällen führte sogar erst der fünfte Anrufversuch zum gewünschten Kontakt. Eigentlich erschreckend, denn welcher potenzielle Neukunde würde solch eine Geduld aufbringen und nicht lieber gleich einen anderen Tierarzt anrufen?

Wenn der Anruf entgegengenommen wurde, dann recht schnell, vielfach zu schnell. Aus der Kommunikationswissenschaft ist bekannt, dass Anrufe im günstigsten Fall nach dem zweiten bis dritten Klingelzeichen entgegengenommen werden sollten. Das gelang den meisten Praxen und Kliniken sehr gut, denn bei 89 % aller Anrufe meldete sich spätestens nach dem dritten Klingelzeichen jemand. In 29 Fällen wurde das Telefon sogar schon nach dem ersten Klingeln abgehoben. Das könnte den einen oder anderen Kunden etwas erschrecken, weil die meisten Anrufer einfach nicht damit rechnen, dass jemand so schnell ans Telefon geht.

Schon die **Begrüßung** am Telefon machte häufig einen unprofessionellen Eindruck. Dass der Angerufene sich nach einem freundlichen „Guten Tag" nicht nur mit dem Praxisnamen, sondern zu den üblichen Sprechzeiten auch mit seinem vollständigen Vor- und Nachnamen melden sollte, bildet nicht nur die Grundlage für ein gut funktionierendes Beziehungsmanagement, sondern gebietet schlicht und ergreifend die Höflichkeit im Kundenkontakt. Diese minimalen Anforderungen wurden bei Testanrufen leider nicht immer erfüllt. Die Tierarzthelfer/innen bzw. Rezeptionistinnen meldeten sich bei diesem Punkt durchweg professioneller als die Tierärzte.

Die **Gesprächsführung** war überwiegend kooperativ, freundlich und hilfsbereit, aber häufig viel zu beratungsintensiv. Dass Tierärzte und deren Mitarbeiter im Allgemeinen freundliche, hilfsbereite und überaus nette Menschen sind, zeigte sich in dem häufigen Bemühen, dem potenziellen Kunden am Telefon „irgendwie" weiterzuhelfen. Leider führte das nicht selten dazu, dass sich die Angerufenen verpflichtet fühlten, auch Spekulationen über mögliche Erkrankungsursachen anzustellen sowie den Anrufer ausführlich medizinisch zu beraten – und das völlig kostenlos. Nicht nur die Tierärzte, sondern auch gut ausgebildete Helferinnen glänzten geradezu mit ihrem Fachwissen, was nicht selten zu einer Gesprächsdauer von rund fünf Minuten führte. Am besten liefen die Gespräche dann, wenn unsere Gesprächspartner kaum veterinärmedizinisches Fachwissen besaßen und

sich auf ihre Rezeptionstätigkeiten beschränkten. Kaum zu glauben ist, was ansonsten noch bei einem Anruf preisgegeben wird, so z. B. dass der Chef gerade beim Arzt ist, weil es ihm nicht gut ging, oder dass er mit seiner Familie noch bis Ende der Woche im Urlaub ist.

Hoffentlich war bei solchen Aussagen gegenüber Fremden nach der Rückkehr seine Wohnung nicht völlig leergeräumt.

Bei **Preisanfragen** reagierten die Angerufenen vielfach unsicher und manchmal sogar verärgert. Insbesondere die Reaktion der Tierärzte wirkte häufig unprofessionell, obwohl sie aus der bloßen Anfrage nicht herleiten konnten, dass jemand womöglich um den Preis feilschen wollte. Obgleich eine telefonische Preisanfrage für eine Tierarztpraxis nichts Ungewöhnliches sein sollte, waren viele der Praxen darauf scheinbar nicht vorbereitet. Anstatt das versucht wurde, den Anrufer nachdrücklich in die Praxis zu „locken", war förmlich ein „Naserümpfen" zu spüren. Nur vereinzelt wurde auf die „GOT" hingewiesen. Dass es sich bei dieser Abkürzung um die „Tierärztliche Gebührenordnung" handelt, wurde den Laien dabei nur in Ausnahmefällen erklärt.

Nun sollte man meinen, die vordringlichste Aufgabe einer Praxis, bei der ein potenzieller Neukunde anruft sei es, ihn in die Praxis zu bekommen, indem man ihm einen Termin oder besser noch, Alternativtermine zur Auswahl, anbietet. Bei den meisten getesteten Praxen geschah dies aber nicht. Selbst, wenn dem Angerufenen zum Ende des Gespräches förmlich in den Mund gelegt wurde: „Dann muss ich wohl mal bei Ihnen vorbeikommen …?", lautete die Antwort sinngemäß häufig: „Alles klar, tschüss."

Wird ein **Konsultationstermin** ausgemacht, ist es sicherlich sinnvoll, die Kontaktdaten des potenziellen Kunden abzufragen, damit die Wahrscheinlichkeit steigt, dass er den Termin auch wirklich wahrnimmt oder zumindest verschiebt. Kommt es bei Ihnen auch vor, dass jemand zum geplanten Termin einfach nicht erscheint? Das ist häufig dann der Fall, wenn ein Kunde sich anonym glaubt, also keine Kontaktdaten hinterlassen hat. Kaum eine Praxis holte die vollständige Adresse eines Anrufers ein. Vereinzelt wurde lediglich die Telefonnummer abgefragt. Die Erhebung der Kontaktdaten hat noch einen weiteren Vorteil. Selbst wenn der potenzielle Kunde sich nach den Terminvorschlägen immer noch hartnäckig weigern sollte, Ihre Praxis aufzusuchen, besteht – sozusagen als zweite Chance – in manchen Kammerbezirken heute die Möglichkeit, ihm zumindest das Zusenden von Praxisinformationen anzubieten. Diese Möglichkeit scheint kaum jemand zu nutzen, denn keine der getesteten Praxen hat angeboten, **Informationsmaterial** zuzusenden.

> **!** **Viele Kunden erwarten eine freundliche und kooperative Gesprächsführung am Telefon.**

Positiv fiel auf, dass auch außerhalb der üblichen Sprechzeiten die Wünsche und Probleme der Tierhalter insgesamt recht gut gelöst werden. Auch wenn das Telefon in diesen Zeiten nicht besetzt ist, werden den Anrufern Perspektiven gegeben, indem der **Anrufbeantworter** eine Notrufnummer nennt oder eine Rufumleitung geschaltet wurde. Man hört dort Ansagen, wie „Sie erreichen den tierärztlichen Notdienst unter…" oder „In Notfällen wenden Sie sich bitte an die Tierärztliche Klinik…" und „In dringenden Fällen erreichen Sie uns unter der Mobilnummer…". Bei einigen der größeren Praxen und natürlich den Kliniken war auch zu ungewöhnlichen Zeiten das Telefon ständig besetzt. Bei den kleineren Praxen schalten die Tierärzte recht häufig in diesen Zeiten eine Anrufumleitung auf ihr Mobiltelefon, um keinen Kunden zu verlieren.

Erfreulicherweise ist nur noch selten der vorwurfsvolle Ansagespruch: „Sie rufen außerhalb der Sprechzeiten an!" zu hören. Weil die meisten „Textmaschinen" aber immer noch selbst besprochen werden, wirken sie oft unprofessionell. Dass es auch anders geht, zeigte (nur) eine große Praxis, bei der ein professioneller Sprecher vor GEMA-freier Hintergrundmusik den Text ansagt (GEMA = Gesellschaft für musikalische Aufführungs- und mechanische Vervielfältigungsrechte). Dass so etwas nicht teuer sein muss, sehen Sie durch eine Suchmaschinenabfrage im Internet unter dem Stichwort „Anrufbeantwortertext".

Bis auf sehr wenige rühmliche Ausnahmen könnte aber beinahe der Eindruck entstehen, dass deutsche Tierarztpraxen und Tierkliniken keine neuen

Kunden mehr haben möchten, da ihr Verhalten eher einer „Kundenabwehrstrategie" gleichkommt. Ob sich der Anrufer für die entsprechende Praxis entscheidet, wird weitestgehend ihm überlassen, denn es zeigt sich fast nie ein zielgerichtetes Akquisitionsverhalten.

Dabei ist es so einfach, erkannte Schwächen abzustellen. So können gemeinsam mit dem Praxisteam individuelle schriftliche Telefonstandards, z.B. zu folgenden Fragen, entwickelt und trainiert werden, die dann natürlich für alle verbindlich sein müssen:
- Mit welcher Kundenansprache melden wir uns am Telefon?
- Was sollten wir sagen (oder auch nicht), damit der Anrufer in die Praxis kommt?
- Wie verhalten wir uns bei Preisanfragen?
- In welcher Form nehmen wir die Kontaktdaten des Anrufers auf?
- Wie verhalten wir uns bei Beschwerden?
- Welcher Anrufbeantwortertext ist für uns der richtige?

Speziell zum Thema „Verhalten am Telefon" gibt es eine Vielzahl von Fachbüchern und Seminarangeboten, die sicherlich eine gute Grundlage für ein kundenorientiertes Gesprächsverhalten bilden. Die Erfahrung zeigt aber, dass das allerdings bei Weitem nicht ausreicht, um eine kundenorientierte Kommunikation nachhaltig zu gewährleisten. Auch hier heißt es wieder: „üben, üben, üben,…" und zwar regelmäßig mit entsprechender Erfolgskontrolle!

1.10.11 Außenbild und Wirtschaftlichkeit

Zu Zeiten, in denen das Prestige des Tierarztes am Ort sehr hoch war und er gewöhnlich auch eine Monopolstellung in seiner Region innehatte, prägte das Außenbild vorwiegend sein gesellschaftlicher Status. Heute, in Zeiten gesellschaftlicher Gleichmacherei und des zunehmenden Wettbewerbdrucks in der Tierärztebranche, wird es für eine loyale Kundenbeziehung und damit den wirtschaftlichen Erfolg auch immer wichtiger, wie positiv sich Ihre Tierarztpraxis im Außenbild präsentiert. Dass dabei die Kunden als medizinische Laien im Allgemeinen Ihre hohe fachliche Kompetenz überhaupt nicht wahrnehmen können und dass die Werbebeschränkungen mehr und mehr aufgehoben werden, mag man bedauern; grundlegend ändern kann man das aber nicht.

Insbesondere zwei Dinge sollten Ihnen aber Zuversicht geben. Es ist zum einen gar nicht so schwer, sich auch mit einfachen Mitteln positiver im Außenbild darzustellen, und zum anderen brauchen Sie nicht in allen Bereichen ein Optimum anzustreben. Es reicht völlig aus, lediglich etwas besser zu sein als Ihre direkten Wettbewerber.

Welche wirtschaftlichen Auswirkungen es haben kann, durch einen professionelleren Außenauftritt mehr Kunden in seine Praxis zu bekommen, soll folgendes Beispiel verdeutlichen:

Wenn es Ihnen gelänge durch ein besseres Außenbild Neukunden zu gewinnen bzw. Stammkunden enger an Ihre Praxis zu binden, errechnen sich bei einem durchschnittlichen Behandlungsumsatz von 40,- Euro (netto) und durchschnittlich vier Kundenbesuchen pro Jahr (Besuchsfrequenz) folgende Jahresumsätze:

Tab. 1.4 Möglicher zusätzlicher Nettojahresumsatz bei entsprechender Erhöhung der Kundenbesuche.

Anzahl (mehr „akquirierte") Kunden pro Woche	entgangener/zusätzlicher Nettojahresumsatz
1	rund 8 500,- €
2	rund 17 000,- €
3	rund 25 000,- €
4	rund 33 000,- €
5	rund 42 000,- €

Wenn also nur ein loyaler Kunde pro Tag durch ein besseres Außenbild gewonnen wird, kommt das einem Nettojahresumsatz von rund 42 000,- Euro gleich! Die Außenwirkung Ihrer Praxis einmal kritisch zu überprüfen und gegebenenfalls zu verbessern, sollte Ihnen also einiges wert sein.

1.10.12 Der Preis als Auswahlkriterium

In einer amerikanischen Studie wurde einmal untersucht, welche Kriterien bei der Tierarztwahl wohl die wichtigsten seien (KPMG-Studie 1999). Dabei wurde sogar deren Rangfolge in der Bedeu-

Tab. 1.5 Rangfolge der Kriterien für die Tierarztwahl.

Platz 1	*Veterinarian is kind and gentle* – Der Tierarzt sollte freundlich und behutsam sein.
Platz 2	*Veterinarian is respectful and informative* – Der Tierarzt sollte respektvoll und informativ sein.
Platz 3	*Reputation of veterinarian for high-quality care* – Er sollte den Ruf (!) haben, eine qualitativ hochwertige Betreuung zu gewährleisten.
Platz 4	*Past experience with veterinarian* – Die in der Vergangenheit gemachten Erfahrungen mit dem Tierarzt spielen eine Rolle.
Platz 5	*Range of services* – Die Breite des Serviceangebots.
Platz 6	*Location* – Der Standort.
Platz 7	*Convenient hours* – Angenehme Sprechzeiten.
Platz 8	*Recommendation from friend or neighbor* – Die Empfehlung durch Freunde und Nachbarn.
Platz 9	*Price* – Der Preis.

tung herausgefunden. Demnach ergibt sich das in **Tab. 1.5** gezeigte Bild.

Interessant dabei ist, dass der Preis erst Platz 9 belegte; die anderen oben genannten Faktoren sind für die amerikanischen Kunden hinsichtlich der Wahl ihres Tierarztes offensichtlich also viel wichtiger.

1.11 Servicewettbewerb versus Preiswettbewerb

Wie wir gesehen haben, hängen die Kundenerwartungen von dem Leistungsversprechen ab, das ein Unternehmen gibt und die Zufriedenheit davon, inwieweit diese Erwartungen auch tatsächlich erfüllt werden.

So wird ein Kunde, der das Angebot eines Schnellimbisses nutzt, auch dann schon zufrieden sein, wenn die in diesem Zusammenhang erbrachten Leistungen recht niedrig sind. Er möchte vielleicht nur rasch eine Bratwurst und nimmt das Papp-

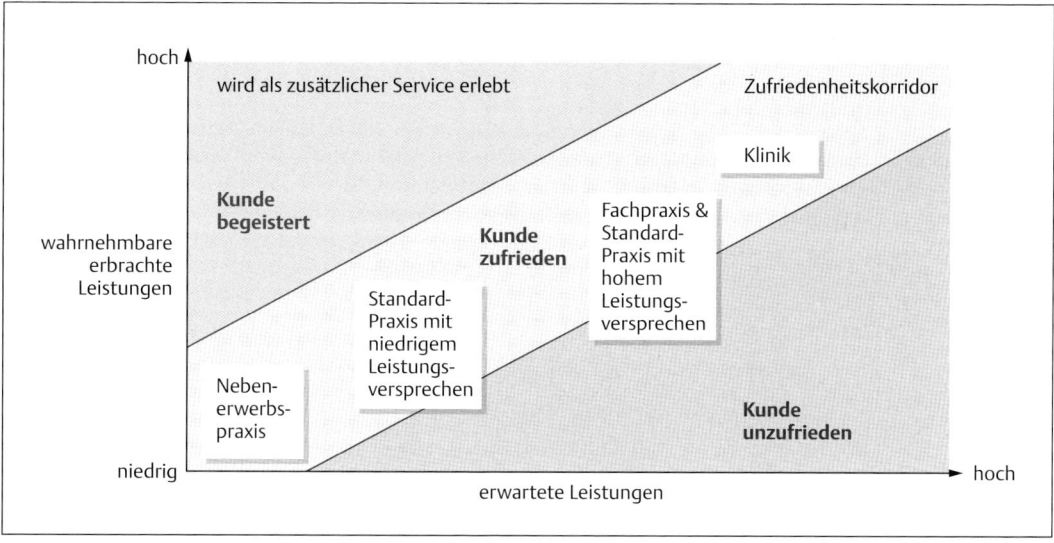

Abb. 1.8   Die Erwartung des Tierhalters an die zu erbringende Leistung unterschiedlicher Praxistypen.

schälchen, den billigen Plastikpiekser und die einfachste Papierserviette als eine Selbstverständlichkeit hin. Es sollte nur „schnell" gehen, denn das ist das Leistungsversprechen, das ihm die Imbissbude gibt. Der geringe zu zahlende Betrag ist erwartet worden. Anders sieht es da schon bei dem Besuch in einem Sterne-Restaurant aus. Hier erwartet der Feinschmecker erlesenste Speisen und einen besonders hohen Kundenservice, die ihn zufriedenstellen. Dafür wird er bereit sein, einen relativ hohen Geldbetrag zu zahlen.

Wie ist Ihre Tierarztpraxis in den Augen ihrer Kunden am Markt positioniert? Eher im Sinne eines „Gourmet-Restaurants" oder eines „Imbisses"?

Tierärzte berichten recht häufig darüber, dass ihre Kunden nicht zu ihnen zum Impfen kommen, sondern dafür einen anderen Kollegen aufsuchen, der vermeintlich „billiger" ist oder sich näher an ihrem Wohnort befindet. Das geben einige Kunden ihnen gegenüber auch ganz offen zu und betonen dabei, dass sie aber bei ernsthaften Problemen mit ihrem Tier sicher zu ihnen kommen werden. Woran liegt das?
Hier scheint es offensichtlich so zu sein, dass sich die Praxen in den Augen der Kunden unterschiedlich positioniert haben. Der „billigen" Praxis traut man zwar das Impfen noch zu, die

Behandlung von vermeintlich komplizierten Fällen aber nicht. Zahlreiche Praxen haben den Ruf: „teuer, aber gut" und sind im Allgemeinen auch wirtschaftlich sehr erfolgreiche Unternehmen, deren hohen Kundenservice sie sich auch bezahlen lassen (müssen). Ob das Image dabei wirklich zutreffend ist, steht auf einem ganz anderen Blatt.

Die zuvor erwähnte amerikanische Studie belegt eindeutig, dass dem Preis für die Tierarztwahl eine eher nachrangige Bedeutung zukommt. Auch aus der Erfahrung im deutschsprachigen Raum ist die tierärztliche Leistung in den Augen der Kunden kein preissensives „Produkt". Welchen Betrag ein Tierhalter bei seinem Tierarzt akzeptiert, wird wohl eher davon abhängen, wie sich die Praxis in seinen Augen positioniert hat (**Abb. 1.8**).

Tierarztpraxen haben im Zusammenhang mit der Preistransparenz gegenüber dem Imbiss oder auch einem Restaurant sogar einen entscheidenden Vorteil. Bei ihnen hängt gewöhnlich keine Preistafel aus und den Kunden wird auch keine „Speisenkarte" ausgehändigt. Daher wird der Möglichkeit der direkten Vergleichbarkeit von Preisen unterschiedlicher Praxen durch den Kunden oft zu viel Bedeutung beigemessen. Um den Preis unterschiedlicher Praxen wirklich miteinander vergleichen zu können, müsste der Kunde exakt die glei-

37

che Behandlung bei unterschiedlichen Tierärzten durchführen lassen und dann die Zahlungsbelege direkt miteinander vergleichen. Niemand tut das!

Selbst wenn, wäre allein durch diesen Preisvergleich noch nicht geklärt, welche Qualität in der medizinischen Leistung oder auch welches Eingehen von Behandlungsrisiken zu diesem Preis geführt haben. Das kann der Kunde als medizinischer Laie im Allgemeinen auch nicht beurteilen. Vereinzelt holen sich Kunden zwar bei größeren Eingriffen einen Kostenvoranschlag unterschiedlicher Praxen ein. Aber auch hier kann der Kunde nicht beurteilen, ob der kostengünstigste Anbieter auch die entsprechende medizinische Sorgsamkeit aufbringt, damit der Eingriff mit an Sicherheit grenzender Wahrscheinlichkeit auch den gewünschten Therapieerfolg bringt. Auch bei vermeintlich vergleichbaren Leistungen verhält sich das so.

In diesem Zusammenhang werden in der Praxis häufig medizinische Leistungen wie die Impfung oder auch die Kastration genannt. Hierfür werden zwar telefonische Preisanfragen von Kunden vorgenommen; welche Qualität in der medizinischen Leistung aber wirklich hinter dem Preis steckt, ist dem Kunden nicht klar. Natürlich werden von manchen Praxen für diese, vom Kunden lediglich vermeintlich vergleichbaren Preise, aus taktischen Gründen niedrige Gebühren genannt oder sogar regional nivelliert. Ob die Praxis aber für alle ihre anderen Leistungen auch diesen niedrigen Gebührensatz nimmt, ist damit noch nicht gesagt.

Kunden werden es also sehr schwer haben, das Kostenniveau (GOT-Hebesatz) einer Tierarztpraxis wirklich zu durchschauen. Bei Lichte besehen können sie es nämlich überhaupt nicht! Vorausgesetzt, Sie sagen es Ihren Kunden nicht.

Manche Tierarztpraxen haben bei ihren bestehenden oder auch potenziellen Kunden nur das Image, sehr teuer oder auch besonders kostengünstig zu sein. Vielfach trifft dieses Image aus unserer Erfahrung in der Realität bei manchen Praxen jedoch überhaupt nicht zu. Viele Kunden gehen sogar bewusst zu dem vermeintlich teuren Tierarzt. „Er ist zwar nicht ganz billig, aber ein guter Mediziner (?) und ich kann mich immer auf ihn verlassen", heißt es dann oft.

Häufig stellt sich die Frage, ob eine Tierarztpraxis **jährliche Preisanpassungen** vornehmen soll. Die klare Antwort lautet: Ja! Um nämlich den gleichen wirtschaftlichen Erfolg wie im Vorjahr zu erzielen, müssen Sie zumindest die Kostensteigerungen an Ihre Kunden weitergeben. Dabei wird es noch nicht einmal ausreichend sein, sich an der jeweiligen Inflationsrate zu orientieren, weil die – zumindest in den vergangenen Jahren – äußerst niedrig angesetzt wurde.

Nun könnte man befürchten, dass man dadurch Kunden verliert. Erfahrungen zeigen aber, dass dem nicht so ist. Etliche Klienten aus der Tierärzteschaft berichten, dass sogar Preissteigerungen im zweistelligen Prozentbereich von den meisten ihrer Kunden überhaupt nicht bemerkt werden. Preissteigerungen sind vor dem Hintergrund einer inflationären Konjunktur für alle Unternehmen etwas ganz Normales.

Aber wie verhält es sich nun mit dem Service?

Der Kunde ist bereit, den höheren Preis eines Feinkostgeschäftes zu bezahlen. Er erwartet allerdings dafür z.B. eine individuelle Beratung oder auch eine schöne Verpackung und setzt voraus, dass er dafür auserlesene Spezialitäten erhält. Hingegen wird er beim Discounter niedrigere Preise erwarten und akzeptiert dafür einen schlechteren Service.

Als extrem kundenorientiert gilt die Einzelhandelskette Aldi der Gebrüder Albrecht (Aldi = Albrecht-Discount). Dort bietet man bekanntlich seinen Kunden viel weniger Service als bei den meisten anderen Einzelhändlern. Das Unternehmen hat sehr genau analysiert, welche Erwartungen seine Kunden nicht nur bezüglich der Produkte (hervorragendes Preis-/Leistungsverhältnis), sondern auch bezogen auf die Dienstleistung haben.
Es kam zu dem Ergebnis, dass für dessen Kunden der Service nur eine ganz geringe Rolle spielt. Deshalb reduzierte das Unternehmen bewusst seinen Dienstleistungsanteil und hat dadurch erhebliche Kostenvorteile gegenüber den anderen Anbietern, tut aber bei dem verbliebenen Rest alles, um die Erwartungen seiner Kunden zu erfüllen, wenn nicht gar zu übertreffen: Bei Aldi findet man immer einen Parkplatz; in jeder Aldi-Filiale findet man sich

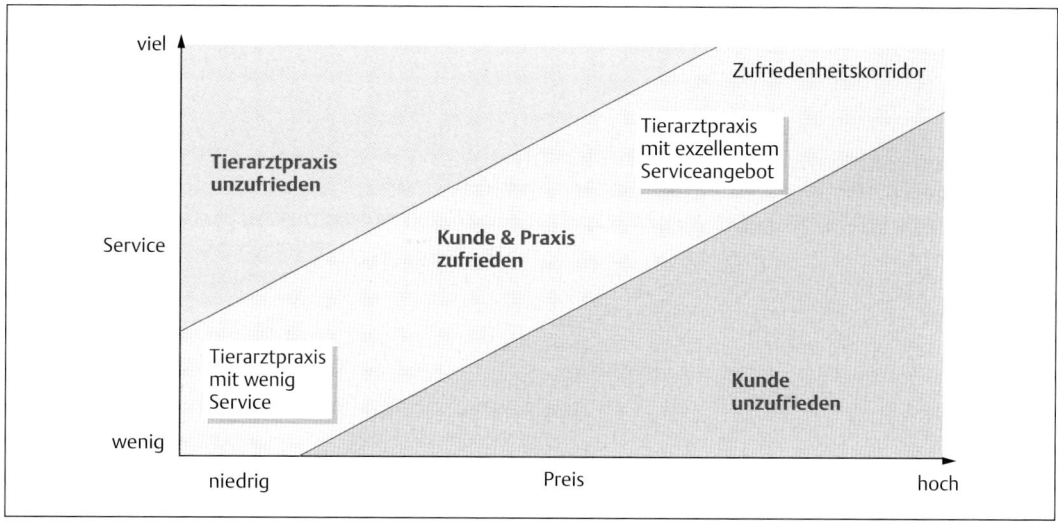

Abb. 1.9 Zusammenhang zwischen Service, Preis und Kundenzufriedenheit.

gut zurecht, weil alle Läden nach dem gleichen Ordnungsschema aufgebaut sind; es wird akribisch darauf geachtet, dass das Standardsortiment nicht vergriffen ist (gilt nicht für Aktionsware); selbst, wenn man in einer langen Schlange an der Kasse steht, hat man das Gefühl, dass es schnell vorangeht, usw.

> **!** Kundenorientierung heißt nicht, möglichst viel Service zu bieten, sondern den richtigen, um dadurch die Serviceerwartungen seiner Kunden (leicht) zu übertreffen.

An dieser Stelle nochmals folgende Frage: Wie sieht es denn mit Ihrer Tierarztpraxis aus? Wie ist diese in den Augen Ihrer Kunden am Markt positioniert? Welchen Service werden Ihre Kunden wohl erwarten und welchen Service bieten Sie ihnen? Eher den im Sinne eines „Feinkostgeschäftes" oder den eines „Discounters"? Schon das Beispiel der Impferinnerung im Kapitel „Kundenerwartungen" machte deutlich, dass Sie nicht jeden erdenklichen Service anbieten sollten, weil er in irgendeiner Form finanziert werden muss, denn: Jeder Service hat seinen Preis (**Abb. 1.9**).

Welche Auswirkungen die Preispolitik auf den Arbeitseinsatz und den Gewinn einer Tierarztpraxis hat, wird anhand eines Beispiels (S. 80) noch ausführlich erläutert.

1.12 Nutzen von Kundenorientierung

Dem Stellenwert des Dienstleistungsbereichs wurde lange Zeit in der wissenschaftlichen Forschung, insbesondere innerhalb der Betriebswirtschaft, kaum Rechnung getragen. Erst ab Anfang der 80er Jahre erfolgte eine zunehmende Auseinandersetzung mit dem Thema der Dienstleistungen innerhalb der Marketingwissenschaft. Ab den 90er Jahren wurde durch etliche wissenschaftliche Studien eindeutig belegt, dass sich Kundenorientierung überhaupt lohnt, d.h. auch unter Kosten/Nutzen-Aspekten ihre Berechtigung hat. Nachfolgend finden Sie eine Auswahl wichtiger Studienergebnisse, die im engen Zusammenhang damit stehen:

- Es gibt einen eindeutigen Zusammenhang zwischen Kundenorientierung und der Kosten-/Gewinnsituation von Unternehmen (Reicheld/Sasser 1991, Fornell 1992, Homburg 1994, Diller 1995, Zeithaml 1996).
- Kundenorientierte Unternehmen wachsen innerhalb ihrer Branche überdurchschnittlich (Droege & Comp. GmbH 1998).
- Es ist fünf- bis sechsmal teurer, einen neuen Kunden zu gewinnen, als einen Stammkunden zu halten (Whiteley/Hessan 1996).
- Die Wahrscheinlichkeit, dass begeisterte Kunden eine positive Mundpropaganda betreiben liegt bei 100% und die Wahrscheinlichkeit, dass

sie das Unternehmen erneut aufsuchen ist 300 % größer als bei zufriedenen Kunden (Töpfer/Mann 1996).

- Ein begeisterter Kunde erzählt sein positives Erlebnis drei bis fünf weiteren potenziellen Kunden, wobei ein unzufriedener Kunde über sein negatives Erlebnis mit neun bis 15 weiteren Personen spricht (JIT Management Institut GmbH 1999).
- Nur 5 % der unzufriedenen Kunden beschweren sich bei dem entsprechenden Unternehmen; 95 % wandern still ab und/oder schaden dem Unternehmen durch eine negative Mundpropaganda (Töpfer/Mann 1996).
- 72 % der Verbraucher beschweren sich über unfreundliches Personal (Nachrichtenmagazin Spiegel 1994).
- 75 % der zu Wettbewerbern übergelaufenen Kunden störten sich lediglich an einer mangelnden Service-Qualität (Töpfer/Mann 1996).

Wenn es dem Team einer Tierarztpraxis gelingt, dass es sein gesamtes Denken und Handeln zunehmend auf die wirklichen Bedürfnisse seiner Kunden ausrichtet, wird der Grad der Kundenorientierung ansteigen. Damit sichert sich diese Praxis gegenüber ihren Wettbewerbern, die das nicht tun, entscheidende Vorteile, denn Kundenorientierung bringt vor allem:

- **Geld!** Weil es wesentlich kostengünstiger ist, durch ein zielgruppengerechtes Verhalten bestehende Kunden eng an die Praxis zu binden, als aktiv neue Kunden zu akquirieren. Weil begeisterte Kunden durch die positive Mundpropaganda eine kostenlose Werbung betreiben. Weil loyale Kunden nicht so preissensitiv sind und eine Neigung zu Zusatzkäufen haben. Weil demnach insgesamt die Wirtschaftlichkeit der Praxis ansteigt.
- **Zeit!** Weil eine Neukundenakquisition nicht nur teurer, sondern auch viel zeitintensiver ist als eine zielgruppengerechte Stammkundenpflege.
- **Zufriedenheit!** Weil wirkliche Kundenorientierung nicht nur äußerst zufriedene Kunden schafft, sondern auch dafür sorgt, dass durch die gesteigerte Wirtschaftlichkeit das Unternehmen selbst und durch ein höheres Einkaufsvolumen seine Lieferanten zufriedener sind. Weil es keine wahre Kundenorientierung ohne Mitarbeiterorientierung gibt. Denn wirklich kundenorientierte Unternehmen geben ihren Mitarbeiter auch die nötigen Handlungs-

und Entscheidungsspielräume sowie monetäre und nichtmonetäre Anreize.

Für manche Unternehmen ist eine kundenorientierte Ausrichtung sogar die einzige „Überlebenschance", denn die Hinwendung zum Kunden ist – insbesondere für Unternehmen, die einem starken Wettbewerbsdruck ausgesetzt sind – ein geeignetes Mittel, um auch in Zukunft am Markt erfolgreich bestehen zu können.

1.13 Kundenorientierung und Kundenbindung im Überblick

- Kunden als Konsumenten haben allgemein immer höhere Erwartungen gegenüber Unternehmen, die Produkte und Leistungen anbieten.
- Kunden werden auch beim Tierarztbesuch immer höhere Erwartungen haben.
- Zufriedenheit entsteht, wenn Kundenerwartungen erfüllt werden; das reicht aber nicht aus.
- Echte Kundenbindung kann erst entstehen, wenn diese Erwartungen übertroffen werden und die Kunden begeistert sind.
- Kunden zu begeistern gelingt nur, wenn ihnen ein deutlich wahrnehmbarer Service geboten wird, der ihnen auch Nutzen bringt.
- Als Service erlebt ein Kunde jede Leistung, die aus seiner Sicht kein Bestandteil der angebotenen Kernleistungen ist.
- Welche Kernleistungen eine Praxis bietet, hängt davon ab, wie sie ihre Kernkompetenzen definiert.
- Menschen haben eine unterschiedliche Wahrnehmung hinsichtlich der Kernleistungen und des Services, ihre Erwartungen sind also verschieden, daher kann man nicht jedem und allem gerecht werden.
- Jede Praxis sollte für sich individuelle Zielgruppen definieren, deren Wünsche, Erwartungen und Bedürfnisse sie genau kennt, die sie aktiv betreut und denen sie einen besonderen Nutzen bietet.
- Wer die Loyalität seiner Zielgruppen gewinnt und dauerhaft bewahren kann, sichert sich mehr Umsatz und reduziert gleichzeitig seine Kosten.

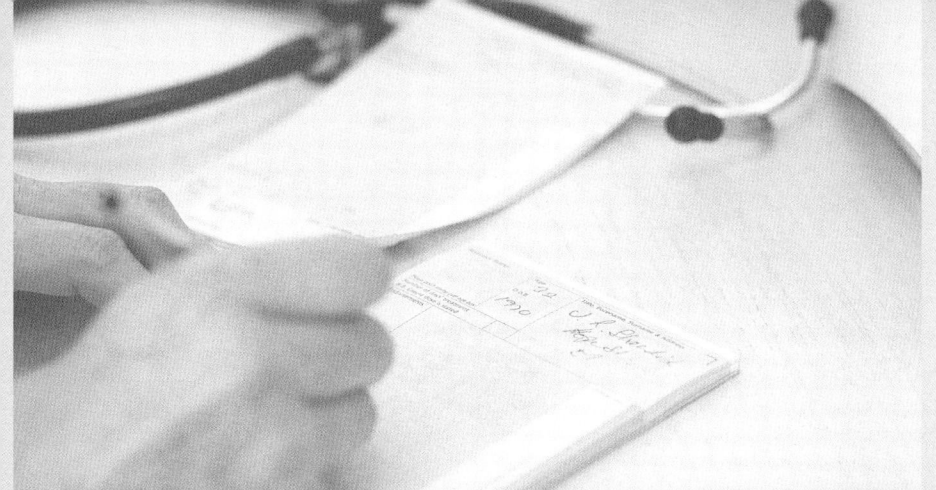

Strategische und operative Planung

2

2 Strategische und operative Planung

Nachdem im ersten Kapitel die wesentlichen Elemente der Kundenorientierung und Kundenbindung aufgezeigt wurden, geht es im Folgenden darum, wie diese Erkenntnisse im Rahmen einer strategischen und operativen Unternehmensplanung in die Praxis umgesetzt werden können. Dabei orientieren wir uns an den „Grundsätzen ordnungsgemäßer Planung" (GoP), die erstmals im Jahr 2007 vom Bundesverband Deutscher Unternehmensberater (BDU e.V.) veröffentlicht wurden (BDU e.V. 2008). Danach ist eine plausible, nachvollziehbare und transparente Unternehmensplanung für den Erfolg eines Unternehmens elementar wichtig und stellt die Weichen für die weitere wirtschaftliche Entwicklung. Der BDU stellt in den Vorbemerkungen dieser Grundsätze klar, dass jede Unternehmensplanung ein Unikat ist und ihr immer eine individuelle Analyse vorauszugehen hat, die den Ist-Zustand berücksichtigt und mögliche Potenziale aufdeckt.

Unter strategischer Planung versteht man: „Die **richtigen Dinge** tun." Bei der operativen Planung heißt es: „Die **Dinge richtig** tun." Gemäß diesen Leitgedanken geht es bei der Unternehmensführung also darum, strategisch Potenziale zu entwickeln und diese Potenziale dann operativ auszuschöpfen. Wenn ein Unternehmen also zukünftig Potenziale operativ ausschöpfen will, muss es in der Gegenwart für eine entsprechende Potenzialentwicklung (Möglichkeiten und Fähigkeiten) sorgen. Unternehmen müssen also – um nachhaltig auf dem Markt existieren zu können – beständig neue strategische Potenziale entwickeln. Dies ist ein permanenter und parallel zum operativen Geschäft wirkender Kreislauf. Strategieumsetzung heißt also ständiges Arbeiten an den strategischen Zielen.

2.1 Ziel- und Strategiedefinition

Am Anfang jeder Unternehmensplanung steht die Festlegung strategischer Ziele, aus der alle Aktivitäten abgeleitet werden. Vor der Festlegung der strategischen Ziele eines Unternehmens empfiehlt es sich, zunächst ein Leitbild zu entwickeln. Das Leitbild ist eine Vision des Unternehmens davon, welche Rolle es in der Gesellschaft und auf dem Markt spielen möchte, d.h. beispielsweise welche Kundenbedürfnisse befriedigt werden sollen und worin dabei der Beitrag zur Wertschöpfung liegt.

2.1.1 Vision und Leitbild

Haben Sie eine klare Vision? Das Wort „Vision" (lat. videre = sehen bzw. visio = das Sehen) beschreibt eine wirklichkeitsnahe Vorstellung der gewünschten Zukunft. Eine Vision ist somit ein Bild von der Zukunft, für das man sich begeistert und dann auch andere (z.B. seine Mitarbeiter) gewinnen will. Es bringt Klarheit und Richtung in das Handeln und Denken, denn wir wissen, was wir anstreben, wofür wir etwas tun und wie wir uns bzw. unser Unternehmen entwickeln wollen. Von einer Vision überzeugt zu sein ist wohl eines der ältesten, natürlichsten und grundsätzlichsten Prinzipien, mit denen Menschen sich selbst als auch andere begeistern und führen.

Vielleicht kennen Sie einige Beispiele für Visionen; möglicherweise das bekannte Zitat des französischen Schriftstellers und Piloten Antoine de Saint-Exupéry (1900–1944): „Wenn Du ein Schiff bauen willst, so trommle nicht Männer zusammen, die Holz beschaffen, Werkzeuge vorbereiten, Holz bearbeiten und zusammenfügen, sondern lehre sie die Sehnsucht nach dem weiten, unendlichen Meer."

So wie dieses wunderbare Bild vom Meer jetzt eventuell vor Ihrem geistigen Auge erblüht und Sie anzieht, sollen alle Visionen vor dem geistigen Auge helle, klare und deutliche Bilder zukünftig gewollter Zustände erzeugen, die letztlich den Sog auslösen, mit dem wir uns motivieren und gerne arbeiten. Solche Visionen erzeugen dann Aufmerksamkeit, wenn sie „wirklichkeitsnah und realistisch" sind – also weder Utopie noch Spinnerei. Gerade bei Visionen gilt der Satz von Victor Hugo (1802–1885): „Nichts ist so mächtig wie eine Idee, deren Zeit gekommen ist." Diese zur Gegenwart passenden Ideen zu erkennen und mit allen Kräften zu verwirklichen oder aber auch zu warten, bis „die Zeit reif dafür ist", ist eine der obersten unternehmerischen Aufgaben.

> **!** Eine klare Vision zu entwickeln, ist die ureigenste Aufgabe der Unternehmensleitung (Praxisinhaber).

Aus Visionen haben viele kreative Köpfe konkrete unternehmerische Ideen entwickelt, die Wirklichkeit wurden. So hatte Henry Ford (1863–1947) die Vision: „Jeder Amerikaner soll sein Auto haben." Also schuf er in einer kleinen Garage ein motorisiertes Vierrad, das er „A-Modell" nannte und das mit seinem Zweizylinder-Benzinmotor eine Leistung von acht PS brachte. Heute ist die Ford Motor Company einer der größten Automobilhersteller der Welt. Aus der Vision der Aldi-Brüder „Wir verkaufen qualitativ hochwertige Produkte möglichst preiswert." und dem konsequenten Umsetzen dieser Idee schafften sie es mit ihrem „Albrecht-Discount" von einem kleinen elterlichen Essener Lebensmittelgeschäft an die Spitze der deutschen Wirtschaft. Ein gewisser Artur Fischer wurde als gelernter Bauschlosser zum „Herrn der Dübel", weil er mit den am Bau gegebenen Befestigungsmöglichkeiten unzufrieden war. Heute steht Prof. Dr. h. c. Artur Fischer dem Glühbirnen-Erfinder Thomas Alva Edison bei der Anzahl der Patente mit inzwischen über 1000 Stück kaum mehr nach.

Auch wenn Sie mit Ihrer Tierarztpraxis nicht gleich die ganze Welt erobern wollen, sollten Sie sich zunächst folgende drei Fragen beantworten:

* Was wollen wir sein? (Vision)
* Wofür stehen wir? (Mission)
* Wie verhalten wir uns dabei? (Philosophie)

Während durch die Vision festgelegt wird, wohin sich das Unternehmen langfristig entwickeln soll, beinhaltet die Mission den Sinn und Zweck des Unternehmens. In der Unternehmensphilosophie soll zum Ausdruck kommen, wie man sich gegenüber seinen Kunden, Mitarbeitern, Wettbewerbern und Lieferanten verhält. Dabei sollen die Vorgehensweisen und Potenziale aufgezeigt werden,

die dem Unternehmen seine Wettbewerbsfähigkeit verleihen und ihm die Möglichkeit eröffnen, nachhaltig Gewinne zu erwirtschaften. Dies alles sollte durch ein sogenanntes Unternehmensleitbild in wenigen Sätzen allgemeinverständlich formuliert und niedergeschrieben werden. Das Leitbild sollte grundsätzlichen Charakter aufweisen, zukunftsweisend sowie anspruchsvoll sein, damit es für einen längeren Zeitraum Gültigkeit hat.

Da jedes Unternehmen sein individuelles Leitbild nur selbst entwickeln kann, gibt es hierfür natürlich keine Standards. Das folgende Beispiel des Leitbildes einer Tierarztpraxis soll lediglich zum besseren Verständnis dienen.

Unser Leitbild – Wir wollen eine kundenorientierte Tierarztpraxis sein, die in der Vermeidung von Krankheiten ihre Hauptaufgabe sieht. Wir möchten irgendwann alle unsere Kunden davon überzeugt haben, dass Vorbeugen besser ist als Heilen und glauben daran, dass wir durch eine wirksame Prävention sowohl unseren Patienten, als auch deren Haltern eine viel höhere Lebensqualität bieten können. Deshalb werden wir alles dafür tun, um die Tierhalter vom hohen Nutzen unserer Gesundheitsvorsorgemaßnahmen und einer gesunden Ernährung der Tiere zu überzeugen.
Das, was für unsere Patienten gilt, soll auch für uns gelten. Wir leben gesundheitsbewusst und verhalten uns gegenüber anderen Menschen so, dass die Lebensfreude, die wir ausstrahlen, auf sie übergeht. Wir möchten durch dieses Verhalten unsere Kunden begeistern und betrachten jede Weiterempfehlung als den größten Erfolg unserer täglichen Arbeit im Praxisteam. Der wirtschaftliche Erfolg unserer Tierarztpraxis soll dazu dienen, uns persönlich und fachlich weiterzuentwickeln, damit wir unserem Anspruch gerecht werden können: Anbieter exzellenter Tiermedizin zu sein.

Erst nachdem das Leitbild entwickelt wurde, sollte darüber nachgedacht werden, mit welcher Strategie die beschriebenen Ansprüche zur Realität werden können. Wir alle leben im Jetzt, denken und arbeiten aber für unsere Zukunft. So hat jeder eine Strategie, auch wenn sie nur einem geringen Anspruch genügt wie „es wird schon irgendwie gehen". Es gibt aber auch ergebnisorientierte Menschen, die wissen: Wenn ich morgen etwas erreichen möchte, muss ich mich jetzt auf das Wesentliche konzentrieren.

In diesem Sinne hat die Tierarztpraxis in unserem Beispiel zunächst ihr Leitbild entwickelt. Aber welche Strategie möchte sie dabei verfolgen?

Die Tierarztpraxis möchte sich kundenorientiert verhalten. Sie möchte durch ihre Leistungen einen ganz bestimmten Personenkreis (Zielgruppe) besser bedienen als ihre Wettbewerber, indem sie ihr gesamtes Denken und Handeln darauf einstellt. Als Zielgruppe kommen die Tierhalter in Betracht, die bereit sind, viel für die Gesunderhaltung ihrer Tiere zu investieren. Das werden Menschen sein, die eine hohe emotionale Bindung zu ihrem Tier aufgebaut haben. Das können in der Kleintierpraxis sowohl Hunde- als auch Katzenbesitzer und Halter von kleinen Heimtieren sein. Manche Menschen betrachten ihr Haustier nicht nur als Familienmitglied; für einige ist es sogar Kind- oder auch Partnerersatz. Aber auch in der Großtierpraxis dürfte es solche Menschen geben, z. B. unter Pferdeliebhabern.

Die Strategie dieser Praxis wird also sein, für diese Personengruppen spezielle Leistungspakete in Form von Vorsorgeprogrammen zu entwickeln, die sowohl für das Tier als auch für deren Halter einen hohen Nutzen bieten. Den Tieren und deren Haltern wird eine höhere Lebensqualität geboten, indem die Tiere durch wirksame Prophylaxemaßnahmen und eine gesunde Ernährung mit einer höheren Wahrscheinlichkeit gesund bleiben, ja gar länger leben. Die Praxis beabsichtigt daher, Vorsorgeprogramme, wie sie in anderen Ländern, z. B. den USA üblich sind, aufzubauen, wobei die Tierhalter regelmäßige Gebühren bezahlen und – je nach Programm – für die anderen tierärztlichen Leistungen im Rahmen der GOT unterschiedliche Rabatte erhalten (**Abb. 2.1**).

Alle in der Praxis beschäftigten Mitarbeiter möchten auch durch ihr eigenes Verhalten eine gesunde Lebensweise „vorleben" und verleihen so der Unternehmensphilosophie Authentizität. Diese Strategie soll zum (wirtschaftlichen) Erfolg führen, indem durch positive Mundpropaganda andere Tierbesitzer, die in das Zielgruppenschema passen, als Kunden gewonnen werden.

2.1.2 Zieldefinition

Nachdem die Strategie klar ist, werden (kurz-, mittel- und langfristige) strategische Ziele festgelegt. An Unternehmensziele sind hohe Anforderungen zu stellen:
- Sie müssen für einen klar abgegrenzten Zeithorizont gelten;
- sie müssen widerspruchsfrei,
- transparent,
- mit den Beteiligten abgestimmt und
- durch sie beeinflussbar sein.
- Die in diesem Zusammenhang definierten Ziele sollten zwar ehrgeizig, aber auch realistisch erreichbar und vor allem messbar sein.

Um die Zielerreichung oder -verfehlung messbar zu machen, muss ein gut definiertes Ziel mindestens die folgenden drei Angaben enthalten:
- den Zielinhalt (Was genau soll erreicht werden?)
- das Zielausmaß (Welches Zielniveau soll erreicht werden?)
- die Zielzeit (Bis wann soll das Ziel erreicht werden?)

In unserem (einfachen) Beispiel soll zunächst die folgende mittelfristige Zieldefinition festgesetzt werden:

> Wir möchten den Gesamtumsatz unserer Tierarztpraxis durch eine Intensivierung der Prophylaxe *(Zielinhalt)* in drei Jahren *(Zielzeit)* um 30 % steigern *(Zielausmaß)*.

Natürlich soll die Erhöhung des Umsatzes auch dazu führen, dass sich das Betriebsergebnis (Gewinn) verbessert. Der Praxisinhaber hat gemeinsam mit seinem Steuerberater ausgerechnet, dass sich vor dem Hintergrund der anvisierten Umsatzsteigerung und einer veränderten prognostizierten Kostensituation das Ergebnis (unter dem Strich) maßgeblich steigern würde. Dies überwacht aber der Praxisinhaber selbst und es wird nicht mit dem Team diskutiert.

Die Tierarztpraxis möchte den Mitarbeitern auch finanzielle Anreize bieten, um ihre Motivation zu steigern, an der Zielerreichung aktiv mitzuwirken. Daher wird durch Jahreszielvereinbarungen mit jedem einzelnen Mitarbeiter festgelegt, in welcher

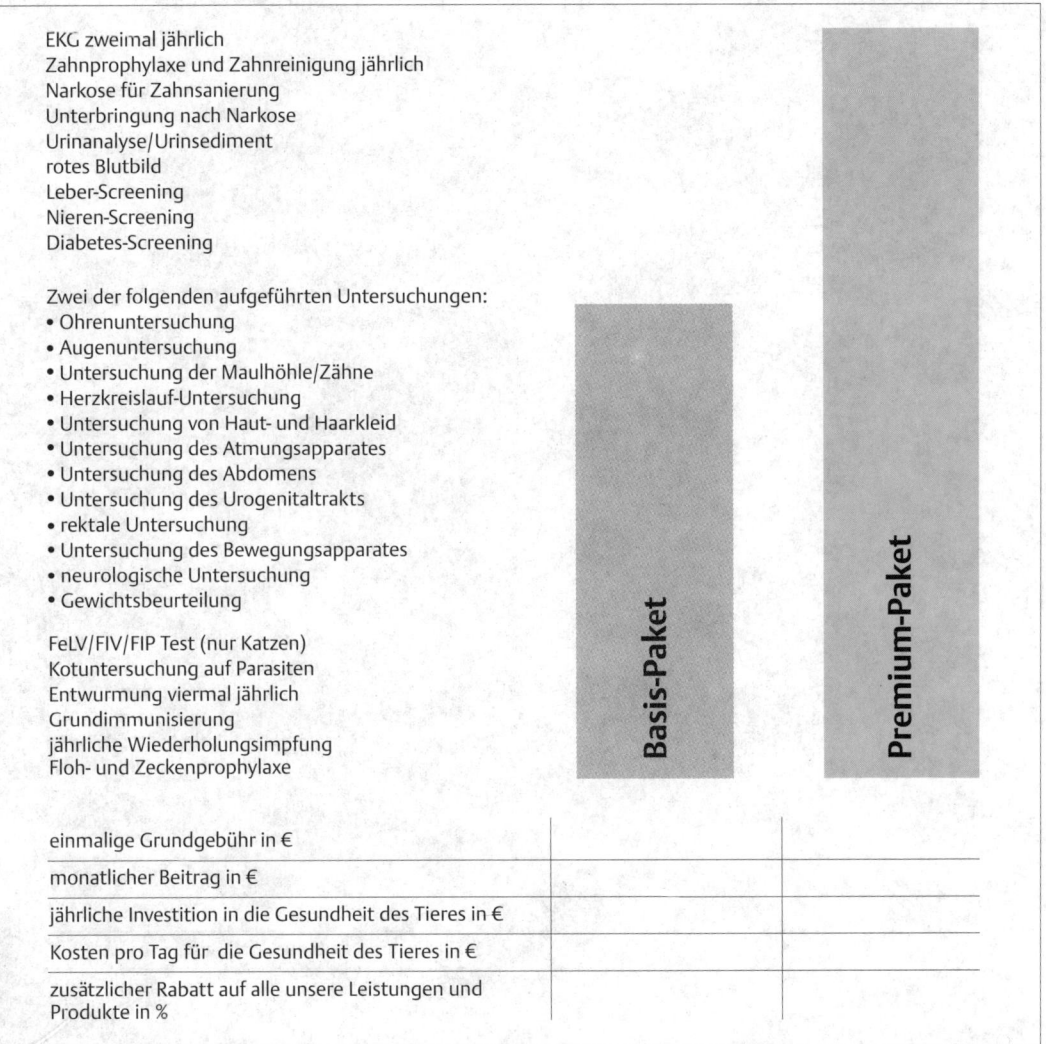

EKG zweimal jährlich
Zahnprophylaxe und Zahnreinigung jährlich
Narkose für Zahnsanierung
Unterbringung nach Narkose
Urinanalyse/Urinsediment
rotes Blutbild
Leber-Screening
Nieren-Screening
Diabetes-Screening

Zwei der folgenden aufgeführten Untersuchungen:
• Ohrenuntersuchung
• Augenuntersuchung
• Untersuchung der Maulhöhle/Zähne
• Herzkreislauf-Untersuchung
• Untersuchung von Haut- und Haarkleid
• Untersuchung des Atmungsapparates
• Untersuchung des Abdomens
• Untersuchung des Urogenitaltrakts
• rektale Untersuchung
• Untersuchung des Bewegungsapparates
• neurologische Untersuchung
• Gewichtsbeurteilung

FeLV/FIV/FIP Test (nur Katzen)
Kotuntersuchung auf Parasiten
Entwurmung viermal jährlich
Grundimmunisierung
jährliche Wiederholungsimpfung
Floh- und Zeckenprophylaxe

Basis-Paket

Premium-Paket

einmalige Grundgebühr in €		
monatlicher Beitrag in €		
jährliche Investition in die Gesundheit des Tieres in €		
Kosten pro Tag für die Gesundheit des Tieres in €		
zusätzlicher Rabatt auf alle unsere Leistungen und Produkte in %		

Abb. 2.1   Beispiel eines Prophylaxeprogrammes.

Form sie (finanziell) am Praxiserfolg beteiligt werden.

Wie diese Strategie und die mittelfristige Zielsetzung durch konkret messbare Unterziele in der Praxis umgesetzt werden kann, wird später in dem Kapitel „Strategieumsetzung mit der Balanced Scorecard" (S. 59) erläutert.

Damit sich die Mitarbeiter mit dem Leitbild, der Strategie und deren späterer Umsetzung identifizieren können, ist es entscheidend, sie frühzeitig in den Prozess der visionären Unternehmensführung einzubinden. Dabei werden die Grundsatzentscheidungen zwar durch die Unternehmensleitung (Praxisinhaber) von „oben nach unten" („Top-down") getroffen; die konkrete Ausgestaltung und Optimierung der Prozesse sollte aber unter der Beteiligung der Mitarbeiter „von unten nach oben" („Bottom-up") erfolgen. Mit den Begriffen „Bottom-up" und „Top-down" werden wichtige Planungs- und Kommunikationsprinzipien im modernen Management bezeichnet. Beim „Bottom-up"-Ansatz wird von unten nach oben, vom Spezi-

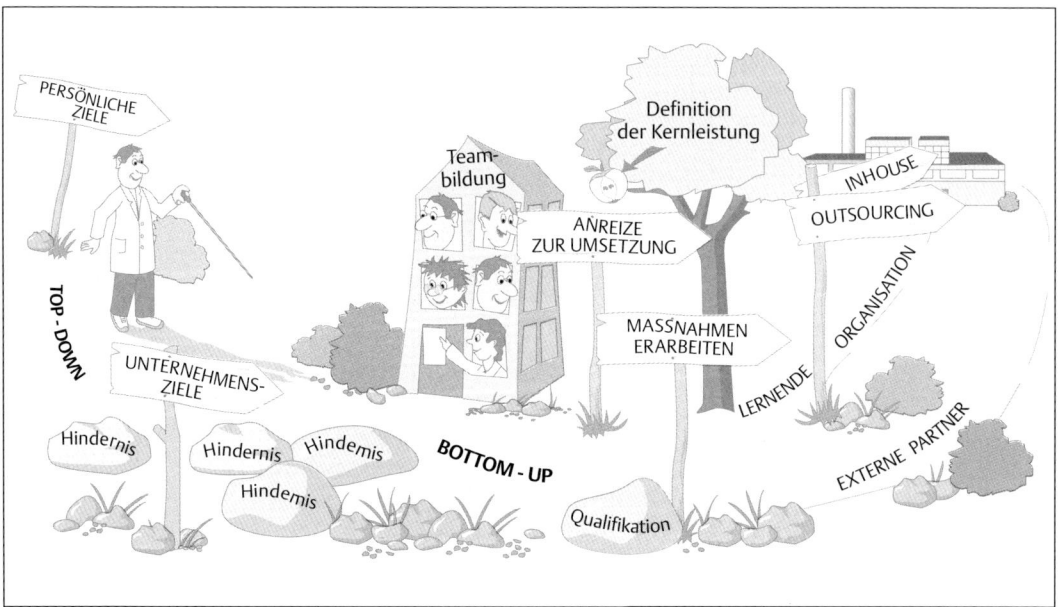

Abb. 2.2 Darstellung der Umsetzung der Unternehmensziele Top-down und Bottom-up.

ellen zum Allgemeinen, vom Detail zum Gesamten vorgegangen. Beim Top-down-Ansatz wird von oben nach unten vorgegangen. Meist werden beide Verfahren im Gegenstromverfahren miteinander kombiniert. Die Abstimmungsprozesse können mehrfach in beide Richtungen erfolgen, insbesondere wenn die Top-down-Vorgaben diskussionsfähig sind. Somit durchläuft jedes Unternehmen bei der Umsetzung (Implementierung) seiner Ziele den in **Abb. 2.2** dargestellten Weg.

2.2 SWOT-Analyse

Die sogenannte SWOT-Analyse ist ein wichtiges Instrument des strategischen Managements. Mit ihr lassen sich verschiedene, für ein Unternehmen entscheidende, Untersuchungen vornehmen. Der Begriff setzt sich zusammen aus den Anfangsbuchstaben der englischen Begriffe für **S**trengths (Stärken), **W**eaknesses (Schwächen), **O**pportunities (Chancen) und **T**hreats (Gefahren oder auch Bedrohungen).

Eine strategische Unternehmensplanung setzt immer voraus, dass die Ausgangssituation eines Unternehmens mit ihren in- und externen Faktoren untersucht wurde und bekannt ist. Bei dieser

Methode werden sowohl innerbetriebliche Stärken und Schwächen (Strength/Weakness) als auch externe Chancen und Gefahren (Opportunities/ Threats) betrachtet. Aus der Kombination der gewonnenen Analysedaten kann eine ganzheitliche **Strategie** für die weitere Ausrichtung des gesamten Unternehmens und der Entwicklung der Geschäftsprozesse abgeleitet werden. Die Stärken und Schwächen sind dabei als relative Größen zu betrachten und werden im Vergleich mit den direkten Wettbewerbern beurteilt (**Abb. 2.3**).

Doch dieses weitverbreitete Werkzeug zur Situationsanalyse wird nicht nur in der strategischen Unternehmensplanung verwendet; auch im Marketing lässt sich der SWOT-Ansatz, z. B. im Bereich der Produktpolitik einsetzen. Außerdem kommt diese Methode bei der Standortwahl zum Einsatz, etwa um im Rahmen einer Standortanalyse die optimale Region für eine Niederlassung herauszufinden oder ein bestimmtes regionales Gebiet bezüglich der Absatzpotenziale zu beurteilen.

Der eigentliche Prozess beginnt mit der **externen Analyse**. Hierbei werden die Chancen und Gefahren, die von außen kommen, also die Unternehmensumwelt, untersucht. Man spricht daher auch von **Umweltanalyse**, die sowohl die globalen Ver-

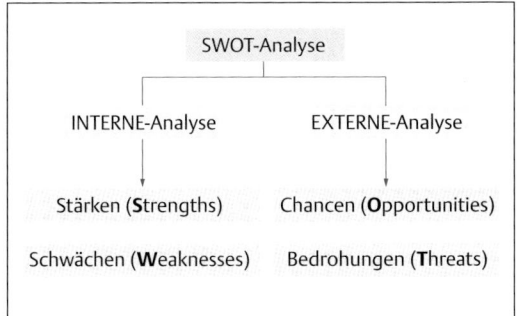

Abb. 2.3 Darstellung der SWOT-Analyse.

änderungen und Trends als auch die spezifischen ökonomischen Bedingungen der Region, z. B. Anzahl der direkten Wettbewerber oder auch Kaufkraft der Region umfasst. Die Umweltbedingungen sind für ein Unternehmen vorgegeben. Die hier wirkenden sozialen, ökologischen oder technologischen Kräfte und Veränderungen im Markt werden weitgehend von außen bestimmt. Das Unternehmen beobachtet oder antizipiert diese Veränderungen nicht nur regelmäßig, sondern reagiert darauf mit einer entsprechenden Strategieanpassung.

Stärken sind die Leistungen oder Eigenschaften, die ein Unternehmen im Wettbewerb und gegenüber seinen Kunden klar auszeichnen und die vom Unternehmen selbst geschaffen werden. Eine Schwäche zeigt eine Leistung oder Eigenschaft eines Unternehmens im Vergleich zu seiner Konkurrenz, die das Unternehmen nur schwer erreichen kann. Die Stärken und Schwächen beziehen sich also auf das Unternehmen selbst; man spricht deshalb auch von der **Inweltanalyse**. Faktoren wie

- allgemeine Unternehmenscharakteristika,
- Angebotspotenziale (Produkte und Dienstleistungen),
- Distribution,
- Marktkommunikation,
- Preise und Konditionen,
- Beschaffung/Lieferanten,
- Finanzen,
- Personal,
- Kostenposition/-struktur und auch
- Management und Organisation

sind wichtige Kriterien, die bei der **internen Analyse** überprüft werden sollten.

Die Kunst ist natürlich, den höchsten Nutzen aus Stärken und Chancen zu gewinnen und die Verluste aus Schwächen und Gefahren zu minimieren. Hierzu werden gezielt die nachfolgenden Kombinationen gebildet:

- **SO Stärken/Chancen-Kombination:** Welche Stärken passen zu welchen Chancen? Wie können Stärken genutzt werden, sodass sich die Chancenrealisierung erhöht?
- **ST Stärken/Bedrohungen-Kombination:** Welchen Gefahren können wir mit welchen Stärken begegnen? Wie können vorhandene Stärken eingesetzt werden, um den Eintritt bestimmter Gefahren abzuwenden?
- **WO Schwächen/Chancen-Kombination:** Wo können aus Schwächen Chancen entstehen? Wie können Schwächen zu Stärken entwickelt werden?
- **WT Schwächen/Gefahren-Kombination:** Wo befinden sich unsere Schwächen und wie können wir uns diesbezüglich vor Schaden schützen?

Anhand dieser Kombinationen bzw. der Initiativen und Maßnahmen, die sich daraus ableiten lassen, werden dann passende Strategien entwickelt und aufeinander abgestimmt. Die Kernstrategien werden in der nachfolgenden Vierfelder-Matrix eingetragen. Hierbei handelt es sich um den anspruchsvollsten Teil des Vorgehens. Die Ergebnisse einer strategischen Unternehmensanalyse werden dabei im Allgemeinen in einer SWOT-Matrix (**Abb. 2.4**) dargestellt.

Es können durchaus mehrere Stärken zur Realisierung einer Chance oder Vermeidung einer Gefahr eingesetzt werden. Die größten Bedrohungen sind dort zu vermuten, wo eine Kombination von Schwächen einer oder mehreren Gefahren gegenübersteht. Wichtig bei der SWOT-Methode ist ein möglichst objektives, analytisches Vorgehen. Analysen, die auf subjektiven Sichtweisen und vagen Vermutungen beruhen, können zu keiner erfolgreichen Strategie führen. Ein Schönreden von Schwächen oder Herunterspielen von Bedrohungen hilft niemandem.

Entscheidend für den Erfolg sind stets konkrete und am Ziel ausgerichtete Maßnahmen, die konsequent umgesetzt werden müssen. In diesem Zusammenhang werden bei SWOT-Analysen häufig entscheidende Fehler gemacht.

SWOT-Analyse		interne Analyse	
		Stärken (S)	Schwächen (W)
externe Analyse	Chancen (O)	Strategieziel (SO): Verfolgen von neuen Chancen, die gut zu den Stärken des Unternehmens passen.	Strategieziel (WO): Schwächen eliminieren, um neue Möglichkeiten zu nutzen.
	Bedrohungen (T)	Strategieziel (ST): Stärken nutzen, um Bedrohungen abzuwenden.	Strategieziel (WT): Verteidigungsstrategien entwickeln, um vorhandene Schwächen nicht zum Ziel von Bedrohungen werden zu lassen.

Abb. 2.4 Darstellung einer SWOT-Matrix.

- Es wird eine SWOT-Analyse durchgeführt, ohne davor ein konkretes Ziel (Leitbild/Strategien/ Unternehmensziele) zu vereinbaren. SWOT-Analysen sollten immer auf ein Ziel bezogen und nicht abstrakt gehalten werden. Wird der gewünschte Soll-Zustand nicht vereinbart, werden die Teilnehmer, die an der Analyse mitarbeiten, unterschiedliche Soll-Zustände erreichen, was zu schlechten Resultaten führt.
- Externe Chancen werden oft mit internen Stärken verwechselt. Sie sollten aber streng auseinandergehalten werden. SWOT-Analysen werden oft mit möglichen Strategien verwechselt. SWOT-Analysen beschreiben Zustände, Strategien hingegen Aktionen. Um diesen Fehler zu vermeiden, sollte man möglichst bei Chancen an „günstige Bedingungen" denken und bei Bedrohungen an „ungünstige Bedingungen".

2.2.1 Externe Analyse (Chancen und Bedrohungen)

Die allgemeinen Umweltbedingungen und deren Entwicklung, die für alle Unternehmen gleichermaßen relevant sind, wurden eingangs schon ausführlich beschrieben. Wie hat sich aber die spezielle Situation der Tierärzteschaft in den vergangenen Jahrzehnten verändert und welchen Rahmenbedingungen ist sie heute ausgesetzt?

Die Tierärzteschaft und die Tierbestandsentwicklung

Es ist schon einige Zeit her, da konnte man in dem Artikel „Überfüllung des tierärztlichen Berufes in der Bundesrepublik" die folgenden Zeilen im Deutschen Tierärzteblatt lesen (Geddert 1953):

> „Schon lange erfüllte den Verfasser die offensichtliche Überfüllung des tierärztlichen Berufes mit großer Sorge. Es wurde in Tierarztkreisen viel darüber gesprochen, ohne reale Unterlagen dafür zu besitzen. Und so werden sich die Wenigsten eine Vorstellung davon machen können, welches Ausmaß diese Überfüllung angenommen hat und noch anzunehmen im Begriff steht."

Bezeichnenderweise erschien dieser Artikel in der Erstausgabe des Deutschen Tierärzteblatts im Oktober 1953. Der Verfasser war der Tierarzt und damalige Leiter der Tierärztlichen Hochschule Hannover, Dr. H. Geddert. Er wurde seinerzeit damit beauftragt, die Situation der deutschen Tierärzteschaft einmal genauer zu untersuchen, und führte in seinem Artikel weiter aus:

> „Hierbei ergeben sich Zahlen, die jeden, der es mit unserem Berufe gut meint, mit größter Besorgnis erfüllen müssen. (…), so hat sich die Zahl der Freiberufstierärzte im Bundesgebiet mehr als verdoppelt."

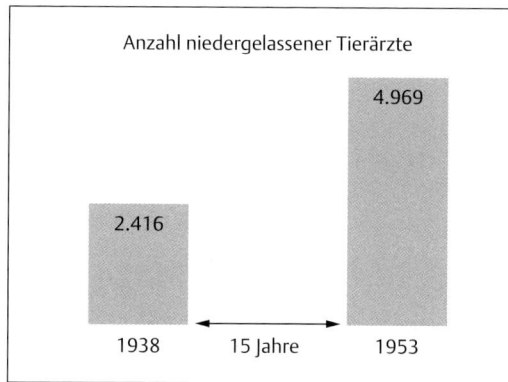

Anzahl niedergelassener Tierärzte

4.969

2.416

1938   15 Jahre   1953

Abb. 2.5 Entwicklung der Anzahl der niedergelassenen Tierärzte 1938 – 1953 (nur alte Bundesländer ohne Berlin).

Tab. 2.1 Darstellung des Tierbestands pro Tierarzt* 1935/38 – 1953.

	1935/38	1953	+/–
Pferde	638	274	–57%
Rinder	5014	2342	–53%
Schweine	5171	2612	–49%
*nur alte Bundesländer ohne Berlin			

Diese Verdopplung bezog sich auf die Veränderung, die sich in den 15 Jahren, von 1938 bis 1953, vollzogen hatte (**Abb. 2.5**).

Er setzte diese Entwicklung in ein Verhältnis zum Tierbestand und schrieb weiter:

„Ein noch klareres Bild der katastrophalen Lage erhält man, wenn man den Bestand der für die tierärztliche Praxis hauptsächlich in Betracht kommenden Haustiere in ein Verhältnis zu der Anzahl der Freiberufstierärzte bringt (…):"

Damit beschrieb er die in **Tab. 2.1** dargestellte Situation.

Er fand also heraus, dass sich die Anzahl der Großtiere, die sich rechnerisch durchschnittlich auf einen Tierarzt bezogen, in diesem Zeitraum in etwa halbiert hat. Aber wo sind denn die Kleintiere? Es geht doch um den Bestand der für die tierärztliche Praxis hauptsächlich in Betracht kommenden Haustiere. Dazu Dr. Geddert:

„Der Einwurf, man hätte auch die Kleintiere berücksichtigen sollen, erscheint mir hinfällig, denn auf das Ganze gesehen, spielen diese in den Einnahmen des Tierarztes im Allgemeinen nur eine untergeordnete Rolle."

Wenn man bedenkt, dass diese Situation erst rund 50 Jahre her ist, ist es schon erstaunlich, was sich in dieser Zeit im Hinblick auf die Kleintiere verän

dert hat. Betrachtete man seinerzeit die Kleintiere immer noch wie zu Beginn des 19. Jahrhunderts? In der „Geschichte der Tiermedizin" kann man diese Einstellung nachlesen, denn dort steht (Driesch 1989):

„Als der Wiener Professor Hieronymus Waldinger 1818 eine kleine Abhandlung über Hundekrankheiten verfaßte, entschuldigte er sich in der Einleitung förmlich dafür, daß er einem so kurzlebigen und leicht reproduzierbaren Tier, wie dem Hund, Aufmerksamkeit schenkte."

Es ist schon bemerkenswert, wie sich die Einstellung zu den Kleintieren seitdem gewandelt hat. Der Marktanteil von Kleintieren hat in seiner Bedeutung für Tierärzte erst in den vergangenen Jahrzehnten gewaltig zugenommen. Woher kommt also nun die noch gar nicht so lange währende „Liebe zu Kleintieren" von den Tierärzten?

Es wird wohl der hohe Wettbewerbsdruck gewesen sein, den Herr Dr. Geddert seinerzeit als „katastrophale Lage" beschrieb. Vor dem Hintergrund der gestiegenen Anzahl der Tierärzte war es eben „notwendig", dass sich die Tierärzte verstärkt den Kleintieren zuwandten, um ein wirtschaftliches Auskommen zu haben. Da zeigt sich wieder einmal, dass nur die „Not" etwas „wendet" – und zwar gewaltig. Glücklicherweise stieg auch der Bedarf an der Gesunderhaltung von Kleintieren, die in dieser Zeit zunehmend als Familienmitglieder betrachtet wurden. Schon zu Zeiten von Herrn Dr. Geddert verhielt sich die Tierärzteschaft also sehr klug, indem sie erkannte, dass es aus wirtschaftlicher Sicht wohl sehr sinnvoll ist, sein Leistungsangebot an dem Bedarf bzw. den Kundenbedürfnissen auszurichten. Oder anders ausgedrückt:

! Der gestiegenen Bedeutung von Kleintieren in unserer Gesellschaft trug die Tierärzteschaft Rechnung, indem sie sich verstärkt dieser Kundengruppe zuwandte; sie betrieb Zielgruppenbestimmung.

Insofern ist dieses Thema, welches im ersten Teil des Buches schon behandelt wurde, gar nicht so neu für die Tierärzteschaft. Vor dem Hintergrund eines hohen Wettbewerbsdrucks suchte sie nach neuen Möglichkeiten, sich mit ihrem Können am Markt zu behaupten; und die fand sie: bei den Kleintieren.

Aber wie ist die Situation heute, mehr als 50 Jahre später? Ist heute der Wettbewerbsdruck immer noch bzw. wieder so hoch? Dem sind wir in ähnlicher Form, wie seinerzeit Dr. Geddert, nachgegangen.

In den vergangenen 15 Jahren ist die Anzahl der niedergelassenen Tierärzte um 36 % auf rund 11 500 im Jahr 2007 angestiegen (**Abb. 2.6**) (Bundestierärztekammer 2007). Damit war die Entwicklung nicht so bedrohlich, wie sie Dr. Geddert im Jahr 1953 prognostiziert hatte. Er hatte nämlich berechnet, dass deren Anzahl bei einer gleichbleibenden Entwicklung bereits 20 Jahre später, also im Jahre 1973, auf über 12 000 Tierärzte angestiegen wäre – und das lediglich bezogen auf die alten Bundesländer ohne Berlin. Insofern muss darauf hingewiesen werden, dass es keinen direkten Vergleich der Zahlen von 1938 – 1953 mit den Zahlen von 1992 – 2007 geben kann, da bei der zweiten Erhebung eine andere Datenbasis, nämlich die

Anzahl der Tierärzte in der gesamten Bundesrepublik, also inklusive der neuen Bundesländer und Berlin, zugrunde liegt.

Zwar ist die Anzahl der niedergelassenen Tierärzte in den vergangenen 15 Jahren in ihrer Gesamtheit prozentual nicht so stark angestiegen wie noch zu Dr. Gedderts Zeiten, aber die Entwicklung ist dennoch beachtlich. Denn hier zeigt sich wieder eine Verdoppelung, und zwar im Kleintierbereich. Von den rund 200 Tierärzten, die sich durchschnittlich pro Jahr mehr in Deutschland niederließen, waren jeweils etwa 180 reine Kleintierpraktiker. Des Weiteren wandten sich auch etliche ehemalige reine Großtierpraktiker diesem Bereich zu. Das ist sicherlich auch eine Folge der immer schwieriger werdenden Situation in der Landwirtschaft. Kleine landwirtschaftliche Betriebe „sterben aus", die Großen werden immer größer und professioneller; brauchen also ihren Tierarzt nicht mehr so häufig.

Derzeit arbeiten immer noch mehr Männer (6888) als Frauen (4554) als niedergelassene Tierärzte. Ihr Anteil bei den reinen Kleintierpraxen ist aber schon heute unterrepräsentiert (Männer: 2204, Frauen: 3133). Auch bei den Praxisassistenten (Männer: 1024, Frauen: 3615) und den Praxisvertretern (Männer: 125, Frauen: 290) dominieren die weiblichen Tierärzte. Nach wie vor zeigt sich ein Trend dahin, dass der Beruf des Tierarztes bald nahezu ein reiner Frauenberuf sein wird. Von den im Wintersemester 2007/2008 in Deutschland studierenden 6170 angehenden Veterinärmedizinern, waren 5306 weiblichen Geschlechts, also rund 86 %. Dass die weiblichen Tierärzte wohl eher eine Affinität zu den Kleintieren haben,

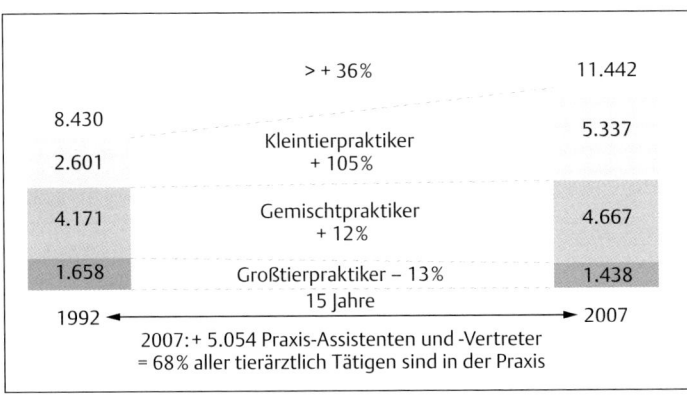

Abb. 2.6 Entwicklung der niedergelassenen Tierärzte in Deutschland in den Jahren 1992 – 2007. Im Durchschnitt ließen sich pro Jahr 200 Tierärzte neu nieder (Quelle: Zentrale Tierärztedatei Hannover).

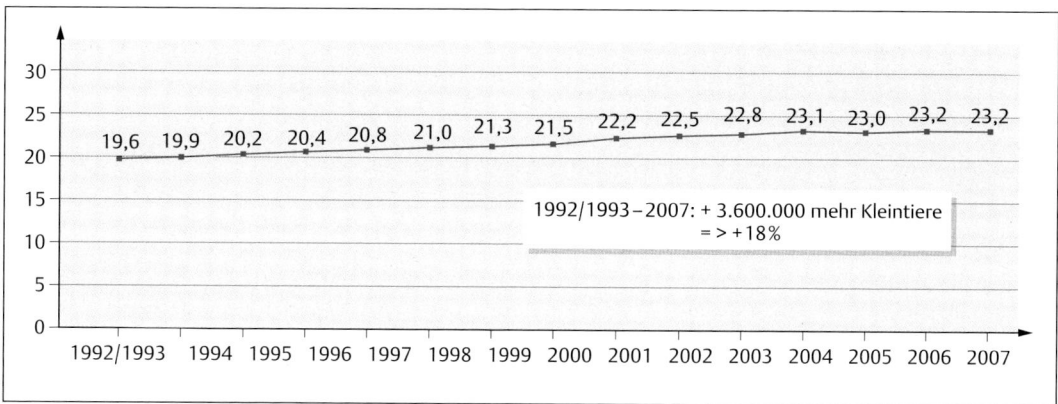

Abb. 2.7 Entwicklung des Kleintierbestands in Deutschland.

könnte sich daran zeigen, dass derzeit nur rund 22 % von ihnen im Bereich der Nutztierpraxis niedergelassen sind (Männer: 1175, Frauen: 263).

Ob die deutlich gestiegene Anzahl der Tierärzte in den vergangenen 15 Jahren im Kleintierbereich aber eine ebenso bedrohlich anmutende Entwicklung ist, wie zu Zeiten von Dr. Geddert, soll die nachfolgende Entwicklung der entsprechenden Tierzahlen zeigen (**Abb. 2.7**, **Tab. 2.2**).

Im Betrachtungszeitraum hat sich die Anzahl der in Deutschland lebenden Kleintiere um insgesamt 3,6 Millionen erhöht. Dieser Anstieg ist im Wesentlichen auf die Entwicklung bei den kleinen Heimtieren und den Katzen zurückzuführen. Der Industrieverband Heimtierbedarf zeigt auch den Trend auf, dass in den deutschen Haushalten zunehmend mehrere Katzen gehalten werden. Die

Anzahl der Hunde hat erst in den letzten Jahren das Niveau von 1999 überschritten, nachdem es in den Jahren 2000 bis 2003, vermutlich ausgelöst durch die starke öffentliche Diskussion um sogenannte „Kampfhunde" und Erhöhung der Hundesteuer, einen Einbruch gab (**Abb. 2.8**).

Setzt man nun, wie seinerzeit Dr. Geddert bei den Großtieren, die Anzahl der Kleintiere in ein Verhältnis zur Anzahl der niedergelassenen Tierärzte, ergibt sich das Bild aus **Tab. 2.3**.

Bei der Anzahl der kleinen Heimtiere fand durchschnittlich sogar eine Zunahme statt. So gesehen könnten die Halter von kleinen Heimtieren auch eine interessante Zielgruppe für so manchen Tierarzt darstellen; zumal auch bei diesen die Bereitschaft zunimmt, viel für die Gesundheit ihrer Tiere zu investieren. Bei Ziervögeln zeigt sich allerdings

Tab. 2.2 Entwicklung der Heimtiere in deutschen Haushalten (Quelle: ZZF e. V., IVH e. V., Berechnung des Autors aufgrund einer modifizierten Datenerfassung).

Anzahl in Mio.	´92/ ´93	´94	´95	´96	´97	´98	´99	´00	´01	´02	´03	´04	´05	´06	´07
kl. Heimtiere	3,5	3,7	3,8	4,0	4,5	4,5	4,6	4,8	5,7	5,8	5,9	6,1	6,2	6,3	6,6
Katzen	5,5	5,8	6,0	6,2	6,3	6,4	6,5	6,8	6,9	7,1	7,3	7,5	7,6	7,8	7,9
Ziervögel	5,8	5,5	5,4	5,1	5,0	5,0	5,0	4,9	4,9	4,9	4,6	4,2	3,9	3,8	3,4
Hunde	4,8	4,9	5,0	5,1	5,0	5,1	5,2	5,0	4,7	4,8	5,0	5,3	5,3	5,3	5,3
Summe	19,6	19,9	20,2	20,4	20,8	21,0	21,3	21,5	22,2	22,6	22,8	23,1	23,0	23,2	23,2

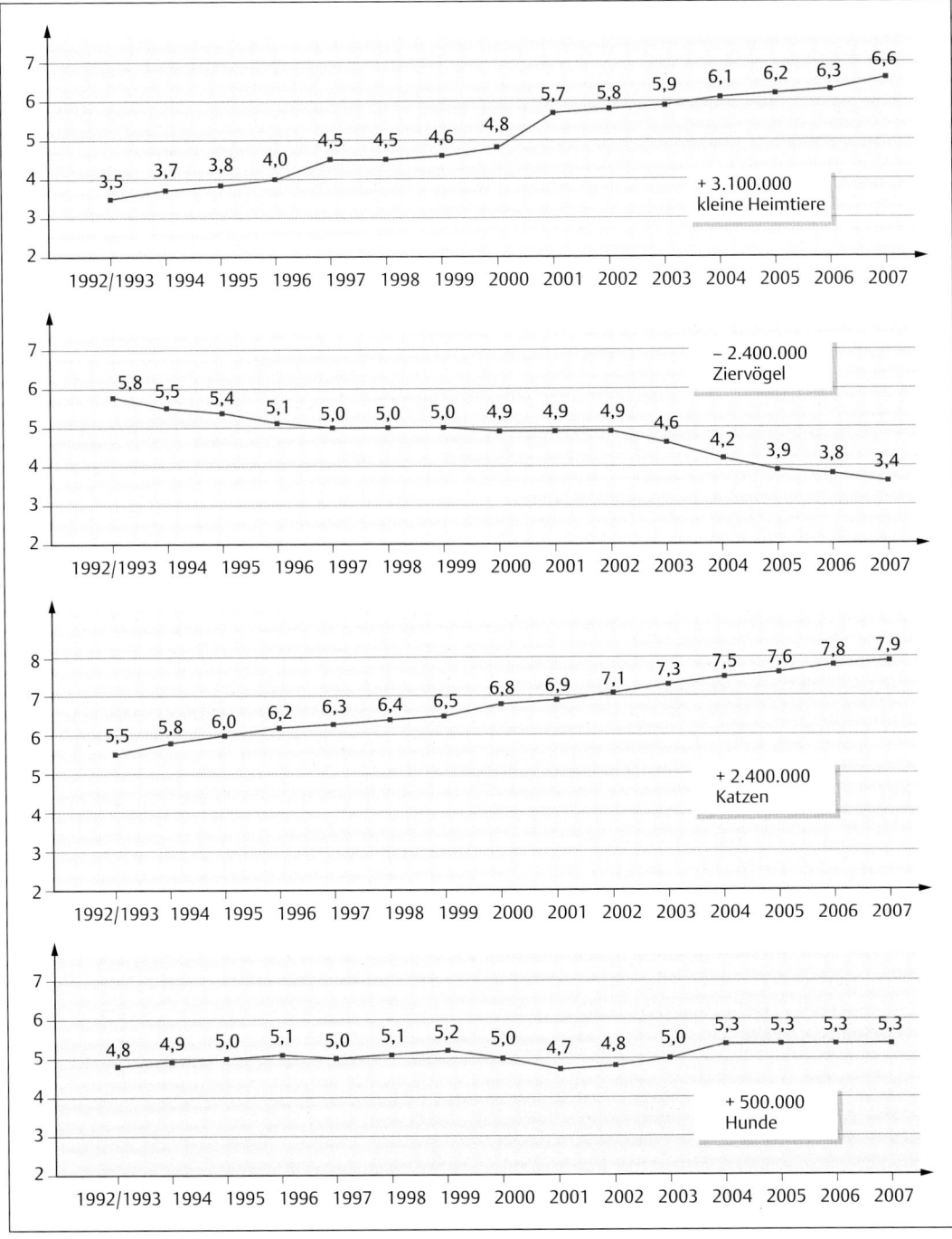

Abb. 2.8 Entwicklung des Kleintierbestands in Deutschland, unterteilt nach Tierarten.

Tab. 2.3 Darstellung des Tierbestands pro Tierarzt*
1992/1993 – 2007.

	1992/93	2007	+/–
kleine Heimtiere	517	660	+28%
Katzen	812	790	– 3%
Ziervögel	856	340	–60%
Hunde	709	530	–25%

*Anzahl Heimtiere in 37,5 Mio. Haushalten (2007) im Verhältnis zur Anzahl von Kleintier- und Gemischtpraktikern

ein massiver Rückgang. Auch die Zahl der Katzen ist leicht zurückgegangen. Ein recht deutlicher Rückgang ist insbesondere bei den Hunden, bezogen auf die Anzahl der Tierärzte, zu erkennen. Das ist eindrucksvoll, denn diese Tierart stellt gewöhnlich den Hauptumsatzträger von Kleintierpraxen dar.

Zusammenfassend zeigt sich, dass die Anzahl der Kleintier- und Gemischtpraktiker im Betrachtungszeitraum um rund 48% zugenommen hat, die Anzahl der Kleintiere aber durchschnittlich nur um rund 18%. Das bedeutet aus betriebswirtschaftlicher Sicht:

> ! Nach wie vor stehen immer mehr niedergelassene Tierärzte (hier Kleintier) einem unterproportional wachsenden Markt gegenüber.

Hätte man in die Betrachtung noch die Assistenten miteinbezogen, wäre die Situation noch deutlicher, denn deren Anzahl ist im Betrachtungszeitraum ebenfalls angestiegen.

Aus strategischer Sicht stellt diese Situation für die gesamte deutsche Tierärzteschaft zunächst eine deutliche Bedrohung dar, wie man sich an dem Torten-Modell (**Abb. 2.9**) klarmachen kann. Denn, wenn die Torte, die den Markt repräsentieren soll, gleich groß bleibt bzw. nur leicht wächst, werden bei immer mehr Marktteilnehmern die Tortenstücke kleiner.

Wenn sich die Tierärzteschaft nun auf den Verdrängungswettbewerb einlässt und jeder versucht,

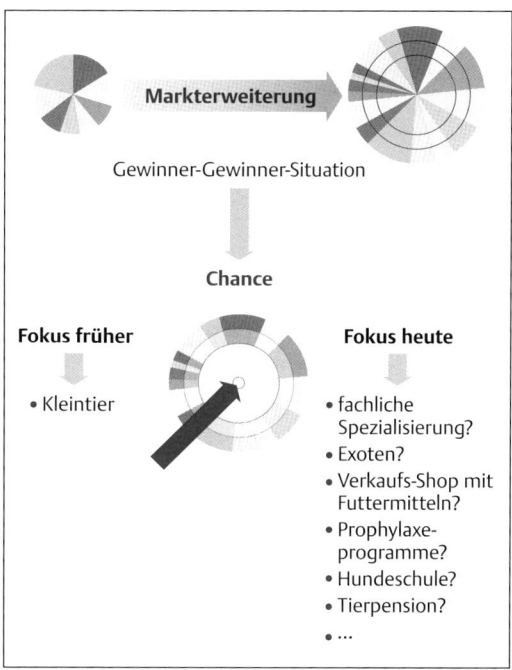

Abb. 2.9 Durch eine Markterweiterung (Torte) können die Marktanteile (Tortenstücke) vergrößert werden.

ein Stückchen mehr von der Torte abzubekommen, können eigentlich alle nur verlieren, weil sich immer mehr Marktteilnehmer den gleichen Umsatz teilen müssen.

Eine Tierarztpraxis hatte in den vergangenen Jahren etliche ihrer Kunden verloren, weil es ihr nicht gelungen war, sie eng an die Praxis zu binden. Der Praxisinhaber bemerkte zunächst den Kundenrückgang lange Jahre überhaupt nicht, weil er die Anzahl seiner aktiven Kunden statistisch nicht erfasste. Er verglich monatlich seine Umsätze mit denen aus dem Vorjahr und glaubte, es sei alles in Ordnung, wenn er nur das Niveau halten würde. Gingen einmal seine Umsätze zurück, kompensierte er das kurzfristig wieder, indem er seine Patienten z.B. intensiver diagnostizierte oder häufiger wiederbestellte. Aber irgendwann klappte das nicht mehr so recht und seine Umsätze gingen deutlich zurück.
Dagegen wollte er etwas tun, besuchte das Seminar: „Guerilla-Marketing – oder wie bekomme ich 1000 Neukunden mehr?" und be-

trieb eine aggressive Neukundenakquisition, indem er vieles, was er auf dem Seminar gelernt hatte, in seiner Praxis umsetzte. Seine Strategie schien aufzugehen, denn seine Umsätze stiegen wieder. Doch woher kamen denn seine Neukunden, die er mit seiner aggressiven Marketing-Strategie und marktschreierischen Propaganda in seine Praxis lockte? Er warb sie im Wesentlichen natürlich von den anderen Tierarztpraxen in seiner Region ab. Seine Kollegen ließen sich aber seinen Marktauftritt nicht lange gefallen und entwickelten eine wirksame Gegenstrategie. Nun ging „das Spiel" wieder in die andere Richtung und er verlor noch mehr Kunden als bereits zuvor. Der Praxisinhaber ging also nur kurzzeitig als Gewinner hervor; langfristig hatte er verloren.

! Lässt man sich auf einen harten Verdrängungswettbewerb ein, kann man ihn kurzfristig zwar gewinnen, die Gefahr ist aber hoch, dass langfristig alle Marktteilnehmer verlieren werden (Bedrohung).

Bei der strategischen Planung ist aber immer dort, wo eine Bedrohung auftritt, auch immer eine Chance. Doch wie erkennt man diese Chance? Manchmal ist dazu ein Paradigmenwechsel notwendig. Was wäre, wenn es gelänge, die Torte (den Markt) maßgeblich zu vergrößern? Das wäre eine Chance, und zwar für alle. Die Tortenstücke (Marktanteile) würden zwar immer noch schlanker; sie könnten aber insgesamt größer werden und somit genug „Nahrung" für alle Marktteilnehmer bieten. Alle würden gewinnen.

Es stellt sich die Frage: Wodurch kann nun die Torte bzw. der Markt größer werden? Antwort: durch Markterweiterung.

! Dem zunehmenden Wettbewerbsdruck kann die Tierärzteschaft insbesondere dadurch begegnen, indem sie ihren Markt erweitert, d.h. mehr bzw. speziellere Leistungen anbietet (Chance).

Auch das ist eigentlich nichts Neues für die Tierärzteschaft, denn letztlich hat sich das schon zu Zeiten von Dr. Geddert ereignet. Der Markt

wurde seinerzeit auch erweitert, und zwar durch das Segment „Kleintiere". Heutzutage wird es nicht mehr ganz so einfach sein, sich „neuen" Tierarten in der Dimension zuzuwenden wie damals. Obwohl auch hierfür Spezialisierungsansätze in der Tierärzteschaft sichtbar sind. Heute gibt es Spezialisten für Reptilien, für Fische oder auch für die Bienengesundheit, um nur einige Beispiele zu nennen.

Neben der Spezialisierung gibt es natürlich weitere Möglichkeiten der Markterweiterung, aus denen jede Praxis für sich realistische Ziele ableiten muss. Es sollten auch nicht alle erdenklichen Möglichkeiten ausgeschöpft werden, die sich da so bieten, um sich nicht zu „verzetteln". Wichtig ist in diesem Zusammenhang, dass eine Praxis nur Leistungen anbieten sollte, mit denen sich das gesamte Praxisteam identifiziert, die zur internen Strategie und zur Zielgruppe passen.

Grundsätzlich bieten sich zwei Möglichkeiten an, den Markt für Tierärzte zu erweitern. Erstens kann versucht werden, die Anzahl der Tiere weiter zu erhöhen. Vielleicht können Sie den einen oder anderen Tierhalter davon überzeugen, sich weitere Tiere anzuschaffen, indem sie ihn vor einer artgerechten „Rudel-, Scharen- oder Herdenhaltung" überzeugen. Das wird aber nur vereinzelt gelingen. Großen Einfluss auf diese Entwicklung kann hier die einzelne Tierarztpraxis wohl nicht nehmen. Kammern, Verbände oder auch die Industrie haben bessere Möglichkeiten, durch entsprechende Kampagnen „pro Tierhaltung" die Bevölkerung zu erreichen und z.B. auch auf den positiven Einfluss der „Human-Animal-Bond" hinzuweisen. Aber auf eines kann eine Tierarztpraxis sehr gut Einfluss nehmen, nämlich den bestehenden (adäquaten) Kunden mehr Leistungen anzubieten.

Die strategische Bedeutung einer loyalen Kundenbasis ist längst von vielen Unternehmen erkannt worden, wobei die langfristige Bindung profitabler Kunden (Zielgruppe) an erster Stelle steht, gefolgt von der Notwendigkeit, neue Märkte zu schaffen. Das gilt auch für die Tierärzteschaft. Wer also hier einen strategischen Ansatz wählt, der davon ausgeht, künftig mit weniger Kunden – und zwar den richtigen – mehr Leistungen – und zwar die richtigen – abzurechnen, wird zu den Gewinnern gehören. Das ist die strategische Chance.

! Die erfolgreiche Tierarztpraxis wird bei ihrer Strategie davon ausgehen, künftig mit immer weniger („adäquaten") Kunden immer mehr Umsatz zu machen.

Qualifizierte Mitarbeiter

Die aktive Betreuung spezieller Zielgruppen setzt aber eine hohe Professionalität, nicht nur in der Praxisplanung sondern auch in der Praxisführung voraus, denn die Umsetzung dieser Strategie verlangt ein schlagkräftiges motiviertes Praxisteam.

Bei der Praxisstrategie sollte also auch berücksichtigt werden, dass man diese nur mit gut ausgebildeten und erfahrenen Mitarbeitern zum Erfolg führen kann. Die wiederum sind schon jetzt am Arbeitsmarkt schwer zu bekommen und diese Situation wird sich sogar noch verschlechtern.

! Zur erfolgreichen Umsetzung der Praxisstrategie braucht man qualifizierte und motivierte Mitarbeiter, die immer schwieriger zu finden und zu halten sind (Bedrohung).

Schon heute sind qualifizierte Fach- und Nachwuchskräfte in vielen Branchen und etlichen Regionen Deutschlands rar. Es ist bekannt, dass vor allem kleinere und mittelständische Unternehmen zunehmend Schwierigkeiten bekommen (werden), adäquates Personal zu finden. Die Gründe dafür sind vielfältig, die wichtigsten sind:

- demografische Entwicklungen,
- regionale Entwicklungen,
- Berufs- und Branchenimage,
- gestiegene Anforderungen der Bewerber ans Unternehmen und
- gestiegene Anforderungen der Unternehmen an die Bewerber.

Wenn sich die demografische Entwicklung der vergangenen Jahrzehnte fortsetzen wird, erwarten Experten einen Rückgang der deutschen Bevölkerung um etwa 23 Mio. Menschen in den nächsten 50 Jahren. Die Population der potenziellen Ausbildungsplatzbewerber oder Studienanfänger ist seit Mitte der 80er in einigen deutschen Regionen bereits auf 60 % gesunken. Eine Entwicklung, die sich so in weiten Teilen Deutschlands fortsetzt bzw.

noch verschärfen wird. Schon heute weiß man, dass es in den nächsten Jahren immer weniger junge Menschen im Alter zwischen 17 und 19 Jahren geben wird. Dem Nachwuchsmangel insgesamt wird der Mangel an qualifizierten Fachkräften und Spezialisten folgen. Das bedeutet, dass immer weniger junge Menschen dem Arbeitsmarkt zur Verfügung stehen und sie sich bei einer steigenden Werte- und Freizeitorientierung in zunehmendem Maße den attraktiveren Branchen, wie z. B. der Biotechnologie, der IT-Branche oder der Telekommunikation, zuwenden. Dabei stehen Großunternehmen mit guten Sozialleistungen bei der Auswahl oft an erster Stelle.

Der Mittelstand befasst sich daher zunehmend mit einem professionellen Personalmarketing.

Ob sich dieser Trend nachteilig auf die veterinärmedizinische Branche auswirkt, wird sich zeigen. Zurzeit werden in Deutschland pro Jahr rund 1000 neue Studienanfänger der Veterinärmedizin eingeschrieben. Gleichzeitig schließen jährlich etwa 900 Studenten ihr Studium erfolgreich ab. Die Gesamtzahl der Studierenden und frisch approbierten Tierärzte hat sich in den letzten Jahren nur unwesentlich verändert, wobei der Frauenanteil kontinuierlich angestiegen ist. Dadurch, dass die Anzahl der niedergelassenen Tierärzte aber steigt, stehen einerseits diese dem Arbeitsmarkt als Assistenten nicht mehr zur Verfügung und andererseits gibt es dadurch mehr potenzielle Arbeitgeber. Einen erfahrenen Tierarzt als Praxis-Assistenten zu gewinnen, kann heutzutage für einen Praxisinhaber zu einem schwierigen Unterfangen werden. Das gilt insbesondere für Fachtierärzte und speziell „Diplomates", die nicht selten ihren Arbeitsvertrag schon vor Abschluss ihrer hochqualifizierten Ausbildung in der Tasche haben.

Bei den Tierarzthelferinnen zeigt sich ein günstigeres Bild. Die Anzahl der ausgebildeten Tierärztlichen Fachangestellten ist in den vergangenen Jahren in Deutschland angestiegen. Nach einer Untersuchung des Bundesinstituts für Berufsbildung (Bonn) stellt der Beruf der Arzthelferin weiterhin einen „Traumberuf" vieler junger Frauen dar. Allerdings gibt etwa die Hälfte der beschäftigten Frauen nach vierjähriger Berufstätigkeit ihre Arbeitsstelle wieder auf. Die Gründe hierfür werden vor allem in den unattraktiven Arbeitsbedingungen, der Familienplanung und in den begrenzten professionellen Entwicklungsperspektiven für die Frauen gesehen. Viele Tierarztpraxen klagen schon heute darüber, dass sie keine geeigneten Helferinnen mehr finden. Und wie wird das erst in zehn Jahren sein? In einigen Regionen Deutschlands gibt es offensichtlich gar keine qualifizierten Tierarzthelferinnen am Arbeitsmarkt mehr, sodass Tierärzte zunehmend branchenähnliche (humanmedizinische) oder sogar branchenfremde Personen (z. B. aus dem Hotelfach) einstellen.

Zusammenfassend kann man davon ausgehen, dass es für Tierarztpraxen künftig immer schwieriger sein wird, qualifizierte und erfahrene Mitarbeiter zu finden und zu halten. Zu einer erfolgreichen Strategie einer Tierarztpraxis gehört also auch, sich darüber Gedanken zu machen, wie man attraktive Arbeitsbedingungen für die Beschäftigten schafft. Wie wird eine Tierarztpraxis zu einem attraktiven Arbeitgeber? Durch den stetig steigenden Frauenanteil bei Tierärzten sollten Praxisstrukturen geschaffen werden, die der Vereinbarkeit von Familie und Beruf in hohem Maße Rechnung tragen. Dem gezielten und ausgeglichenen Einsatz von psychologischen und monetären Anreizen wird dabei auch eine hohe Bedeutung zukommen. Dazu zählen insbesondere

- die Schaffung eigener Verantwortungsbereiche mittels einer klar geregelten Aufbau- und Ablauforganisation,
- Entwicklungsperspektiven für die Beschäftigten sowie
- die Beteiligung der Mitarbeiter am Unternehmenserfolg (auch finanziell).

> **!** **Werden Sie mit Ihrer Tierarztpraxis zu einem attraktiven Arbeitgeber (Chance).**

Praxisinhaber leiten nicht nur eine Kleintier-, Gemischt- oder Großtierpraxis, sondern sie führen ein „Unternehmen". Das heißt auch, es muss bei vielen Tierärzten ein Umdenken stattfinden. Die Praxisinhaber sollten sich dabei zukünftig als „Manager" verstehen, d. h. sie müssen Ziele setzen, planen, entscheiden, realisieren und kontrollieren (**Abb. 2.10**).

Ein Praxisinhaber, der sich schwerpunktmäßig nur um seine tierärztliche Tätigkeit kümmert, wird langfristig mit seiner Praxis im Wettbewerb nicht mehr bestehen können.

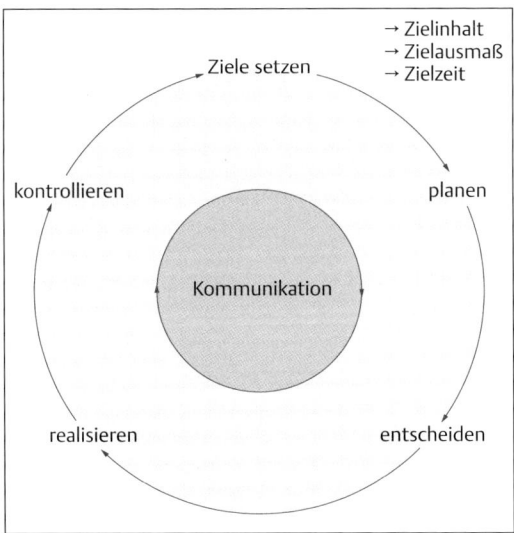

Abb. 2.10 Der Management-Regelkreis.

Was macht aber die zeitgemäße Führung einer Tierarztpraxis in der Gegenwart so schwer?

Niedergelassene Tierärzte verkörpern in ihrer Eigenschaft als Praxisinhaber eigentlich drei Rollen:
- Die Rolle des Unternehmers:

  - Der Unternehmer hat Visionen und möglichst hohe Ziele. Er ist mit dem Status quo nie zufrieden, will immer mehr, denkt hauptsächlich in der Zukunft und treibt mit seinen Plänen alle seine Mitarbeiter an.
- Die Rolle des Managers:
  - Der Manager übersetzt Visionen in die Realität und soll „Ordnung ins Chaos" bringen. Er ist gewöhnlich mit dem Erreichten zufrieden, hat kein übermäßiges Interesse an zu viel Neuem und verwaltet lediglich das Vorhandene. Als Manager soll er die Mitarbeiter motivieren, die Ziele in die Realität umzusetzen.
- Die Rolle des Spezialisten:
  - Der Spezialist kann etwas sehr gut, liebt das was er tut und macht es deshalb oft und gerne. Er ist gewöhnlich detailverliebt, vergräbt sich intensiv in seine operative Arbeit und ist erst dann zufrieden, wenn alles hundertprozentig stimmt. Der Spezialist führt seine Mitarbeiter lediglich in fachlicher Hinsicht.

Weil es so schwierig ist, diese drei Rollen in einer Person zu verkörpern, bleibt so manches „auf der Strecke" (**Abb. 2.11**).

Ein Praxisinhaber sollte entweder bereit sein, seine unternehmerischen Tätigkeiten und seine Managementaufgaben zulasten seiner Aufgaben als Spezialist selbst durchzuführen oder diese an andere zu delegieren. Das Praxisteam muss zur Zielerfüllung motiviert werden und es sollten zielgerichtete Umsetzungsanreize geschaffen werden – durch wen auch immer. Aus den ehemaligen Mitarbeitern sollten künftig „Mitunternehmer" werden, die es gilt, geschickt zu führen. Um solche unternehmerisch denkenden und handelnden Mitarbeiter überhaupt zu bekommen, muss heute

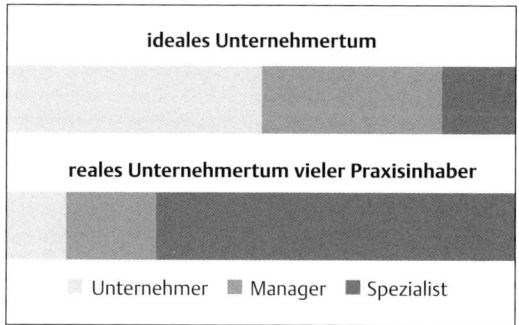

Abb. 2.11 Darstellung der drei Rollen des Tierarzt-Unternehmers.

eine Tierarztpraxis also auch zu einem attraktiven Arbeitgeber werden (**Abb. 2.12**).

Fazit

Welche einzelnen Bedrohungen und Chancen für Ihre Tierarztpraxis auch immer gelten. Es ist wichtig, sie zu kennen, schriftlich zu fixieren und geeignete strategische Maßnahmen zielgerichtet zu ergreifen.

2.2.2 Interne Analyse (Stärken und Schwächen)

Während bei der externen Analyse das Umfeld eines Unternehmens betrachtet wird, geht es bei der internen Analyse um das Unternehmen selbst mit all seinen Stärken und Schwächen. Sicherlich werden Sie und auch Ihre Mitarbeiter ein bestimmtes Bild von Ihrer Tierarztpraxis haben. Diese Sichtweise – von innen heraus – bezeichnet man als **Selbstbild** (**Abb. 2.13**).

Um Tierarztpraxen im Rahmen des Selbstbildes der internen Analyse eine Hilfestellung zu bieten, wurde ein strukturierter Fragenkatalog entwickelt, die sogenannte Selbstanalyse: „Wie fit ist unsere

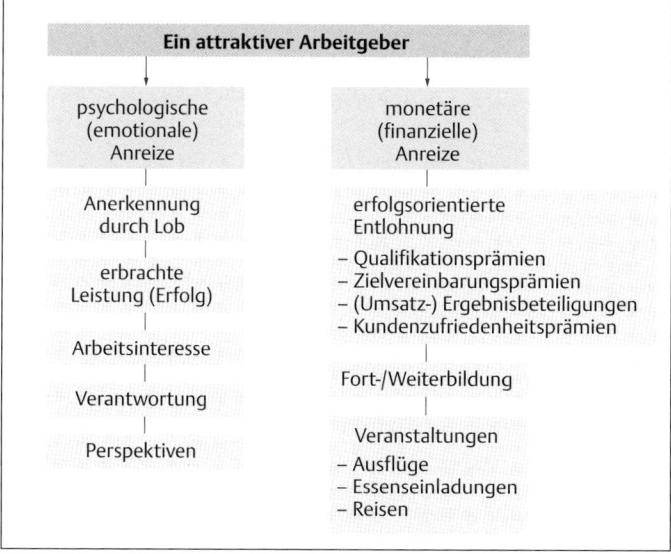

Abb. 2.12 Der Tierarzt als attraktiver Arbeitgeber.

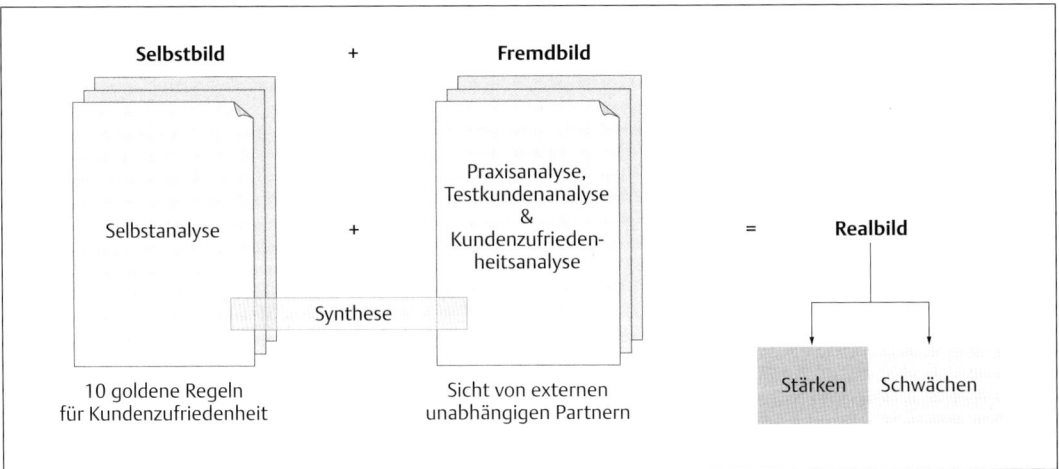

Abb. 2.13 Darstellung von Selbst- und Fremdbild.

Tierarztpraxis?", die Sie im Anhang dieses Buches finden (S. 108).

Damit soll der Frage nachgegangen werden, welchen Kundenorientierungsgrad die deutschsprachige Tierärzteschaft aufweist. Ähnliche Untersuchungen, die hierfür die Grundlage bildeten, wurden in anderen Branchen bereits durchgeführt. Durch ein interdisziplinär besetztes Team, bestehend aus Betriebswirten, Ingenieuren, Psychologen und selbstverständlich Tierärzten, entstand auf Basis des international anerkannten Managementwissens und von Expertenurteilen ein Analyse-Werkzeug speziell für Tierarztpraxen.

Die ausgearbeiteten zehn Punkte, die als „goldene Regeln zur Kundenorientierung" bezeichnet werden, stellen damit die wichtigsten Maßnahmen dar, die zu einer kundenorientierten Tierarztpraxis führen. Die Selbstanalyse haben in den vergangenen Jahren viele Tierärzte aus Deutschland, Österreich und der Schweiz bereits durchgeführt. Diese beinhaltet, zusätzlich zu den zehn Regeln, auch eine Abfrage der bedeutsamsten strategischen Erfolgsfaktoren. Inzwischen wurden Hunderte dieser Selbstanalysen ausgewertet. Dabei zeigt sich, dass von der maximal zu erreichenden Punktzahl von 2730 die ausgewerteten Praxen derzeit durchschnittlich 1040 Punkte erreichen. Das entspricht einem Kundenorientierungsgrad von durchschnittlich 38,1 %. Dabei wurden die allerwichtigsten Maßnahmen zur Kundenorientie-

rung in der jeweiligen Gruppe (Priorität A) zu 38 %, die zweitwichtigsten (Priorität B) zu 43 % und die drittwichtigsten (Priorität C) zu 30 % erfüllt.

Bemerkenswert ist, dass sich der durchschnittliche Kundenorientierungsgrad der Tierarztpraxen in den letzten Jahren kontinuierlich verbessert. Tierärzte scheinen sich nicht nur intensiver mit dem Thema Praxismanagement zu befassen, sondern setzen die Erkenntnisse auch häufiger in die Praxis um. Das ist nicht zuletzt der Verdienst der engagierten veterinärmedizinischen Standesvertretungen, wie den Verbänden, Vereinen und Kammern, der Industrie sowie der Fachpresse, die in zunehmendem Maße die Tierärzteschaft für diese Themen sensibilisieren.

Wenn Sie die Selbstanalyse für Ihre Praxis mit Ihrem Team durchführen, kennen Sie den individuellen Kundenorientierungsgrad Ihrer Praxis und können Ergebnisse zu den einzelnen Punkten leicht mit den angegebenen Durchschnittswerten vergleichen.

Aus der Psychologie wissen wir, dass das Selbstbild, das wir Menschen von uns persönlich haben, nicht immer mit der Sichtweise übereinstimmt, wie uns andere Menschen sehen, dem sogenannten Fremdbild. In aller Regel weicht das Fremdbild, zumindest in einigen Punkten, von unserem Selbstbild ab. Bei der internen Unternehmensana-

Tab. 2.4 Bisherige Ergebnisse der Selbstanalyse „Wie fit ist unsere Tierarztpraxis?". Der Kundenorientierungsgrad beträgt im deutschsprachigen Raum durchschnittlich 38,1%.

Priori-tät			Ø Punkte	Max. Punkte
A	Allgemein	Strategische Erfolgsfaktoren	180	525
38%	Regel 1	Anreizsystem zur Kundenorientierung schaffen	93	315
	Regel 2	Verfügbarkeit auf Kundenbedürfnisse abstimmen	201	315
	Regel 3	Kundenzufriedenheit regelmäßig messen	66	315
	Regel 4	Mitarbeiter-Informations-/Qualifikationsprogramme organisieren	138	315
B 43%	Regel 5	Durch Standards und Beziehungsmanagement Kunden begeistern	98	210
	Regel 6	Umfassende Kenntnisse über Kundenwünsche sicherstellen	124	210
	Regel 7	(Kern-) Geschäftsprozesse zielgruppengerecht optimieren	46	210
C 30%	Regel 8	Professionelles Beschwerdemanagement durchsetzen	12	105
	Regel 9	Controlling über Kundenorientierung durchführen	20	105
	Regel 10	Full-Service anbieten und Kundenabwanderung analysieren	62	105
		Summe	1040	2730
		Ø Kundenorientierungsgrad	38,1%	100%

lyse verhält es sich genauso. Um ein realistisches Bild von den tatsächlichen Stärken und Schwächen eines Unternehmens zu erhalten, sollte man ebenso ein Fremdbild einholen. Das gilt selbstverständlich auch für Ihre Tierarztpraxis. So werden bei Praxisanalysen, Testkundenbesuchen und Testanrufen oft gravierende Unterschiede zwischen dem Selbstbild und dem Fremdbild festgestellt. Die Praxisinhaber sind regelmäßig darüber überrascht, dass die vermeintlichen Stärken und Schwächen ihrer Tierarztpraxis von externen Personen vielfach ganz anders wahrgenommen werden als von ihnen selbst. Wenn Sie sich trotz der Möglichkeit der Inanspruchnahme von öffentlichen Fördermitteln (s. S. 131) scheuen, hierfür unabhängige externe Fachleute zu beauftragen, sollten Sie zumindest eines tun: Befragen Sie Ihre Kunden! Diese sind zwar nicht ganz neutral und unbeeinflusst, können aber erste Anhaltspunkte zu einer realistischen Situation liefern.

2.3   Strategieumsetzung mit der Balanced Scorecard

Ein Nachteil der SWOT-Analyse ist, dass keine Priorisierung der Ergebnisse vorgenommen wird. Es lassen sich daher keine konkreten Schritte ableiten; Maßnahmen werden also weder beschlossen noch umgesetzt. Hierfür sollte eine andere Methode eingesetzt werden: die **Balanced Scorecard** (BSC) (**Abb. 2.14**). Diese Methode ist eine ideale Ergänzung zur SWOT-Analyse und steht nicht – wie manchmal behauptet wird – in Konkurrenz zu ihr.

Die Balanced Scorecard (BSC) wurde Anfang der 90er Jahre von Robert S. Kaplan und David P. Norton an der Harvard-Universität in Zusammenarbeit mit zwölf Topunternehmen entwickelt. Bei der Balanced Scorecard handelt es sich um ein leistungsorientiertes und steuerndes Strategieinstrument, das qualitative und quantitative Kennzahlen aus den vier Perspektiven Finanzen, Kunden/Markt, Prozesse sowie Mitarbeiter zusammenführt. Auf Basis einer klaren Vision werden strategische Ziele aus diesen Perspektiven abgelei-

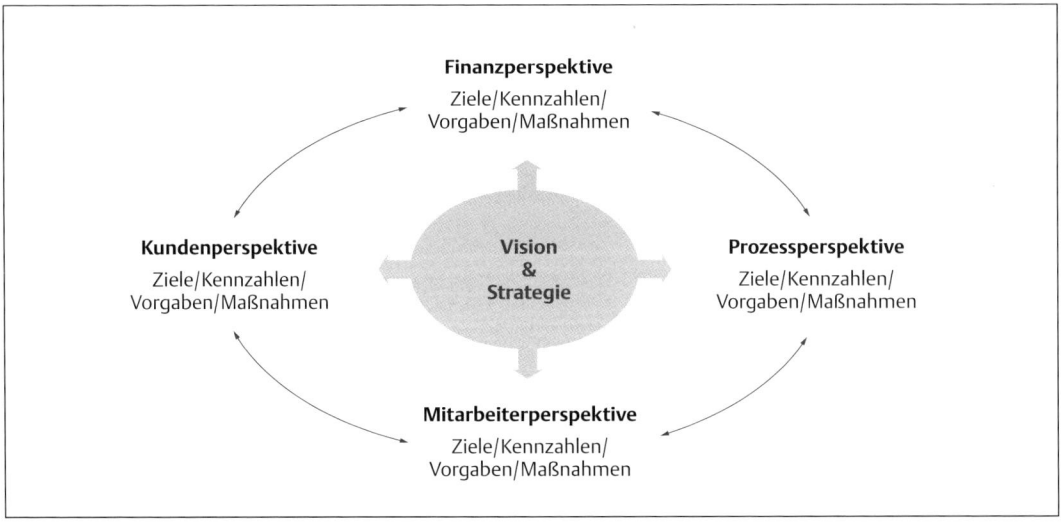

Abb. 2.14 Darstellung der Balanced Scorecard.

tet, in eine kausale Beziehung zueinander gesetzt sowie durch Kennzahlen operationalisiert und messbar gemacht. Der Begriffsbestandteil „Balanced" bezieht sich auf die Ausgewogenheit zwischen kurzfristigen und langfristigen Zielen, monetären und nichtmonetären Kennzahlen sowie zwischen externen (z. B. gesellschafter- und kundenbezogenen) und internen (z. B. prozess- und mitarbeiterbezogenen) Messgrößen. Die Ausgewogenheit beruht auf einer ganzheitlichen Betrachtung des Unternehmens, d. h. es werden nicht nur finanzielle, sondern auch nicht-finanzielle Steuerungsgrößen verwendet.

Durch die Benutzung der Balanced Scorecard kann sich eine Vielzahl von strategischen Verbesserungen in einer Tierarztpraxis ergeben. Mittels dieser Methode wird die Praxis gezwungen, sich über ihre Visionen und Strategien Gedanken zu machen, diese schriftlich zu fixieren und anhand bestimmter überschaubarer Kennzahlen zur Umsetzung zu bringen. Dazu zählen auch eine hohe Transparenz und gemeinsames Verständnis der strategischen Ziele, eine hohe Akzeptanz, Motivation und Identifikation bei den Mitarbeitern sowie strategische Lerneffekte durch ein kontinuierliches Feedback.

! Hauptziel der Balanced Scorecard ist die Umsetzung der Unternehmensstrategie in relevante, messbare Erfolgsfaktoren.

Auch an dieser Stelle soll das Beispiel aus dem Kapitel Ziel- und Strategiedefinition noch einmal aufgegriffen werden. Dabei wurden die **Schritte 1 bis 3** bereits vollzogen. Das Leitbild, in dem auch die Philosophie der Beispiel-Praxis deutlich wurde, ergab sich aus der Vision und der Mission. Um das mittelfristige (Haupt-)Ziel:

„Wir möchten den Gesamtumsatz unserer Tierarztpraxis durch eine Intensivierung der Prophylaxe in drei Jahren um 30 % steigern."

zu erreichen, werden zunächst die kritischen Erfolgsfaktoren festgelegt, die zwingend umgesetzt werden müssen, um mit der Strategie nicht zu scheitern.

Schritt 4: Kritische Erfolgsfaktoren festlegen

Damit die Strategie für die Beispiel-Praxis zum gewünschten Erfolg führt, werden insbesondere folgende Faktoren von entscheidender Bedeutung sein:

Finanzielle Faktoren
- Es sind bedarfsgerechte Prophylaxeangebote zu entwickeln, die den Kunden einen hohen medizinischen und gegebenenfalls sogar wirtschaftlichen Nutzen bieten und den wirtschaftlichen Erfolg der Praxis erhöhen.

Tab. 2.5 Schritt 1 – 6 zur Erstellung einer Balanced Scorecard.

Schritt 1	Vision entwickeln	Welches Leitbild hat das Unternehmen?
Schritt 2	langfristige Strategie definieren	Welche Bereiche sind zur Strategieumsetzung entscheidend?
Schritt 3	Hauptziel/e festsetzen	Welche konkreten Oberziele wollen wir durch die Strategie (hier mittelfristig) erreichen?
Schritt 4	kritische Erfolgsfaktoren festlegen	Was muss man in jeder der Perspektiven besonders gut können?
Schritt 5	Balanced Scorecard entwickeln	Welche Ziele und Kennzahlen sind durch welche Vorgaben und Maßnahmen zu erreichen?
Schritt 6	Mitarbeiter am Erfolg beteiligen	Welche Anreize zur Umsetzung schaffen wir bei unseren Mitarbeitern?

- Es ist in die Aus- und Weiterbildung der Praxis-Mitarbeiter zu investieren.
- Es sind finanzielle Anreize für die Mitarbeiter zu erzeugen.

Ablauforganisatorische Faktoren
- Die gesamten Praxis-Abläufe sind derart zu gestalten, dass sie den Ansprüchen ihres Leitbildes gerecht werden.
- Es ist ein (hervorragender) Kundenservice zu bieten, der das Leitbild widerspiegelt.
- Zusätzliche administrative Aufgaben sind zu bewältigen.

Personelle Faktoren
- Es bedarf einer hohen Fachkompetenz der Mitarbeiter, damit sie ihre Kunden gut beraten können.
- Die Beschäftigten benötigen die Fähigkeit, Kunden vom hohen Nutzen der Vorsorgemaßnahmen zu überzeugen.
- Es sind monetäre und nichtmonetäre Anreize für die Angestellten zu schaffen, sich im Sinne des Leitbildes strategiekonform zu verhalten.

Kundenspezifische Faktoren
- Die Kunden sind von der Praxis so zu überzeugen, dass sie sie aktiv weiterempfehlen.
- Ob die Erwartungen der Kunden erfüllt bzw. sogar übertroffen werden, ist zu messen.
- Der hohe Nutzen der Prophylaxeangebote sollte von den Kunden deutlich wahrgenommen werden.

Schritt 5: Balanced Scorecard entwickeln

Bei der Entwicklung einer Balanced Scorecard liegt das Augenmerk auf den wichtigsten Unternehmenszielen. Die Balanced Scorecard wird auf einige wesentliche Kennzahlen und die sie verbindenden Ursache-Wirkungsbeziehungen beschränkt. Dadurch erzwingt man eine Abbildung der relevantesten Faktoren der betrieblichen Wertschöpfungskette in den Zielperspektiven der Balanced Scorecard – und damit gleichzeitig eine Fokussierung der Unternehmensstrategie unter Einbeziehung aller Ressourcen.

Die Balanced Scorecard dient dabei als Bindeglied zwischen der Entwicklung der Unternehmensstrategie und ihrer Realisierung; sie definiert den Handlungsrahmen für die Umsetzung der Strategie. Die Entwicklung der Balanced Scorecard soll bei der Unternehmensführung zur Klärung und zum Konsens bezüglich der strategischen Ziele führen. Dabei sollen alle Organisationsbereiche des Unternehmens an der Formulierung der Strategie und Zielfindung mitwirken. Die Balanced Scorecard soll die Ziele der Handlungsträger im Unternehmen einheitlich ausrichten. Dies geschieht zum einen durch die Kommunikation der Ziele selbst, die Verknüpfung von Kennzahlen mit konkreten Zielen für einzelne Personen oder Teams und damit verbundene Anreizsysteme. Zum anderen wird dies durch konkrete Kommunikations- und Weiterbildungsprogramme erreicht. Selbst die gemeinsame Erarbeitung der konkreten Ziele auf Teamebene erweist sich dabei bereits als kommunikationsfördernd.

Tab. 2.6   Beispiel einer Balanced Scorecard für eine Tierarztpraxis.

Finanzperspektive: Was bedeutet für unsere Praxis finanzieller Erfolg?			
Ziele	Kennzahlen	Vorgaben	Maßnahmen
Umsatzsteigerung in 3 Jahren um 30 %	Ø Umsatz pro Kunde	Ø Umsatz pro Kunde auf 250,- € pro Jahr steigern	verstärkt Vorsorgemaßnahmen durchführen: höherer Prophylaxepräparate-/Futtermittelverkauf
	Ø Umsatz pro Besuch	Ø Umsatz pro Besuch auf 50,- € steigern	
Erweiterung des Kundenstamms um 100 Tierhalter jährlich	Weiterempfehlungsquote (WEQ)	WEQ bei Zielgruppe >75 %	WEQ durch Kundenzufriedenheitsmessung ermitteln
Kundenperspektive: Was müssen wir für unsere Kunden tun, um die Ziele zu erreichen?			
Ziele	Kennzahlen	Vorgaben	Maßnahmen
Kunden von Prophylaxe überzeugen	Anzahl verkaufter Vorsorgeprogramme	5 Prophylaxeverträge pro Monat abschließen	Beratungstermine und -sprechstunden anbieten
Kundenzufriedenheit erhöhen	Customer Satisfaction Index (CSI)	CSI bei Zielgruppe >95	regelmäßig Kundenzufriedenheitsmessungen durchführen
Prozessperspektive: Welche Praxisabläufe müssen wir zur Zielerreichung verbessern?			
Ziele	Kennzahlen	Vorgaben	Maßnahmen
Wartezeitreduktion	Wartezeit pro Kunde	kein Kunde wartet länger als 20 Minuten	Terminpraxis einführen
Kundenbesuchsfrequenz erhöhen	Ø Besuchsfrequenz pro Kunde	Ø Besuchsfrequenz 5	kein Kunde verlässt die Praxis ohne neuen Termin
Mitarbeiterperspektive: Welche unserer Fähigkeiten müssen hierzu verbessert werden?			
Ziele	Kennzahlen	Vorgaben	Maßnahmen
fachliche Fähigkeiten verbessern	Anzahl Fortbildungen	2 Fortbildungen pro Mitarbeiter und Jahr	Mitarbeiter in Prophylaxe und gesunder Tierernährung schulen
kommunikative Fähigkeiten verbessern	Anzahl Kommunikationsschulungen	1 Schulung pro Mitarbeiter und Jahr	Verkaufsschulungen besuchen
Akquisitionsverhalten am Telefon verbessern	Auswertungen von Testanrufen (0 %–100 %)	positives Ergebnis von Testanrufen >90 %	regelmäßige Telefontrainings durchführen

Schritt 6: Mitarbeiter am Erfolg beteiligen

Als zusätzliche variable Lohnkomponenten wären in unserem Fall z. B. folgende Beteiligungsmöglichkeiten denkbar:
- Prozentuale Anteile der Margen von Prophylaxepräparaten als Teamprämien.
- Prozentuale Anteile der Margen von Futtermittelverkäufen als Teamprämien.
- Prozentuale Beteiligung an der Ergebnisverbesserung (Gewinnbeteiligung).
- Prämien, die sich an der Kundenzufriedenheit orientieren.

Die Verwendung einer Balanced Scorecard kann die Entwicklung und Durchführung von Verbesserungen in der Tierarztpraxis erleichtern.

2.4 Positionierungsstrategien für Tierärzte

Mit der SWOT-Analyse und der Balanced Scorecard lassen sich verschiedene, für das Unternehmen wichtige, zukunftsentscheidende Untersuchungen vornehmen und konkrete Messgrößen ableiten. Vor dem Hintergrund des zunehmenden Wettbewerbsdrucks in der Tierärzteschaft bleibt aber letztendlich die Frage, **wie** man sich in seinem Einzugsgebiet mit seiner Tierarztpraxis von seinen Wettbewerbern erfolgreich positiv abheben kann.

2.4.1 Engpasskonzentrierte Verhaltens- und Führungsstrategie

Was macht Ihre Tierarztpraxis also so einzigartig, dass Kunden „ausgerechnet" in Ihre Praxis kommen sollen bzw. wollen? Wie können Sie sich für bestehende und potenzielle Kunden mit Ihrer Praxis deutlich wahrnehmbar anders positionieren, als die anderen Wettbewerber in Ihrer Region?

Um diese Fragen beantworten zu können, kann eine Vorgehensweise für Ihre Tierarztpraxis empfohlen werden, die sich an die sogenannte „Engpasskonzentrierte Verhaltens- und Führungsstrategie" (EKS) des Systemforschers Wolfgang Mewes anlehnt (Friedrich et al. 2002). Diese Strategie wurde auf die Situation der Tierärzteschaft übertragen, in einigen Punkten etwas abgewandelt und in „Golden-Egg-Strategie" umbenannt.

Wolfgang Mewes hat bereits vor über drei Jahrzehnten mehr als 1000 besonders erfolgreiche Unternehmen nach deren Erfolgsprinzipien analysiert und daraus seine Lehre entwickelt. Diese Strategie setzt die persönlichen und betrieblichen Kräfte gezielt ein; Ziel ist es, sich durch die Kombination individueller Stärken und Fähigkeiten ein unverwechselbares Profil zu erarbeiten und daraus eine Spitzenleistung für eine bestimmte Zielgruppe zu entwickeln, indem man sich an deren brennendstem Problem orientiert. Die Umsetzung der EKS im privaten und/oder betrieblichen Umfeld

geschieht durch die Konzentration der vorhandenen Kräfte und Ressourcen auf den wirkungsvollsten Punkt. Ein auf Sand gebautes Haus wird nie sicher stehen. Wenn der Grund, die Basis, die Voraussetzungen nicht stimmen, wird die beste Idee nicht umgesetzt werden können. Guter Wille und 100%iger Einsatz alleine helfen da nicht weiter. Erst wenn ein Vorhaben in einen größeren Zusammenhang gestellt wird, einem übergeordneten Plan folgt, auf einer ganzheitlichen Strategie beruht, wird sich der Erfolg einstellen. Eine Strategie fordert und fördert Denken und Handeln in Zusammenhängen – für Schnellschüsse ist wenig Platz.

Die vier Grundprinzipien

Die EKS deckt mit nur vier Grundprinzipien (s. S. 64), die auf Erkenntnissen des Naturwissenschaftlers Justus von Liebig basieren, das ganze Spektrum erfolgreichen Vorgehens ab. Einmal verinnerlicht, führen diese vier Prinzipien ans Ziel, auch wenn der Weg anfangs beschwerlich erscheint (**Tab. 2.7**).

> **!** „Ein Durchschnittsmensch, der sich auf den wirkungsvollsten Punkt konzentriert, wird erfolgreicher sein als ein Genie, das sich verzettelt."
>
> **Wolfgang Mewes**

Die acht Positionierungsgrundsätze

Aus diesen vier Grundprinzipien leiten wir in Anlehnung an die EKS nun acht Positionierungsgrundsätze ab, die jeder Tierarzt für sich und seine Tierarztpraxis anwenden kann.

Positionierungsgrundsatz 1: Durch spezielle Stärken anders sein.

Schon bei der SWOT-Analyse wurde deutlich, wie wichtig es ist, seine **individuellen Stärken** zu kennen. Dabei hat jeder Mensch und auch jedes Unternehmen spezielle Stärken, mit denen man Wettbewerbsvorteile erzielen kann. Es gilt also herauszuarbeiten, welche besonderen Stärken Sie als Tierarzt mit Ihrer Tierarztpraxis heute schon haben und welche Sie gezielt ausbauen können. Ziel ist, ein individuelles, unverwechselbares Stär-

Tab. 2.7 Die vier Grundprinzipien der EKS.

Prinzip 1	Konzentration der Kräfte auf das **individuelle Stärkenpotenzial**, statt Verzettelung. Man geht davon aus, dass nur ein Spezialist, der seine Stärken voll und ganz nutzt, Spitzenleistungen erbringen kann. Deshalb lautet die wichtigste Voraussetzung für eine erfolgreiche Strategie: Konzentration der Kräfte und Spezialisierung auf das, was man am besten beherrscht und womit man seinen Kunden den größten Nutzen bieten kann.
Prinzip 2	Orientierung der Kräfte auf eine **konkret umrissene Zielgruppe**. Nicht für jeden ist eine Leistung gleichermaßen sinnvoll und nützlich – ganz bestimmte Menschen aber brauchen sie dringend. Für die setzt man sich ein, denen stellt man all sein Wissen und seine Fähigkeiten zur Verfügung. Diese Zielgruppe ist auch bereit, die Leistung entsprechend dem gebrachten Nutzen zu würdigen.
Prinzip 3	In eine Lücke, **Nische** gehen. Man konzentriert sich auf das, was (in seinem Einzugsgebiet) nicht oder nur unzureichend angeboten wird. Die Lösungen zielen auf Bereiche ab, die bisher vernachlässigt wurden oder die es noch zu entdecken gilt. Dabei gilt es, sich insbesondere auf immaterielle Werte zu konzentrieren, wie die tatsächlichen Kundenbedürfnisse.
Prinzip 4	Seiner Zielgruppe den **optimalen Nutzen** bieten. Man geht davon aus, dass auf die Nutzenoptimierung für eine Zielgruppe die Gewinnmaximierung des Unternehmens folgt.

kenprofil aufzubauen, das Sie mit Ihrer Praxis in Ihrer Region einzigartig macht und für Ihre Zielgruppe wahrnehmbar von Ihren Wettbewerbern unterscheidet. Ihrer Zielgruppe sollte auffallen, was Ihre Praxis von denen Ihrer Kollegen unterscheidet. Der Kunde möchte nicht hören, dass Sie einfach „besser" sind. Das behauptet jeder. Er möchte wissen, was Sie von den anderen Praxen unterscheidet.

Die folgenden Orientierungsfragen sollen Ihnen helfen, ein ganz persönliches Stärkenprofil für Ihre Tierarztpraxis zu erarbeiten:
- Was macht Ihnen und Ihren Mitarbeitern am meisten Spaß?
- Was tun Sie persönlich und Ihre Mitarbeiter besonders gerne und erfolgreich?
- Welche Fähigkeiten haben wir, die andere nicht haben?
- Was können wir heute schon besser als die anderen?
- Was schätzen unsere Kunden an unserer Tierarztpraxis und warum kommen sie überhaupt zu uns?
- Welche Leistungen bieten wir insgesamt an und mit welchen haben wir schon jetzt überdurchschnittlichen Erfolg?
- Welche Leistungen bieten unseren Kunden einen besonderen Nutzen?
- Welche Kundenprobleme lösen wir in unserer Praxis besser als die anderen?

- Was bekommen unsere Kunden nur bei uns und sonst bei niemandem?
- Welche zusätzlichen Leistungen und welchen zusätzlichen Service könnten wir anbieten?
- Wie vermitteln wir unseren Kunden, was wir am besten können?

! Ihre Tierarztpraxis sollte vor allem anders sein als die anderen.

Positionierungsgrundsatz 2: Erfolgversprechendste Wachstumsmärkte ermitteln.

Im zweiten Schritt geht es nun um die Suche nach geeigneten Spezialisierungsmöglichkeiten in dem erfolgversprechendsten Wachstumsfeld, in dem Sie die Stärken Ihrer Tierarztpraxis optimal zur Geltung bringen können. Mit dem, was Sie besonders gut und gerne tun, haben Sie dabei die besten Chancen, überdurchschnittlich erfolgreich zu sein. Dabei sollten Ihre Stärken zum Spezialgebiet passen wie der Schlüssel zum Schloss. Oft ergibt sich dieses Wachstumsfeld direkt aus einer Ihrer größten Stärken, wie z. B. bei einem Tierarzt, der selbst ein fachkundiger Reptilienliebhaber ist und sich mit seinen Leistungen auf dieses Spezialgebiet konzentriert. Dabei können Sie also entweder bereits vorhandene Geschäftsfelder ausbauen oder sich neue Betätigungsfelder erschließen. Wichtig ist, dass in diesem Spezialgebiet deutliche Wachstumspotenziale tatsächlich noch vorhanden sind. Das ist insbesondere dann der Fall, wenn es in Ihrem Einzugsgebiet hierfür entweder kaum Konkurrenz gibt oder Sie überzeugend bessere Lösungen als die Mitbewerber bieten.

Die folgenden Orientierungsfragen sollen Ihnen beim Auffinden eines wachstumsorientierten Spezialgebietes weiterhelfen:

- Welche Spezialgebiete könnten sich aus dem Stärkenprofil Ihrer Tierarztpraxis unmittelbar ergeben?
- Welche zusätzlichen Vermarktungschancen könnten sich aus Ihren speziellen Stärken ergeben?
- Für welche Ihrer Stärken werden Ihre Kunden wohl bereit sein zu zahlen?
- Welche Einzelleistungen lassen sich zu einem neuen Nutzenangebot kombinieren?
- Mit welchen Spezialisierungsansätzen könnten Sie sich selbst und Ihre Mitarbeiter am ehesten identifizieren?
- Durch welche Spezialisierungsansätze hat Ihre Tierarztpraxis schon heute eine relativ starke Marktposition?
- Welche Spezialgebiete sind besonders wachstumsorientiert?
- Durch welches Spezialisierungsangebot oder welchen besonderen Service könnte Ihre Tierarztpraxis relativ rasch eine starke Marktstellung erlangen?
- Welche Chancen sehen Sie für Ihre Tierarztpraxis aufgrund von Schwächen Ihrer Mitbewerber?

! Mit Ihrer Tierarztpraxis sollten Sie Außergewöhnliches auf einem wachstumsorientierten Spezialgebiet bieten.

Positionierungsgrundsatz 3: Erfolgversprechendste Zielgruppen bestimmen.

In diesem dritten Schritt geht es nun darum, die erfolgversprechendsten Zielgruppen zu finden, die hinter Ihrem besonderen Wachstumsfeld stehen. Natürlich werden Sie mit Ihrer Tierarztpraxis weiterhin vielen verschiedenen Kunden Ihre Leistungen anbieten. Doch nur Ihre Basisleistungen sind für die Gesamtheit Ihrer Kunden bestimmt. Mit Ihrem Spezialgebiet konzentrieren Sie sich lediglich auf einen Teil Ihrer Klientel und bieten diesen

speziellen Zielgruppen eben etwas ganz Besonderes. Ihr Spezialgebiet orientiert sich dabei an den Wünschen, Bedürfnissen und Problemen dieser Zielgruppen, die Sie dann gezielt aktiv betreuen. Bewährt hat es sich in diesem Zusammenhang zunächst einmal Ihre bestehende Kundenstruktur zu analysieren. Identifizieren Sie mittels Ihrer EDV die 20 % Ihrer Kunden, die am meisten zum Gesamtumsatz beitragen und klassifizieren Sie diese nach den Segmentierungskriterien, die am besten zu Ihrem Spezialgebiet passen.

Im Folgenden finden Sie wieder einige Orientierungsfragen, die Ihnen helfen, Ihre speziellen Zielgruppen zu finden:

- Welche Kunden und welche Kundengruppen hat Ihre Tierarztpraxis derzeitig?
- Mit welchen dieser Kundengruppen erzielt Ihre Tierarztpraxis die größten Umsätze?
- Für welche Kundengruppen ist Ihre Tierarztpraxis besonders attraktiv und warum?
- Für welche Kunden und Kundengruppen ist Ihre Tierarztpraxis aufgrund Ihrer speziellen Stärken am besten geeignet?
- Welche Kundengruppen könnten ein besonderes Interesse an Ihrem künftigen Spezialgebiet haben?
- Welche wären künftig Ihre Lieblings-Kundengruppen?
- Welche Kundengruppen werden vor dem Hintergrund Ihrer Stärken und Ihres Spezialgebietes künftig die größte Bedeutung für Ihre Tierarztpraxis haben?

! Sie sollten die erfolgversprechendsten Zielgruppen Ihrer Tierarztpraxis identifizieren.

Positionierungsgrundsatz 4: Brennendste Probleme der Zielgruppen lösen.

Auch eine Tierarztpraxis ist ein Problemlöser seiner Kunden. Ein Tierhalter möchte, dass Sie als Tierarzt Gesundheitsprobleme bei seinem Tier beheben oder gar nicht erst entstehen lassen. Je größer ein Problem ist, desto stärker ist die Nachfrage nach der Leistung, die genau dieses Problem löst. Hinter jedem Problem steht der Bedarf nach einer guten Problemlösung und damit eine Marktchance für Ihre Tierarztpraxis. Je besser Sie also die brennendsten Probleme Ihrer Kunden lösen, desto größer wird Ihr Erfolg sein. Dazu muss man diese Probleme seiner Zielgruppen genau kennen. Entscheidend ist hierbei, welche Probleme von den Zielgruppen als wichtig erachtet werden, und nicht, welche Sie selbst dafür halten. Hierbei geht es nicht um eine objektive Betrachtung, sondern um die subjektiven Bedürfnisse der erfolgversprechendsten Zielgruppen. Die subjektive Wahrnehmung steht über der objektiven Wahrheit.

Nehmen Sie einmal an, ein sehr gesundheitsbewusster Tierhalter (an sich Ihre Hauptzielgruppe), wünscht sich von Ihnen für sein gesundes Haustier die Gabe einer „Aufbauspritze". Er möchte nur das Allerbeste für sein Tier und ist davon überzeugt, dass dies dem Tier hilft und es weiterhin gesund erhält (subjektives Bedürfnis). Selbst wenn sie als Mediziner von der Sinnhaftigkeit dieser Maßnahme nicht überzeugt sein sollten (objektive Betrachtung), würden Sie den Tierhalter enttäuschen, wenn Sie seinem Wunsch nicht entsprechen bzw. ihn nicht entsprechend beraten. Für ihn ist eben das brennendste Problem die Gesunderhaltung seines Lieblings.

Um die brennendsten Probleme seiner Zielgruppen zu erkennen, ist ein guter Kontakt zu den Kunden unabdingbar. Führen Sie also so oft wie möglich Gespräche mit Vertretern Ihrer Zielgruppen über deren Bedürfnisse, Wünsche und Probleme. Studieren Sie ihre Lebenskonzepte; lesen Sie das, was Vertreter Ihrer Zielgruppen lesen, oder veranstalten Sie Kundenforen. Versetzen Sie sich in die Lage Ihrer erfolgversprechendsten Zielgruppen. Welche Probleme haben sie wirklich, die Sie mit Ihren Leistungen lösen können?

Die folgenden Orientierungsfragen unterstützen Sie dabei:
- Welche Bedürfnisse, Wünsche und Probleme der Zielgruppen Ihrer Tierarztpraxis sind Ihnen bereits bekannt?
- Welche Bedürfnisse, Wünsche und Probleme werden für Ihre Zielgruppen dabei besonders dringend sein?
- Welche Bedürfnisse haben die Mitglieder Ihrer Zielgruppen geäußert, z.B. bei Reklamationen?
- Welches wären Ihre eigenen dringendsten Probleme, wenn Sie selbst zur Zielgruppe gehörten?

- Welche Kunden hat Ihre Tierarztpraxis in der Vergangenheit verloren und warum?
- Welche Kunden hat Ihre Tierarztpraxis in der Vergangenheit neu dazugewonnen und warum?
- Welche Bedürfnisse Ihrer Zielgruppen erfüllen Sie heute schon besser als Ihre Wettbewerber?
- Welche Bedürfnisse werden die Zielgruppen Ihrer Tierarztpraxis künftig verstärkt haben?

! Sie sollten die brennendsten Probleme der Zielgruppen Ihrer Tierarztpraxis genauestens kennen.

Positionierungsgrundsatz 5: Innovationen entwickeln.

Wenn Sie mit Ihrer Tierarztpraxis jeweils der beste Problemlöser Ihrer Zielgruppe sein möchten, sollten Sie regelmäßig auch darüber nachdenken, wie Sie Ihre Leistungen kontinuierlich verbessern können. „Stillstand heißt Rückschritt", lautet eine bekannte Devise. Da sich die Bedürfnisse, Wünsche und Probleme Ihrer Zielgruppen im Laufe der Zeit ändern werden, sollten Sie dementsprechend auch die Leistungen für Ihre Kunden regelmäßig anpassen. Die Innovationen sollten sich dabei natürlich eng an den jeweils brennendsten Problemen der Zielgruppen orientieren. Gleichzeitig ist natürlich auch der regelmäßige Dialog mit Ihren Zielgruppen sehr wichtig. Stellen Sie gemeinsam mit den Personen Ihrer Zielgruppen fest, ob die jeweilige vermeintlich innovative Lösung für ein bestimmtes Problem von ihnen akzeptiert wird.

Nachstehend wieder einige Orientierungsfragen, die Sie und Ihre Innovationsideen weiterbringen können:
- Wie wurden die brennendsten Probleme der Zielgruppen Ihrer Tierarztpraxis bisher gelöst?
- Auf welche Weise könnten diese Probleme besser gelöst werden als bisher?
- Wie werden ähnliche Probleme in anderen Branchen bereits gelöst?
- Wie sähe eine Ideallösung für die brennendsten Probleme Ihrer Zielgruppe aus?
- Könnten die Probleme Ihrer Zielgruppe durch entsprechende Kooperationspartner besser gelöst werden?

Positionierungsgrundsatz 6: Geeignete Kooperationspartner suchen.

Nicht jeder kann alles selbst machen. Wer sich spezialisiert, ist naturgemäß schon alleine deshalb darauf angewiesen, mit anderen zusammenzuarbeiten. Da der Spezialist nur Dinge tut, die er besser kann als andere, müssen in diesem Zusammenhang die anderen Aufgaben an Partner delegiert werden. Kooperationen können dabei in Form einer eher lockeren Zusammenarbeit bis hin zu einer sehr engen, vielleicht sogar vertraglich gebundenen Partnerschaft bestehen. Kooperationen sind immer erfolgreicher als Konkurrenz und Wettbewerb, wenn die Partner komplementäre, also sich ergänzende Fähigkeiten besitzen. So können Synergien entstehen, bei denen alle Partner nur gewinnen können. Durch die gemeinsame Bündelung von Kräften erhöht man seine Durchschlagskraft und erreicht mehr, als die Summe dessen, was jeder im Alleingang schaffen würde. Wer alleine arbeitet addiert, wer zusammenarbeitet multipliziert.

Die folgenden Orientierungsfragen helfen Ihnen, einen geeigneten Kooperationspartner zu finden:
- Von welchen Aufgaben möchte sich Ihre Tierarztpraxis bewusst befreien, weil sie dafür kaum Kernkompetenzen besitzt?
- Welche Aufgaben sollte ein optimaler Kooperationspartner davon übernehmen?
- Wer hat ähnliche Zielgruppen wie Ihre Tierarztpraxis, steht aber mit bestimmten Leistungen nicht mit Ihnen im direkten Wettbewerb?
- Wer löst ähnliche Probleme wie Sie, allerdings für andere Zielgruppen?
- Wer erbringt bereits Leistungen, die zur Lösung der Probleme Ihrer Zielgruppe beitragen?
- Welche potenziellen Kooperationspartner könnten Ihnen am wirkungsvollsten helfen, die Probleme Ihrer Zielgruppen zu lösen?

! Ihre Tierarztpraxis sollte durch geeignete Kooperationspartner den Nutzen für Ihre Zielgruppen maßgeblich erhöhen.

Positionierungsgrundsatz 7: Grundbedürfnisse festlegen.

Die Spezialisierung sollte sich auf die konstanten Grundbedürfnisse von Menschen beziehen und nicht auf die variablen Bedürfnisse. Konstant sind Grundbedürfnisse, wie z. B. Gesundheit, Hygiene, Information oder auch Kommunikation. Variabel ist oft das, was zur Befriedigung dieser Grundbedürfnisse dient, wie z. B. bestimmte Produkte, Verfahren oder Rohstoffe. Wer sich mit seiner Spezialisierung auf die variablen Bedürfnisse konzentriert, lebt riskant. Wer z. B. seine Spezialisierung darauf auslegt, die beste Röntgen-Praxis in seiner Region zu sein, macht seine Spezialisierung an diesem Verfahren fest. Das klassische Röntgen-Verfahren wird inzwischen aber durch andere Techniken wie z. B. die Computer-Tomographie oder auch die Magnetresonanztomographie ergänzt bzw. ersetzt. Sinnvoll wäre es also, mit seiner Radiologischen Praxis zu der besten „Praxis zur Diagnose durch bildgebende Verfahren" zu werden.

Hier wieder einige Orientierungsfragen:
- Welche Bedürfnisse unserer Zielgruppen möchten wir mit der Spezialisierung unserer Tierarztpraxis befriedigen?
- Haben wir uns bei unserer Spezialisierung auf bestimmte Produkte oder Verfahren konzentriert, die austauschbar sind?
- Könnten bei unserer Spezialisierung Substitutionen auftreten?
- Befriedigen wir mit unserer Spezialisierung wirklich konstante Grundbedürfnisse unserer Zielgruppen?

! Die Spezialisierung Ihrer Tierarztpraxis sollte sich auf die Befriedigung von konstanten Grundbedürfnissen Ihrer Zielgruppen beziehen.

Positionierungsgrundsatz 8: Der Erste sein.

Wir kommen nun zum letzten, aber sehr wichtigen Punkt der „Golden-Egg-Strategie". Um eine entsprechend hohe Marktdurchdringung zu erreichen, ist es häufig erforderlich, als Erster mit seinem Leistungsangebot am Markt zu sein. Selbst wenn Sie mit Ihrer Tierarztpraxis einer kleinen Zielgruppe etwas Neues bieten, das genau deren Bedürfnisse trifft, kann dies wesentlich erfolgreicher sein, als wenn Sie Erfolgskonzepte von anderen für eine größere Zielgruppe lediglich „kopieren". Schon Cäsar sagte: „Lieber der Erste im Dorf als der Zweite in der Stadt!"

Vermutlich werden Sie wissen, wem es im Jahr 1953 als Erstem gelang, den Gipfel des Mount Everest zu bezwingen. Das war bekanntlich Sir Edmund Hillary. Erst im Jahr 1956 gelang den Bergsteigern Ernst Schmied, Jürg Marmet, Dölf Reist und Hansruedi von Gunten das Gleiche auf der Route der Erstbesteiger. Kennen Sie diese Personen? Ihre Namen hört man nur selten. Als erste Frau stand im Jahr 1975 die Japanerin Junko Tabei auf dem Gipfel des höchsten Bergs der Erde. Sie kennen wiederum einige, weil es die erste Frau war. Im Jahr 1980 gelang Reinhold Messner die erste Alleinbegehung des Bergs im reinen Alpinstil. Er wurde eben dadurch bekannt, dass ihm die Besteigung ohne Hochträger und Hilfsmittel, wie z.B. ein Sauerstoffgerät, gelang.

Seien Sie also der Erste (in Ihrer Region) mit einem besonderen Angebot oder „erfinden" Sie hierfür eine neue Kategorie, wie z.B. der britische Erfinder Sir James Dyson. Er erfand zwar nicht den ersten Staubsauger, den gab es schon, aber den ersten „ohne Saugkraftverlust". Das war neu; also eine neue Kategorie.

Hier die Orientierungsfragen zu diesem Positionierungsgrundsatz:

- Mit welchem Spezialisierungsansatz können wir für bestimmte Zielgruppen die Ersten sein?
- Was gibt es bisher nur in anderen Branchen, das man auf unsere Tierarztpraxis übertragen kann?
- Was gibt es zwar schon, aber nicht für unsere Zielgruppen?
- Was gibt es zwar schon, aber nicht in unserem Einzugsgebiet?
- Wie könnten wir für das, was es schon gibt, eine neue Kategorie erfinden?

! Seien Sie mit der Spezialisierung Ihrer Tierarztpraxis der Erste (in Ihrer Region) oder erfinden Sie eine neue Kategorie für etwas Bestehendes.

2.4.2 Positionierungsstrategien in der Praxis

An dieser Stelle möchten wir das Beispiel aus dem Kapitel Ziel- und Strategiedefinition noch einmal aufgreifen und aufzeigen, wie die Praxis, für die eingangs ein Leitbild entwickelt wurde, die „Golden-Egg-Strategie" zur Positionierung mit einem konkreten Leistungsangebot für eine bestimmte Zielgruppe genutzt hat:

Tab. 2.8 Eine Positionierungsstrategie am Beispiel Prophylaxe.

Positionierungsgrundsatz 1	Durch welche Stärken wollen wir anders sein? • Hohe Leistungs- und Beratungskompetenz zur Gesundheitsvorsorge.
Positionierungsgrundsatz 2	Auf welchem Spezialgebiet wollen wir außergewöhnlich sein? • Der Vermeidung von Krankheiten auch durch eine gesunde Ernährung.
Positionierungsgrundsatz 3	Welches ist unsere erfolgversprechendste Zielgruppe? • Tierhalter mit einer hohen emotionalen Bindung zu ihrem Tier.
Positionierungsgrundsatz 4	Was ist das brennendste Problem dieser Zielgruppe? • Das Tier soll glücklich und gesund sein, gesund bleiben und möglichst lange leben.
Positionierungsgrundsatz 5	Welche Innovation löst das Problem besser? • Systematisierte und dokumentierte regelmäßige Gesundheitschecks.
Positionierungsgrundsatz 6	Mit wem wollen wir kooperieren? • Hunde- und Katzenzüchter, Hundevereine, Tierpensionen.
Positionierungsgrundsatz 7	Welches konstante Grundbedürfnis wollen wir befriedigen? • Hohe Lebensqualität und lebenslanger Spaß mit einem gesunden Tier.
Positionierungsgrundsatz 8	Womit sind wir die Ersten in unserer Region? • Prophylaxepakete zu einem monatlichen Pauschalpreis im Rahmen der GOT.

Abschließend zu diesem Kapitel möchten wir nochmals darauf hinweisen, dass die Ausarbeitung einer erfolgreichen Unternehmensstrategie immer ein Unikat ist und in einem praxisspezifischen Business-Plan münden sollte. Auch für Tierarzt-praxen gibt es keine, auf alle passende Strategie „von der Stange". Eine gute Strategie baut immer auf den individuellen persönlichen Stärken, Fähig-keiten und Neigungen des Praxisinhabers und des gesamten Praxisteams auf. Wer das macht, was alle machen, bleibt bestenfalls durchschnittlich. Seien Sie anders!

> **!** **Wer zur Quelle will, muss gegen den Strom schwimmen.**
>
> **Hermann Hesse**

Planungs-rechnung 3

3 Planungsrechnung

Keine Angst! Wir möchten Sie in diesem Kapitel nicht mit umständlichen, theoretischen Ausführungen über die betriebswirtschaftlichen Kosten- und Leistungsrechnung oder gar die Bilanzierung belasten. Dies sind zwar alles sehr wichtige Dinge, die aber die meisten niedergelassenen Tierärzte kaum interessieren. Deshalb erfolgt nachstehend die Beschränkung auf Faktoren, die für den Praktiker im Rahmen der strategischen und operativen Unternehmensplanung unabdingbar sind, um sich anhand bestimmter Kenngrößen Ziele zu setzen und deren Zielerfüllung zu überwachen. Denn das ist die ureigenste Aufgabe von Managern, zu denen Sie als Praxisinhaber gehören. Zu den Arbeiten eines Managers gehört es auch, die richtigen Personen an den richtigen Stellen einzusetzen. Bemühen Sie also lieber Fachleute, wenn es in die „Tiefen der Betriebswirtschaft" geht.

Etliche Praktiker aus der Tierärzteschaft haben ihre wirtschaftliche Situation allein dadurch verbessert, dass sie einige wenige Kenngrößen regelmäßig überwachen. Sie können Veränderungen somit sofort feststellen und sind dadurch in der Lage, gezielt gegenzusteuern. Dabei verhält es sich ähnlich wie bei sich selbst auferlegten Diätprogrammen zur Reduktion des eigenen Körpergewichtes. Getreu nach dem „Weight-Watchers-Prinzip" erreicht man Erfolge nur dann, wenn man sein Körpergewicht bzw. seine Praxiskenngrößen regelmäßig kontrolliert.

> **!** Nur das, was gemessen wird, wird auch verändert.
>
> Manager-„Weisheit"

Tatsächlich ist die Umsatz-, Kosten- und Ergebnisplanung für eine Tierarztpraxis relativ einfach und gewöhnlich mit den vier Grundrechenarten zu bewältigen (**Tab. 3.1**).

Die meisten niedergelassenen Tierärzte sind Freiberufler und gemäß § 4 Abs. 3 Einkommensteuer-

Tab. 3.1 Betriebswirtschaftliches Grundschema.

Allgemein	Betriebswirtschaftlich
Einnahmen –Ausgaben	Umsatzerlöse –Aufwand bzw. Kosten
Plus oder Minus	Betriebsergebnis (Gewinn oder Verlust)

gesetz nicht buchführungspflichtig. Dies gilt auch für Gewerbebetriebe bis zu einem Jahresumsatz von 260 000 Euro oder einem Gewinn bis zu 25 000 Euro. Für diese reicht es aus, eine sogenannte **Einnahmen-Überschuss-Rechnung** anzufertigen. Dabei sind lediglich alle Betriebseinnahmen und alle Betriebsausgaben gegenüberzustellen. Als Saldo ergibt sich der Gewinn bzw. Verlust. Der Einfachheit halber beziehen sich die Beispiele nachstehend auf diese Berechnungsmethode. Außerdem werden jeweils die reinen Netto-Beträge zugrunde gelegt, d.h. ohne die Mehrwert- bzw. Umsatzsteuer, weil es sich dabei lediglich um „durchlaufende Posten" handelt.

Darüber hinaus wird der „Gewinn" hier vor dessen Versteuerung angegeben. Dieser Gewinn kommt also nicht dem Einkommen eines Tierarztes gleich, weil hiervon noch die Einkommensteuer abzuziehen ist. Auch die Abschreibungen (AfA = Absetzung für Abnutzung), die für Wirtschaftsgüter über einem bestimmten Anschaffungswert anzusetzen sind, und die Zinsen gehen zur Vereinfachung in diese Betrachtungen nicht mit ein.

3.1 Planung der Umsatzerlöse

Bei einer klassischen Tierarztpraxis kann der Umsatz („...aus gewöhnlicher Geschäftstätigkeit", wie Steuerfachleute sagen) im Allgemeinen durch drei Kenngrößen berechnet werden: die **Kundenzahl**, die **Besuchsfrequenz** und den **Umsatz pro Besuch**.

$$\text{Umsatz} = \text{Kundenanzahl} \times \oslash \text{Besucherfrequenz}$$
$$\times \oslash \text{Umsatz pro Besuch}$$

Angenommen, eine kleinere Tierarztpraxis mit einem Praxisinhaber, einem Assistenten, zwei Tierärztlichen Fachangestellten und einer Auszubildenden betreut jährlich 1800 Kunden (Kundenanzahl). Diese kommen im Jahr durchschnittlich viermal in die Praxis (Besuchsfrequenz), wodurch sich rechnerisch eine Anzahl von 7200 Kundenbesuchen jährlich ergibt. Bei einem durchschnittlichen Besuchsumsatz von 35,- Euro netto (Umsatz pro Besuch), erzielt diese Praxis somit einen Nettoumsatz von 252 000,- Euro im Jahr.

Mit der **Kundenanzahl** ist die Anzahl der aktiven Kunden gemeint, die in einem bestimmten Zeitraum bzw. Periode (z. B. in einem Jahr) tatsächliche Leistungen von der Tierarztpraxis bezogen haben und zwar die Leistungen, die dabei auch in Rechnung gestellt wurden. Hierbei geht es somit nicht um sämtliche Kunden, die eine Tierarztpraxis in ihrer Kartei/Datei führt, denn darin sind gewöhnlich etliche „Karteileichen" enthalten, die für diese Betrachtung keine Bedeutung haben. Wenn die Tierhalterin Frau Mustermann die Tierarztpraxis mehrmals in einer Periode besuchte bzw. der Tierarzt in diesem Zeitraum bei ihr mehrere Hausbesuche machte, wird sie als eine Kundin gezählt. Das gilt auch für den Fall, wenn die Kundin sich nur einmal in diesem Jahr mit einem Medikament für ihr Tier von dieser Praxis versorgt hat. Haben also z. B. 1800 Personen in einem Jahr berechnete Leistungen in irgendeiner Form erhalten, so entspricht dieser Wert der Kundenanzahl, ganz gleich, wie oft sie dabei Leistungen in Anspruch nahmen.

Die Häufigkeit der Inanspruchnahme einer Leistung drückt sich durch die sogenannte **Besuchsfrequenz** aus. Wenn also Frau Mustermann regelmäßig einmal im Monat Leistungen der Tierarztpraxis bezogen hat, die ihr berechnet wurden, weist sie demgemäß eine Besuchsfrequenz von zwölf auf (1 Besuch pro Monat × 12 Monate). Die durchschnittliche Besuchsfrequenz der Kunden einer Tierarztpraxis ergibt sich nun daraus, wie häufig die Anzahl der aktiven Kunden in einem bestimmten Zeitraum berechnete Leistungen der Praxis in Anspruch genommen haben. Wenn die

Praxis in einem Jahr mit 1800 Kunden 7200 Mal einen Kundenkontakt hatte, den sie in Rechnung stellte, entspricht das einer durchschnittlichen jährlichen Besuchsfrequenz von 4,0 (7200 berechnete Kundenkontakte : 1800 aktive Kunden). Das bedeutet, dass ein Kunde die Praxis durchschnittlich viermal im Jahr besucht.

Mit jedem Kundenkontakt, der in Rechnung gestellt wird, erzielt die Tierarztpraxis eine Einnahme, die zum Gesamtumsatz beiträgt. Das ist hier mit „**Umsatz pro Besuch**" gemeint. Dieser wird vereinzelt auch als „Umsatz pro Behandlung" bezeichnet. Der Begriff „Besuch" beinhaltet neben Tierhalterkontakten in der Praxis ebenso die durchgeführten Haus- bzw. Hofbesuche. Bei der Leistung kann es sich neben tierärztlichen Behandlungen im eigentlichen Sinne auch z. B. um den Verkauf von Futtermitteln handeln. Wenn eine Praxis jährlich mit 7200 berechneten Kundenkontakten (Besuchen) einen Gesamtumsatz von 252 000,- Euro im Jahr erzielt, ergibt sich ein durchschnittlicher Umsatz pro Besuch von 35,- Euro (252 000 Euro : 7200 Besuche).

Allein wenn Sie diese drei Kennzahlen regelmäßig (z. B. monatlich) im Auge behalten, haben Sie schon einen guten Überblick darüber, wie es mit Ihrer Tierarztpraxis aus wirtschaftlicher Sicht jeweils bestellt ist. Sie bemerken sofort, wenn sich Ihre Kundenanzahl in einem bestimmten Betrachtungszeitraum (z. B. jeweils den vergangenen zwölf Monaten) ändert. Auch eine Abweichung bei der durchschnittlichen Besuchsfrequenz oder den durchschnittlichen Umsätzen pro Besuch fällt schnell auf und Sie können entsprechende Maßnahmen einleiten.

Zur regelmäßigen Überwachung müssen Sie sich diese Kennzahlen zunächst für Ihre Tierarztpraxis ausrechnen. Woher bekommen Sie nun diese Daten? Die notwendigen Werte gibt Ihnen Ihre EDV, die nicht kundenbezogenen Finanzdaten erhalten Sie aus den betriebswirtschaftlichen Auswertungen (BWA) Ihres Steuerberaters. Jede gute Praxissoftware sollte heutzutage hierauf eine Antwort geben. Wenn es mit Ihrer Software auch nicht „auf Knopfdruck" gelingt, die Kennzahlen direkt zu erhalten, so sollten Sie sich dennoch einzelne Daten periodenbezogen herausfiltern können, um eigene Berechnungen anzustellen. Dabei gilt:

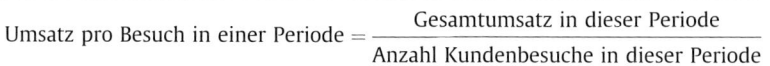

$$\text{Umsatz pro Besuch in einer Periode} = \frac{\text{Gesamtumsatz in dieser Periode}}{\text{Anzahl Kundenbesuche in dieser Periode}}$$

$$\text{Besuchsfrequenz in einer Periode} = \frac{\text{Anzahl Kundenbesuche in dieser Periode}}{\text{Anzahl aktiver Kunden in dieser Periode}}$$

$$\text{Umsatz pro Kunde in einer Periode} = \frac{\text{Gesamtumsatz in dieser Periode}}{\text{Anzahl aktiver Kunden in dieser Periode}}$$

3.1.1 Der Blick in die Vergangenheit

Jetzt können Sie die individuellen Kennzahlen, z.B. des vergangenen Jahres, für Ihre Tierarztpraxis selbst ausrechnen. Für das Beispiel ergibt sich dabei das in **Tab. 3.2** gezeigte Bild (Werte gerundet).

Im Anschluss können die einzelnen Kennzahlen weiter in die verschiedenen Unterbereiche Ihrer Tierarztpraxis aufgeteilt werden, um so einen Einblick in die Leistungsfähigkeit verschiedener Bereiche zu erhalten und sie miteinander vergleichen zu können. Hierzu könnten Sie z.B. die Kennzahlen auf folgende Größen beziehen, auf:

- die einzelne Tierart (z.B. Hunde, Katzen, Schweinebestände).
- einzelne Kundengruppen (z.B. Hundehalter, Pferdbesitzer, Landwirte).
- die einzelnen Tierärzte (z.B. Assistent 1, Assistent 2, Assistent 3).
- einzelne Leistungen (z.B. Impfungen, Zahnbehandlungen, Kastrationen).
- einzelne Verkaufsbereiche (z.B. Ekto- und Endoparasitika, Futtermittel).

- Stammkunden.
- Überweisungskunden.

Wenn Sie nun Kennzahlen für die drei bis fünf vergangenen Geschäftsjahre ausrechnen und miteinander vergleichen, erhalten Sie einen sehr guten Überblick darüber, ob und wie sich die Leistungsfähigkeit Ihrer Tierarztpraxis in den vergangenen Jahren verändert hat (**Tab. 3.3**, Werte gerundet).

Tab. 3.2 Beispiel für die Berechnung der individuellen Kennzahlen einer Praxis.

	Beispiel	Meine Praxis
Nettoumsatz gesamt	252 000,- €	
Anzahl aktiver Kunden	1 800	
Anzahl Besuche	7 200	
Ø Besuchsfrequenz	4,0	
Ø Umsatz pro Besuch	35,- €	
Ø Umsatz pro Kunde	140,- €	

Tab. 3.3 Vergleich von Beispiel-Kennzahlen zur Beurteilung der Leistungsfähigkeit einer Praxis.

	vor 3 Jahren	vor 2 Jahren	letztes Jahr
Nettoumsatz gesamt	223 516,- €	261 252,- €	252 000,- €
Anzahl aktiver Kunden	1730	1770	1800
Anzahl Besuche	6574	7257	7200
Ø Besuchsfrequenz	3,8	4,1	4,0
Ø Umsatz pro Besuch	34,- €	36,- €	35,- €
Ø Umsatz pro Kunde	129,- €	148,- €	140,- €

Tab. 3.4 Vergleich der eigenen Praxis-Kennzahlen zur Beurteilung der Leistungsfähigkeit.

	vor 3 Jahren	vor 2 Jahren	letztes Jahr
Nettoumsatz gesamt			
Anzahl aktiver Kunden			
Anzahl Besuche			
Ø Besuchsfrequenz			
Ø Umsatz pro Besuch			
Ø Umsatz pro Kunde			

Auf diese Weise wird sofort ersichtlich, wodurch es zu den unterschiedlichen Umsätzen in den drei Jahren kam. Obwohl sich die Kundenanzahl im Betrachtungszeitraum kontinuierlich erhöht hat, sind die Gesamtumsätze im letzten Jahr gegenüber dem Vorjahr zurückgegangen. Das ist in diesem Beispiel eine Folge der leicht zurückgegangenen durchschnittlichen Besuchsfrequenz und dem um ein Euro geringeren durchschnittlichen Umsatz pro Besuch im letzten Jahr. Hätte diese Praxis ihre Kennzahlen monatlich überwacht, wäre die Veränderung sofort aufgefallen und sie hätte durch die Einleitung entsprechender Maßnahmen (z. B. Kunden öfter nachbestellen, intensivere Diagnostik) umgehend gegensteuern können. Es hätte also gar nicht erst zu den Umsatzeinbußen kommen müssen.

Nun können Sie sich ausrechnen, wie sich die Kennzahlen Ihrer Tierarztpraxis in den vergangenen Jahren verändert haben und daraus Ihre eigenen Rückschlüsse ziehen (**Tab. 3.4**).

An dieser Stelle wird klar, wie Sie Ihre Praxisstrategie anhand weniger, konkret messbarer (kurz-, mittel- und langfristiger) strategischer Ziele umsetzen können. Zunächst einmal sollten Sie die Kennzahlen analysieren, die Sie in der Vergangenheit erreicht haben. Auf dieser Basis können Sie mit Ihrem Team konkrete (Kennzahlen-)Ziele festlegen. Danach können Sie gemeinsam erarbeiten, durch welche Maßnahmen (Zielinhalt und Ausmaß) diese Ziele bis wann (Zielzeit) und durch wen erreicht werden sollen.

! **Wie in der Medizin, gilt auch bei der strategischen und operativen Unternehmensplanung, zuerst die Diagnose (Analyse) und** **dann die Therapie (Implementierung = Maßnahmenumsetzung).**

3.1.2 Der Blick in die Zukunft

Anfang „dieses Jahres" könnte sich das Praxisteam aus dem vorherigen Beispiel vielleicht folgende Ziele vorgenommen haben, die es mit Abschluss des dritten Jahres gegenüber dem „letzten Jahr" aus Tab. 3.3 erreicht haben möchte:
Durch häufigeres Wiederbestellen, eine bessere OP-Nachsorge und die Einführung von Untersuchungsheften für Welpen soll die Besuchsfrequenz um 10 % steigen. Die Ausgangsbasis vom letzten Jahr war eine Besuchsfrequenz von 4,0.
Durch die Einführung gezielter Kundenbindungsmaßnahmen soll die Anzahl der aktiven Kunden, die der Praxis treu bleiben, um 150 Tierhalter gesteigert werden. Die Anzahl der aktiven Kunden im letzten Jahr lag bei 1800.
Durch jährliche Preisanpassungen, eine intensivere Diagnostik und die Einführung von Ernährungsberatungsprogrammen, die zu einem erhöhten Futtermittelverkauf führen, soll der Umsatz pro Besuch (und damit auch der Umsatz pro Kunde) um rund 15 % ansteigen. Der durchschnittliche Umsatz pro Besuch lag im letzten Jahr bei 35,- Euro.

Die Praxis möchte sich im Rahmen eines **Drei-Jahres-Programms** jedes Jahr kontinuierlich verbessern. Sie bildet für dieses und das kommende Jahr entsprechende Zwischenziele anhand der Kennzahlen und verfolgt diese sukzessive (monatlich). Entsprechend kann sie bei Zielabweichungen sofort reagieren (**Tab. 3.5**).

Tab. 3.5   Beispiel eines Drei-Jahres-Programms zur Verbesserung der Praxisumsätze.

	letztes Jahr*	dieses Jahr	2. Jahr	Zieljahr 3
Nettoumsatz gesamt	252 000,- €	279 720,- €	310 460,- €	343 200,- €
Anzahl aktiver Kunden	1800	1850	1900	1950
Anzahl Besuche	7200	7770	8170	8580
Ø Besuchsfrequenz	4,0	4,2	4,3	4,4
Ø Umsatz pro Besuch	35,- €	36,- €	38,- €	40,- €
Ø Umsatz pro Kunde	140,- €	151,- €	163,- €	176,- €

Werte übernommen aus Tab. 3.3 „letztes Jahr" zum vereinfachten Vergleich.

Tab. 3.6   Übersicht eines Drei-Jahres-Programms für die eigene Praxis.

	letztes Jahr*	dieses Jahr	2. Jahr	Zieljahr 3
Nettoumsatz gesamt				
Anzahl aktiver Kunden				
Anzahl Besuche				
Ø Besuchsfrequenz				
Ø Umsatz pro Besuch				
Ø Umsatz pro Kunde				

Werte aus Tab. 3.4 „letztes Jahr" zum vereinfachten Vergleich übernehmen.

Tab. 3.7   Individuelle Maßnahmen zur Erreichung der eigenen Praxisziele.

Maßnahme	wer?	was?	bis wann?	✓
1 ...	...	...	...	
2 ...	...	...	...	
3 ...	...	...	...	
...	...	...	...	

Welche Rückschlüsse konnten Sie aus der Kennzahlenanalyse Ihrer Tierarztpraxis ziehen und welche (Kennzahlen-)Ziele könnten Sie sich für die nächsten Jahre vornehmen (**Tab. 3.6**)?

Sie sollten dabei auch schriftlich Ihre individuellen Maßnahmen festlegen, die Sie mit Ihrem Team in den kommenden Jahren durchführen wollen, um diese Ziele zu erreichen und regelmäßig überwachen (**Tab. 3.7**).

Auf diese Weise erhalten Sie ein sehr einfaches, aber wirkungsvolles Kontrollinstrument für Ihre Tierarztpraxis, bei dem Sie jederzeit wissen, wie es um die Umsetzung Ihrer Praxisstrategie steht.

3.2 Planung der Kosten, der Aufwendungen und des Betriebsergebnisses

Die **Kostenbelastungen**, denen Tierarztpraxen ausgesetzt sind, sollte man nicht unterschätzen. Sie liegen häufig in einer Größenordnung von 70 % bis 80 % des Umsatzes. Daher sollten Freiberufler, die eine Einnahmen-Überschuss-Rechnung durchführen, eine stattliche Umsatzgröße ansteuern. Zum einen bestreiten sie nach Abzug der Steuern hiervon ihren Lebensunterhalt, zum anderen müssen Rücklagen z. B. für den Ersatz von Betriebsmitteln oder auch für die Altersversorgung gebildet werden. Die größten Posten nehmen dabei gewöhnlich die Material- und Personalaufwendungen ein, gefolgt von den Aufwendungen für die Praxisräume bzw., insbesondere bei Großtierpraktikern, für die Fahrzeuge.

Die **Materialaufwendungen**, die buchhalterisch auch als Wareneinsatz bezeichnet werden, beinhalten normalerweise sämtliche Verbrauchsgüter, die eine Tierarztpraxis für ihre Arbeit benötigt. Dazu zählen die Medikamente genauso wie Verbandsmaterialien, Spritzen, Kanülen oder auch Futtermittel. Bei Kleintierpraxen kann ihr Umsatzanteil bis zu 30 % ausmachen und bei Großtierpraxen, insbesondere wenn viele Nutztiere behandelt werden, sogar deutlich über 40 % liegen.

An zweiter Stelle stehen häufig die **Personalaufwendungen**, wenn sie nicht gar den Löwenanteil der Kostenbelastung ausmachen. Hierzu zählen nicht nur die reinen (Brutto-) Löhne und Gehälter, sondern auch die sogenannten Lohnnebenkosten. Diese beinhalten die gesetzlichen, tarifvertraglichen und freiwilligen betrieblichen Sozialkosten, wie Beiträge zur Sozialversicherung, Urlaubs- oder Weihnachtsgeld und vermögenswirksame Leistungen. Der Anteil der Lohnnebenkosten darf darum bei der Planung der Personalkosten nicht vergessen werden, denn er beträgt bei Tierarztpraxen nicht selten zwischen 20 % und 30 % der eigentlichen Löhne und Gehälter und muss diesen zugeschlagen werden.

Bitte beachten Sie bei der Planung der Personalaufwendungen auch, dass die Gehälter der Tiermedizinischen Fachangestellten dann der Tarifbindung unterliegen, wenn die Praxis dem Arbeitgeberverband (Bundesverband Praktizierender Tierärzte – bpt e.V.) und mindestens eine Ihrer Helferinnen Mitglied im Gewerkschaftsverband (Verband medizinischer Fachberufe e.V.) ist. Für die Höhe der Gehälter von Praxis-Assistenten gibt es lediglich Empfehlungen (z.B. vom bpt e.V.), da sie keinen tariflichen Regelungen unterliegen.

Bei Tierarztpraxen kommt im Zusammenhang mit den Personalaufwendungen noch eine Besonderheit zum Tragen, die insbesondere bei Praxisvergleichen beachtet werden muss: der **kalkulatorische Unternehmerlohn**. Im Gegensatz zum angestellten Geschäftsführer einer GmbH oder Vorstandsmitglied einer AG erhalten die Eigentümer-Unternehmer als Freiberufler in Personengesellschaften kein Gehalt. Ihre Entnahmen werden aus steuerrechtlichen Gründen auf das Privatkonto gebucht. Für die Vergleichbarkeit der Kostenrechnungen wäre es also ratsam, auch in Personengesellschaften ein kalkulatorisches Entgelt für die dispositive Arbeit aller Gesellschafter anzusetzen. Neben den Eigentümer-Unternehmern können hierfür auch mitarbeitende Familienangehörige infrage kommen. Insofern sind die in einer Einnahmen-Überschuss-Rechnung ausgewiesenen Personalaufwendungen gewöhnlich unterbewertet und sollten kalkulatorisch bereinigt werden.

Die **Positionen der Kosten- und Leistungsrechnung** von Tierarztpraxen sind gewöhnlich ähnlich aufgestellt und orientieren sich im Allgemeinen an dem Industriekontenrahmen des Bundesverbandes der Deutschen Industrie (BDI). Der Industriekontenrahmen ist eine systematisch geordnete Gliederung der Konten eines Unternehmens nach einem einheitlichen Schema, wodurch Betriebsvergleiche vereinfacht werden sollen. In der Praxis wird meist ein entsprechender DATEV-Standardkontenrahmen eingesetzt, der in der betriebswirtschaftlichen Auswertung (BWA) des Steuerberaters seinen Niedergang findet. Die DATEV eG ist eine deutsche Genossenschaft für Steuerberater, Wirtschaftsprüfer und Rechtsanwälte mit Sitz in Nürnberg, wobei die Bezeichnung DATEV für „Datenverarbeitung und Dienstleistung für den steuerberatenden Beruf eG" steht. Darin finden sich gewöhnlich folgende Kostenpositionen zusammengefasst:
- Materialkosten
- Personalkosten
- Raumkosten (einschließlich Miete und Energiekosten)

- Fahrzeugkosten
- Steuern, Versicherungen, Beiträge
- Werbe-/Reisekosten
- Instandhaltungen, Werkzeuge
- verschiedene Kosten (Sammelposition), wie z. B. einmalige Sonderausgaben
- Zinsen
- Abschreibungen

Zinsen und Abschreibung werden aus Vereinfachungsgründen hier nicht weiter betrachtet.

3.2.1 Der Blick in die Vergangenheit

Eine ähnliche Struktur der einzelnen Kostenpositionen dürfte den meisten Tierarztpraxen von ihrem Steuerberater vorliegen. Zunächst wird einmal das vergangene Jahr der Beispiel-Praxis betrachtet (**Tab. 3.8**).

Wenn Sie nun die Kostensituation Ihrer Tierarztpraxis der vergangenen drei bis fünf Jahre nach folgendem Schema einmal auflisten, erhalten Sie einen guten Überblick darüber, was sich an Ihrer Kostensituation in den letzten Jahren verändert hat (**Tab. 3.9**).

Einen noch besseren Überblick erhalten Sie, wenn Sie Ihre Kostensituation mit der von anderen Tierarztpraxen vergleichen. Hierzu können branchenspezifische Betriebsvergleiche dienen, die immer wieder in entsprechenden Fachpublikationen veröffentlicht werden. Lobend soll an dieser Stelle erwähnt werden, dass seit jüngster Zeit der bpt e.V. für seine Mitglieder **individuelle Praxiskostenvergleiche** durchführt. Diese basieren auf betriebswirtschaftlichen Datenerhebungen, die durch den Verband regelmäßig aktualisiert werden.

Je mehr Mitglieder ihre individuellen Daten beim Verband für solche „Benchmark"-Studien (= Vergleichsstudien) einreichen, desto aussagekräftiger sind die Ergebnisse dieser Vergleiche. Allerdings gibt es auch Grenzen und Unsicherheiten bei dieser Art eines Praxiskostenvergleichs. So weist der bpt e.V. ausdrücklich darauf hin, dass es kaum Praxen gibt, die die gleichen Strukturen und Rahmenbedingungen aufweisen und dass im Zuge des Vergleichs festgestellte Abweichungen, egal ob zum Positiven oder Negativen, immer kritisch zu hinterfragen sind (Ripper 2007). Aus diesem Grund sollten vor dem Hintergrund der heteroge-

nen Struktur der Tierärzteschaft bei detaillierten Praxisanalysen immer Unternehmen mit ähnlicher Praxisstruktur unter besonderer Berücksichtigung des individuellen Leistungs- und Tierspektrums verglichen werden. Insgesamt gesehen liefern die vom Verband erhobenen Daten jedoch erste wertvolle Erkenntnisse zu Praxisstrukturen in Deutschland. Deshalb kann zu einer Beteiligung an solchen Umfragen immer nur geraten werden.

3.2.2 Der Blick in die Zukunft

Auf Basis der bisherigen Kostenentwicklung Ihrer Tierarztpraxis und unter Zuhilfenahme von Praxiskostenvergleichen sollten Sie die sich dadurch ergebene Kostenstruktur genauestens planen. Die Strategie, durch die Sie Ihre Ziele künftig erreichen wollen, gilt es hierbei mit einzubeziehen. Versuchen Sie abzuschätzen, welche Kostenpositionen sich verändern werden.

Die unterschiedlichen Positionen bestehen dabei aus verschiedenen **Kostenarten**, die für eine hinreichend genaue Planung entsprechend aufzuteilen sind. Es gibt sehr viele unterschiedliche Möglichkeiten der Aufteilung von Kosten, wie z. B. nach den betrieblichen Funktionen (Beschaffung, Lagerhaltung, Verwaltung, Vertrieb), nach der Zurechenbarkeit auf einzelne Leistungen bzw. Leistungseinheiten (Einzel- und Gemeinkosten) oder auch nach der Art des Beschäftigungsgrades. Für die Kostenplanung Ihrer Tierarztpraxis kommt der zuletzt genannten Aufteilungsart besondere Bedeutung zu. Man unterscheidet dabei

- fixe Kosten,
- sprungfixe Kosten,
- variable Kosten und
- deren Mischformen.

Die **fixen Kosten** sind ein Teil der Gesamtkosten, die in einem bestimmten (längeren) Zeitraum konstant bleiben und in dieser Zeit von der Beschäftigung, also der Auftragslage, unabhängig sind. Sie werden deshalb auch als beschäftigungsunabhängige Kosten, zeitabhängige Kosten oder auch Bereitschaftskosten bezeichnet. Zu dieser Kostenart können im Allgemeinen die Mietaufwendungen, Steuern, Versicherungen, Beiträge, Reisekosten und die Zinskosten gezählt werden, sofern sie unabhängig vom jeweiligen Auftragsvolumen sind.

Tab. 3.8 Die Kostenpositionen in der Beispiel-Praxis (Werte gerundet) im vergangenen Jahr.

	absolut	in %
Nettoumsatz	252 000,- €	100 %
Materialkosten	60 500,- €	24 %
Personalkosten	67 500,- €	27 %
Raumkosten	17 500,- €	7 %
Fahrzeugkosten	7 500,- €	3 %
Steuern/Versicherungen/Beiträge	2200,- €	1 %
Werbe-/Reisekosten	5000,- €	2 %
Instanthaltung, Werkzeug	2800,- €	1 %
verschiedene Kosten	12 000,- €	5 %
Summe Kosten	175 000,- €	70 %
Ergebnis*	77 000,- €	30 %
*vor Steuern ohne Abschreibungen und Zinsen		

Tab. 3.9 Die Kostenpositionen für die eigene Praxis aufgeschlüsselt auf drei Jahre.

	vor 3 Jahren		vor 2 Jahren		letztes Jahr	
	absolut	in %	absolut	in %	absolut	in %
Nettoumsatz		100 %		100 %		100 %
Materialkosten						
Personalkosten						
Raumkosten						
Fahrzeugkosten						
Steuern/Versicherungen/Beiträge						
Werbe-/Reisekosten						
Instandhaltung, Werkzeuge						
verschiedene Kosten						
Summe Kosten						
Ergebnis*						
*vor Steuern ohne Abschreibungen und Zinsen						

Sprungfixe Kosten, die auch als intervallfixe Kosten bezeichnet werden, sind Kosten, die innerhalb bestimmter Intervalle konstant sind, aber zwischen diesen Intervallen auf ein anderes Niveau steigen oder fallen („springen"). Die Kostenfunktion nimmt in diesem Fall einen treppenartigen Verlauf an. Dies geschieht beispielsweise, wenn ab einer bestimmten Auftragslage ein weiteres

Gerät oder zusätzliches Personal angeschafft werden muss. Zu den sprungfixen Kosten zählen auch die (klassischen) Personalkosten, weil gewöhnlich jährliche Gehaltsanpassungen vorgenommen werden.

Die **variablen Kosten**, auch als beschäftigungsabhängige Kosten bezeichnet, sind in der betriebs-

Tab. 3.10 Die Planung der Kostenentwicklung der eigenen Praxis für die nächsten drei Jahre.

	dieses Jahr		2. Jahr		Zieljahr 3	
	absolut	in %	absolut	in %	absolut	in %
Nettoumsatz		100 %		100 %		100 %
Materialkosten						
Personalkosten						
Raumkosten						
Fahrzeugkosten						
Steuern/Versicherungen/Beiträge						
Werbe-/Reisekosten						
Instandhaltung Werkzeuge						
verschiedene Kosten						
Summe Kosten						
Ergebnis*						

*vor Steuern ohne Abschreibungen und Zinsen

wirtschaftlichen Kostenrechnung derjenige Teil der Gesamtkosten, welcher sich bei einer Änderung der betrachteten Bezugsgröße, meist Beschäftigung oder Auftragslage, ebenfalls ändert. Hierzu zählen klassischerweise der Wareneinsatz, also die Materialkosten (z. B. der Medikamentenverbrauch), der mit einer höheren Beschäftigungslage (mehr Patienten) gewöhnlich ansteigt. Das kann aber auch für die (Fremd-) Laborkosten, die Fahrzeugkosten und die Werbekosten gelten, wenn in diesem Zusammenhang mehr Patienten betreut werden. Sind in den Personalkosten auch variable Bestandteile enthalten, wie z. B. Erfolgsprämien, sind diese Lohnkomponenten natürlich Bestandteil dieser Kostenart.

Bei der Planung der künftigen Kosten und Aufwendungen sollten Sie diese in die unterschiedlichen Kostenarten aufteilen und abschätzen, ob und in welcher Höhe sie sich absolut oder in einem bestimmten (prozentualen) Verhältnis zum Umsatz ändern (**Tab. 3.10**).

Eine entsprechende betriebswirtschaftliche **Zielfindungsmatrix**, in die Sie alle individuellen Kennzahlen und Werte Ihrer Tierarztpraxis eintragen können, finden Sie in den Anlagen dieses Buches (S. 122).

3.3 Auswirkungen von Preisanpassungen

In der Beispiel-Praxis beliefen sich die Gesamtkosten auf 175 000,- Euro pro Jahr. Durch einen Abzug der Gesamtkosten vom Gesamtumsatz in Höhe von 252 000,- Euro wurde ein Betriebsergebnis von 77 000,- Euro erzielt.
Für ein weiteres Rechenbeispiel nehmen wir einmal an, die Gesamtkosten der Praxis verteilen sich auf 112 500,- Euro fixe Kosten und auf 62 500,- Euro variable Kosten.

Am Ende des Jahres beschließt der Praxisinhaber, seinen bisherigen GOT-Satz mit Beginn des Folgejahres um 10 % anzuheben. Dadurch steigt der durchschnittliche Umsatz pro Besuch von 35,- Euro auf 38,50 Euro an. Unter der theoretischen Annahme, dass sich die Kundenanzahl sowie die durchschnittliche Besuchsfrequenz nicht ändern, seine Kosten gleich bleiben und er auch in diesem Jahr genau die gleichen Leistungen durchführt, würde sein Gewinn vor Steuern um rund 33 % ansteigen, ohne dass er dabei mehr Arbeitseinsatz leisten müsste (**Tab. 3.11**).

Tab. 3.11 Rechenbeispiel für die Gewinnentwicklung nach Anhebung der Preise um 10%.

	vorher	nachher	+/−
Nettoumsatz gesamt	252 000,- €	277 200,- €	+10%
Anzahl aktiver Kunden	1800	1800	0%
Anzahl Besuche	7200	7200	0%
Ø Besuchsfrequenz	4,0	4,0	0%
Ø Umsatz pro Besuch	35,- €	38,50 €	+10%
Variable Kosten	62 500,- €	62 500,- €	0%
Fixe Kosten	112 500,- €	112 500,- €	0%
Gewinn vor Steuern	77 000,- €	102 200,- €	+32,7%

Nach der angeführten amerikanischen Studie (S. 36) würden 10% der Tierhalter ihren Tierarzt wechseln, um niedrigere Preise zu erhalten.

Wie würde sich das dann in diesem Beispiel auswirken? Hierbei wird theoretisch unterstellt, dass die Tierhalter es merken, wenn der Praxisinhaber die Preise anhebt, was in der Praxis so gut wie nicht vorkommt. Die Praxis würde bei einer Preiserhöhung demnach 10% ihrer Kunden verlieren und der Jahresumsatz leicht zurückgehen. Gleichzeitig sinken dadurch aber auch die variablen Kosten um 10%, so dass der Jahresüberschuss des Praxisinhabers immer noch um rund 5% höher als in der Ausgangssituation ist. Wenn dieses Modell so funktionieren würde, bedeutet das mehr Gewinn bei (10%) weniger Arbeit für das Praxisteam (**Tab. 3.12**).

Viele Tierärzte äußern wiederholt den Wunsch nach mehr Freizeit und weniger Arbeit. Folglich ist hier die Lösung. Erhöhen Sie die Preise; positionieren Sie sich über dem einfachen Satz der GOT. Manch einer wäre sogar bereit, für weniger Arbeit Gewinneinbußen hinzunehmen. Das brauchen Sie nicht, wie das Beispiel zeigt. Unzähligen Praxen wurde in den vergangenen Jahren empfohlen, die Preise anzuheben (natürlich ohne die Kunden explizit darauf aufmerksam zu machen), was eine Großzahl letztlich dann auch getan hat. Dabei ist kein einziger Fall bekannt geworden, wo allein durch die Preiserhöhung die Kundenanzahl gesunken ist, eher im Gegenteil. Bei vielen ist die Kundenanzahl trotzdem angestiegen. Allerdings haben diese Praxen begleitend zur Preiserhöhung viele Verbesserungsmaßnahmen umgesetzt. Ob deren

Kundenanzahl auch gestiegen wäre, wenn sie keine Veränderungen durchgeführt hätten, ist schwer zu beurteilen.

Möglicherweise gibt es auch Tierärzte, die glauben, sie würden mehr Kunden bekommen, wenn sie die Preise senken? Dieser (theoretische) Fall lässt sich anhand der Beispiel-Praxis durchspielen. Der Praxisinhaber senkt die Preise also um durchschnittlich 10% ab, bewirbt das breitflächig in seiner Region und bekommt dadurch tatsächlich 10% mehr Kunden. Da aber seine variablen Kosten um 10% steigen, wird er trotz der gestiegenen Kundenanzahl deutlich weniger Gewinn erzielen (**Tab. 3.13**).

Um in etwa den gleichen Gewinn zu erzielen wie in dem Ausgangsbeispiel (Gewinn = 77 000 Euro), müsste das Team über 250 Kunden mehr im Jahr betreuen und jährlich über 1000 Behandlungen mehr durchführen. Um den gleichen Effekt zu erzielen wie bei der Preiserhöhung um 10% (Gewinn = 102 200 Euro), wären es sogar rund 550 Tierhalter mehr im Jahr, die betreut werden müssten. Dabei würden also jährlich rund 2200 Behandlungen mehr anfallen.

Das ist zwar nur ein theoretisches Beispiel und wird in der Praxis so nie vorkommen. Es zeigt dennoch sehr gut die Effekte auf, wie sich eine entsprechende Preispolitik auf den Arbeitsanfall und den Gewinn auswirken kann. Der Erfahrung nach positionieren sich wirtschaftlich erfolgreiche Praxen häufig (zum Teil deutlich) über dem einfachen Satz der GOT. Praxen hingegen, die mit Niedrigpreisen am Markt antreten, sind hingegen selten

Tab. 3.12 Rechenbeispiel für die Gewinnentwicklung nach dem Wegbleiben von 10 % der Tierhalter bei einer Preiserhöhung um 10 %.

	vorher	nachher	+/−
Nettoumsatz gesamt	252 000,- €	249 480,- €	−1 %
Anzahl aktiver Kunden	1800	1620	−10 %
Ø Anzahl Besuche	7200	6480	−10 %
Ø Besuchsfrequenz	4,0	4,0	0 %
Umsatz pro Besuch	35,- €	38,50 €	+10 %
Variable Kosten	62 500,- €	56 250,- €	−10 %
Fixe Kosten	112 500,- €	112 500,- €	0 %
Gewinn vor Steuern	77 000,- €	80 730,- €	+4,8 %

Tab. 3.13 Rechenbeispiel für die Gewinnentwicklung nach einer Preissenkung um 10 %.

	vorher	nachher	+/−
Nettoumsatz gesamt	252 000,- €	249 480,- €	−1 %
Anzahl aktiver Kunden	1800	1980	+10 %
Anzahl Besuche	7200	7920	+10 %
Ø Besuchsfrequenz	4,0	4,0	0 %
Ø Umsatz pro Besuch	35,- €	31,50 €	−10 %
Variable Kosten	62 500,- €	68 750,- €	+10 %
Fixe Kosten	112 500,- €	112 500,- €	0 %
Gewinn vor Steuern	77 000,- €	68 230,- €	−11,4 %

wirtschaftlich erfolgreich, zumindest nicht langfristig. Die Entscheidung liegt bei Ihnen …

3.4 Deckungsbeitragsrechnung

Jede Tierarztpraxis verkauft nicht nur die eigentliche tierärztliche Leistung, sondern auch Produkte wie z. B. Arzneimittel, Diät- und Spezialfuttermittel. Welchen Einfluss der Verkauf von Produkten auf den wirtschaftlichen Erfolg einer Tierarztpraxis hat, kann mit einer Deckungsbeitragsrechnung belegt werden. An dieser Stelle soll verdeutlicht werden, unter welchen Voraussetzungen Sie durch den verstärkten Absatz von Produkten Ihr Betriebsergebnis maßgeblich verbessern können. Dabei kann es sich z. B. um den gezielten Verkauf von Prophylaxepräparaten, Futtermitteln für gesunde Tiere oder Tierzubehör handeln.

Ein Händler bietet auf einer veterinärmedizinischen Fachmesse eine Schermaschine für Kleintiere zum Verkaufspreis von 238,- Euro inklusive Mehrwertsteuer an. Sein Netto-Verkaufspreis (ohne Mehrwertsteuer) beträgt demnach pro Maschine 200,- Euro. Die Maschinen bezieht der Verkäufer von einem Großhändler zu einem Einkaufspreis von je 120,- Euro (netto). Somit beträgt seine Handelsspanne bzw. Marge, also die Differenz zwischen seinem Netto-An- und Verkaufspreis, 80,- Euro.
Dieser Wert wird auch als Deckungsbeitrag bezeichnet, denn er trägt zur Deckung der Fixkosten des Händlers bei. Fixkosten entstehen dem Händler z. B. durch seine Standmiete, Versicherungen, Stromkosten und seinen kalkulatorischen Unternehmerlohn. Angenommen, diese betragen in ihrer Gesamtsumme 800,-

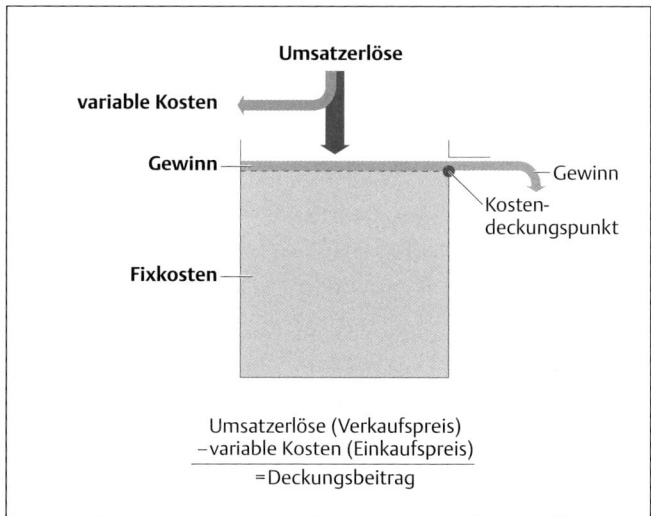

Abb. 3.1 Darstellung des Deckungsbeitrags.

Euro pro Tag. Der Händler müsste demnach zunächst zehn Maschinen verkaufen, um seine Fixkosten in voller Höhe zu decken (10 Maschinen×80,- Euro=800,- Euro). Durch jede weitere Maschine, die er an einem Tag verkauft, erwirtschaftet er einen Gewinn von jeweils 80,- Euro, da seine Fixkosten bereits gedeckt sind.

! Der Deckungsbeitrag ist der Betrag, der nach Abzug der variablen Kosten übrig bleibt.

In der Kosten- und Leistungsrechnung bezeichnet man als **Deckungsbeitrag** die Differenz zwischen den erzielten Erlösen (=Umsatz) und den variablen Kosten. Es handelt sich also um den Betrag, der zur Deckung der Fixkosten zur Verfügung steht.

Deckungsbeitrag = Umsatzerlöse – variable Kosten

Sind die Fixkosten in voller Höhe gedeckt, ist die Gewinnschwelle, der sogenannte Kostendeckungspunkt („**Break-Even-Point**") erreicht. Ab diesem Punkt schlagen sich die erzielten Deckungsbeiträge in voller Höhe auf den Gewinn nieder. Ab diesem Moment gilt also Deckungsbeitrag=Gewinn (**Abb. 3.1**).

Betriebsergebnis = Deckungsbeitrag – fixe Kosten

Bei einer Tierarztpraxis, die ein positives Betriebsergebnis erzielt, trägt die Marge jedes verkauften Produktes zum Gewinn bei, weil ihre Fixkosten bereits gedeckt sind.

Die Voraussetzung hierfür ist allerdings, dass durch den Produktverkauf keine zusätzlichen Fixkosten, wie etwa durch zusätzliche Lagerräume oder zusätzliches Personal, entstehen.

! Jedes Produkt, wie z.B. ein Prophylaxepräparat oder auch Futtermittel, das Sie in Ihrer Tierarztpraxis zusätzlich verkaufen, ohne dadurch die Fixkosten zu erhöhen, steigert den Gewinn Ihrer Praxis in Höhe der Marge.

Hier kommen noch weitere wichtige Aspekte hinzu.

Je mehr Medikamente bzw. Futtermittel Sie verkaufen, desto höher sind gewöhnlich die von der Industrie gewährten Rabatte. Wenn also durch eine höhere Verkaufsmenge eines Produktes der Einkaufspreis hierfür sinkt, erhöht sich demgemäß sein Deckungsbeitrag, also Ihr Gewinn.

Bekanntlich gibt es in Ihrer Tierarztpraxis in etwa vergleichbare Produkte zu unterschiedlichen Verkaufspreisen für die Tierhalter. Oft hat der höhere Preis dadurch seine Berechtigung, dass es sich um ein qualitativ besseres Produkt handelt. Aus wirtschaftlicher Sicht ist das teurere Präparat das bessere, denn sein Deckungsbeitrag ist gewöhnlich höher. Somit ist auch der Gewinn höher, den Ihre Praxis durch den Verkauf eines solchen hochwertigeren Produktes erzielt.

> **! Das teurere Produkt ist für Ihre Tierarztpraxis das wirtschaftlich bessere.**

Durch einen gezielten Produktverkauf bietet sich eine weitere Chance, das Betriebsergebnis Ihrer Tierarztpraxis maßgeblich zu verbessern. Hierbei sollten Sie aber nur Dinge anbieten, die Ihren Kunden einen wirklichen Nutzen bieten und mit denen Sie und Ihr Team sich identifizieren können. Auf diese Weise kann man die Wirtschaftlichkeit seiner Praxis maßgeblich verbessern, wie folgendes Beispiel zeigt.

3.5 Kennzahlen der Tierarztpraxis am Beispiel Therapie bzw. Gesundheitsvorsorge

Die Beispiel-Praxis hatte sich in ihrem Leitbild und später bei ihren Positionierungsstrategien vorgenommen, Krankheiten durch geeignete Prophylaxemaßnahmen und eine gesunde Tierernährung zu vermeiden. Doch welche wirtschaftlichen Potenziale könnte eine Kleintierpraxis durch eine gezielte Gesundheitsvorsorge bei ihren Patienten (Hund und Katze) haben? Das wurde vor einigen Jahren einmal etwas genauer untersucht (Thiele 2006).

Ausgehend von dem Bundesdurchschnitt, den deutsche Tierarztpraxen bei den nachfolgend aufgeführten Prophylaxemaßnahmen seinerzeit erzielten, wurde für die Beispiel-Praxis das Marktpotenzial für

* Endoparasiten (Würmer),
* Ektoparasiten (Flöhe und Zecken),
* Diätfuttermittel gegen Übergewicht und
* Impfungen

berechnet.

Auch hierbei wurden die Deckungsbeiträge berechnet, die mit den entsprechenden Prophylaxepräparaten bzw. Diäten zu erzielen sind. Folgende weitere Kriterien wurden dabei für die Beispiel-Praxis festgelegt:

Es handelt sich um eine reine Haustierarztpraxis ohne Überweisungsanteil.

Die Praxis betreut jährlich 1200 Hunde.
* Davon sind 10 % Hundewelpen.

Die Praxis betreut jährlich 800 Katzen.
* Davon sind 10 % Katzenwelpen.
* Davon sind 30 % reine Hauskatzen.
* Davon sind 70 % der Katzen Freigänger.

Die Frage ist, wie hoch sollten die Umsatzerlöse, gemessen an den bundesdurchschnittlichen Kennzahlen in dieser Beispiel-Praxis sein, die durch die Prophylaxe erzielt werden und wie wirkt sich eine Intensivierung der Prophylaxe um 30 % bzw. 50 % auf den Gewinn aus?

3.5.1 Wurm-Prophylaxe bei Hunden

Im Bundesdurchschnitt wird jeder Hund rund zweimal im Jahr entwurmt. Aus wissenschaftlicher Sicht könnte eine Entwurmung sogar viermal jährlich (alle drei Monate) durchgeführt werden.

Tab. 3.14 Beispiel für den erzielbaren Deckungsbeitrag (DB) für Entwurmungen bei Hunden.

Anzahl Hunde	1200
– 10 % Welpen	120
– Überweisungspatienten	0
= Anzahl potenzieller Hunde	1080
x DB pro Entwurmung pro Hund	4,80 €
x Entwurmungsfrequenz pro Jahr	2 (4)
= Gesamtpotenzial DB Hunde pro Jahr	10 368,- € (20 736,- €)

Unter der Annahme, dass der Einkaufspreis der Tabletten zur Entwurmung eines erwachsenen Hundes insgesamt 8,40 Euro beträgt und mit den Tabletten ein Verkaufserlös von 13,20 Euro erzielt wird, ergibt sich ein Deckungsbeitrag von 4,80 Euro pro Behandlung (**Tab. 3.14**).

3.5.2 Wurm-Prophylaxe bei Katzen

Im Bundesdurchschnitt wird jede Katze rund 1,7 Mal im Jahr entwurmt. Aus wissenschaftlicher Sicht könnte eine Entwurmung ebenso wie bei den Hunden viermal jährlich (alle drei Monate) durchgeführt werden.

Unter der Annahme, dass jede erwachsene Freigänger-Katze (vorsichtiger Ansatz, weil ohne reine Hauskatzen) durchschnittlich eine Entwurmungstablette bekommt, deren Einkaufspreis jeweils 3,30 Euro beträgt und mit einer Tablette ein Verkaufserlös von 5,35 Euro erzielt wird, ergibt sich ein Deckungsbeitrag von 2,05 Euro pro Entwurmung (**Tab. 3.15**).

3.5.3 Floh- und Zecken-Prophylaxe bei Hunden

Im Bundesdurchschnitt werden rund 65 % aller Hunde gegen Flöhe und Zecken behandelt und erhalten durchschnittlich 3 Pipetten pro Jahr.

Unter der Annahme, dass mit jeder Pipette für einen Hund ein Verkaufserlös von 5,- Euro erzielt wird, die im Einkauf 3,10 Euro kostet, ergibt sich ein Deckungsbeitrag pro Pipette von 1,90 Euro (**Tab. 3.16**).

3.5.4 Floh- und Zecken-Prophylaxe bei Katzen

Im Bundesdurchschnitt werden rund 65 % aller Katzen gegen Flöhe und Zecken behandelt und erhalten durchschnittlich 3 Pipetten pro Jahr.

Unter der Annahme, dass mit jeder Pipette für eine Katze ein Verkaufserlös von 3,90 Euro erzielt wird, die im Einkauf 2,40 Euro kostet, ergibt sich ein Deckungsbeitrag pro Pipette von 1,50 Euro (**Tab. 3.17**).

3.5.5 Diäten gegen Übergewicht bei Hunden und Katzen

Im Bundesdurchschnitt sind über 15 % aller erwachsenen Hunde und Katzen stark übergewichtig, mehr als 30 % übergewichtig.

Unter der Annahme, dass jedem dieser Hunde lediglich einmal im Jahr eine Zwölf-Wochen-Diät verabreicht wird und dem Tierhalter dafür pro Tag 1,40 Euro Futterkosten entstehen, erzielt die Tierarztpraxis bei einer Marge von 30 % und einer Behandlungsdauer von 84 Tagen (zwölf Wochen) hierfür einen Deckungsbeitrag von 35,28 Euro pro stark übergewichtigem Hund (**Tab. 3.18**).

Unter der Annahme, dass jeder dieser Katzen lediglich einmal im Jahr eine Zwölf-Wochen-Diät verabreicht wird und dem Tierhalter dafür pro Tag 0,55 Euro Futterkosten entstehen, erzielt die Tierarztpraxis bei einer Marge von 30 % und einer Behandlungsdauer von 84 Tagen (zwölf Wochen) hierfür einen Deckungsbeitrag von 13,86 Euro pro stark übergewichtiger Katze (**Tab. 3.19**).

Tab. 3.15 Beispiel für den erzielbaren Deckungsbeitrag (DB) für Entwurmungen bei der Katze.

Anzahl Katzen	800
– 10 % Welpen	80
– 30 % reine Hauskatzen	240
– Überweisungspatienten	0
= Anzahl potenzieller Katzen	480
x DB pro Entwurmung pro Katze	2,05 €
x Entwurmungsfrequenz	1,7 (4)
= Gesamtpotenzial DB Katzen pro Jahr (Werte gerundet)	**1673,- € (3936,- €)**

Tab. 3.16   Beispiel für den erzielbaren Deckungsbeitrag (DB) bei der Floh-/Zeckenprophylaxe bei Hunden.

Anzahl Hunde	1200
– Überweisungspatienten	0
= Anzahl potenzieller Hunde	1200
x 65 % davon werden behandelt	780
x DB pro Hund	1,90 €
x Ø Anzahl Pipetten pro Tier	3
= Gesamtpotenzial DB Hunde pro Jahr	4446,- €

Tab. 3.17   Beispiel für den erzielbaren Deckungsbeitrag (DB) bei der Floh-/Zeckenprophylaxe bei Katzen.

Anzahl Katzen	800
– Überweisungspatienten	0
= Anzahl potenzieller Katzen	800
x 65 % davon werden behandelt	520
x DB pro Katze	1,50 €
x Ø Anzahl Pipetten pro Tier	3
= Gesamtpotenzial DB Katzen pro Jahr	2340,- €

Tab. 3.18   Beispiel für den erzielbaren Deckungsbeitrag (DB) bei einer 12-Wochen-Diät bei Hunden (40 kg Zielgewicht, Basis 14-kg-Packung).

Anzahl Hunde	1200
– 10 % Welpen	120
– Überweisungspatienten	0
– 85 % normalgewichtige Hunde	918
= Anzahl potenzieller Hunde	162
x DB Diät pro Hund	35,28 €
= Gesamtpotenzial DB Hunde pro Jahr	5715,- €

3.5.6   Impfungen bei Hunden

Im Bundesdurchschnitt werden 80 % aller Hunde geimpft.

Unter der Annahme, dass die gesamten Praxiskosten bereits gedeckt sind, erhöht sich der Praxisgewinn um die volle Höhe des Nettoumsatzes einer Impfung. Berechnet diese Tierarztpraxis hierfür 45,- Euro pro Hundeimpfung, entspricht dieser Betrag, bei Vernachlässigung des hierfür geringen Materialeinsatzes, dem Deckungsbeitrag (**Tab. 3.20**).

3.5.7   Impfungen bei Katzen

Im Bundesdurchschnitt werden 40 % aller Katzen geimpft.

Unter der Annahme, dass die gesamten Praxiskosten bereits gedeckt sind, erhöht sich der Praxisgewinn um die volle Höhe des Nettoumsatzes einer Impfung. Berechnet diese Tierarztpraxis hierfür 36,- Euro pro Katzenimpfung, entspricht dieser Betrag, bei Vernachlässigung des hierfür geringen Materialeinsatzes, dem Deckungsbeitrag (**Tab. 3.21**).

Tab. 3.19 Beispiel für den erzielbaren Deckungsbeitrag (DB) bei einer 12-Wochen-Diät bei Katzen (5 kg Zielgewicht, Basis 1,5-kg-Packung).

Anzahl Katzen	800
– 10% Welpen	80
– Überweisungspatienten	0
– 85% normalgewichtige Katzen	612
= Anzahl potenzieller Katzen	108
x DB pro Katze	13,86 €
= Gesamtpotenzial DB Katzen pro Jahr (Werte gerundet)	1497,- €

Tab. 3.20 Beispiel für den erzielbaren Deckungsbeitrag (DB) bei Hunde-Impfungen.

Anzahl Hunde	1200
– Überweisungspatienten	0
= Anzahl potenzieller Hunde	1200
x 80% davon werden geimpft	960
x DB pro Impfung ohne Material	45,- €
= Gesamtpotenzial DB Hunde pro Jahr	43 200,- €

Tab. 3.21 Beispiel für den erzielbaren Deckungsbeitrag (DB) bei Katzen-Impfungen.

Anzahl Katzen	800
– Überweisungspatienten	0
= Anzahl potenzieller Katzen	800
x 40% davon werden geimpft	320
x DB pro Impfung ohne Material	36,- €
= Gesamtpotenzial DB Katzen pro Jahr	11 520,- €

3.5.8 Zusammenfassung der Potenzialberechnung

In der Zusammenfassung zeigte sich, dass diese Praxis mit ihren 1200 Hunden und 800 Katzen, gemessen an dem Bundesdurchschnitt, ein Deckungsbeitragspotenzial (= Gewinn) aus den hier zugrunde gelegten Prophylaxemaßnahmen in Höhe von rund 80 000,- Euro aufweist. Die Beispiel-Praxis könnte bei einer Intensivierung der Prophylaxe um 30% ihren Gewinn um rund 24 000,- Euro steigern und bei einer Intensivierung um 50% ihren Gewinn sogar um rund 40 000,- Euro verbessern (**Tab. 3.22**).

Hierbei ist noch Folgendes zu berücksichtigen:

* Impfschemen, Produktformulierungen und -preise ändern sich beständig, sodass auch die Werte innerhalb der Berechnung variieren. Nichtsdestotrotz dürfte die Größenordnung der berechneten Potenziale weiterhin ihre Gültigkeit haben.

* Es gibt neben den genannten noch eine Reihe weiterer sinnvoller Prophylaxemaßnahmen, die eine Tierarztpraxis bei ihren Patienten durchführen könnte, um den Gewinn zu erhöhen. Dies sind z. B. regelmäßige Überprüfungen der Laborwerte geriatrischer Patienten, sich wiederholende Gebisskontrollen oder auch internistische Vorsorgeuntersuchungen.

Tab. 3.22 Beispiel für vorhandene Potenziale bei einer Intensivierung der Prophylaxemaßnahmen.

	Bundesdurchschnitt	+30%	+50%
Entwurmungen	12041,- €	3612,- €	6021,- €
Floh-/Zeckenprophylaxe	6786,- €	2036,- €	3393,- €
Diäten gegen Übergewicht	7212,- €	2164,- €	3606,- €
Impfungen	54720,- €	16416,- €	27360,- €
DB-Potenzial gesamt pro Jahr	80759,- €		
entgangener DB pro Jahr		24228,- €	40380,- €

- In dem Beispiel „Diätfuttermittel" wurden Diäten für stark übergewichtige Hunde und Katzen zugrunde gelegt, da der indikationsbezogene Umsatz aufgrund der Problemverdrängung durch den Tierhalter noch sehr großes Potenzial verheißt. Weitaus einfacher ist es, Umsatzpotenziale über die von den Kunden leichter akzeptierten diätetischen Lösungen, z.B. bei Haut-, Fell-, Knochen- und Gelenkserkrankungen, Harnwegs- oder Magen-Darmerkrankungen zu erschließen. Bei diesen Problematiken sind die Notwendigkeit und der Erfolg von Spezialfuttermitteln für den Tierhalter offensichtlich, sodass er die teilweise lebenslange Anwendung noch eher akzeptiert.

Präventiv eingesetzte Produkte z.B. für kastrierte Hunde und Katzen sichern einen Verkauf über das gesamte Jahr, mit entsprechend hohem Deckungsbeitrag.

Angenommen, eine kleinere Tierarztpraxis betreut im Jahr 800 Hundepatienten, von denen 20% kastriert wurden, also 160 Hunde. Dem Praxisteam gelingt es nun, rund ein Fünftel (20%) dieser Tierhalter vom Nutzen der Fütterung von Spezialnahrung für kastrierte Hunde zu überzeugen. Das sind dann immerhin 32 Hunde, die künftig das Spezialfutter bekämen.

Ein erwachsener kastrierter Hund mit 20 kg Körpergewicht benötigt für eine optimale Ernährung mit diesem Spezialfutter ca. 250 g täglich, was etwa 90 kg Futter pro Jahr entspricht.
Jeder Tierhalter bräuchte demnach hierfür jährlich ca. 7,5 Stück 12-kg-Futtermittelsäcke für seinen Hund. Dafür gibt er in seiner Tierarztpraxis etwa 400,- Euro im Jahr aus. Die 32 Hundehalter, die in diesem Beispiel zugrunde gelegt wurden, generieren somit einen zusätzlichen Jahresumsatz von etwa 12 800,- Euro. Bei solch einem Spezialfutter beträgt die Handelsmarge rund 32%, wodurch sich ein zusätzlicher Deckungsbeitrag von 4096,- Euro pro Jahr für die Praxis ergibt. Das Betriebsergebnis dieser kleinen Praxis erhöht sich somit um über 4000,- Euro; und das ohne großen Aufwand. Das kann bei kleinen Praxen also durchaus zwischen 5% und 10% ihres Überschusses ausmachen!

Anhand des folgenden Berechnungsschemas (**Tab. 3.23**) können Sie Ihre individuellen Zahlen eintragen und überprüfen, ob Ihre Tierarztpraxis die Potenziale, gemessen am Bundesdurchschnitt, bereits ausgeschöpft hat oder welche weiteren Gewinnpotenziale in Ihrer Praxis noch schlummern.

Tab. 3.23   Berechnungsschema für die vorhandenen Praxispotenziale.

			Potenzial Beispiel	Potenzial meine Praxis	Ist meine Praxis
Stammdaten	Hunde	Anzahl Hunde im Jahr	1200		
		– Anteil Welpen	10 %		
		– Anteil Überweisungspatienten (ÜW)	0 %		
	Katzen	Anzahl Katzen	800		
		– Anteil Welpen	10 %		
		– Anteil reine Hauskatzen (rHK)	30 %		
		– Anteil Überweisungspatienten (ÜW)	0 %		
Wurm-prophylaxe	Hunde	Ø Netto-VK-Preis Medikament pro Behandlung	13,20 €		
		Ø Netto-EK-Preis Medikament pro Behandlung	8,40 €		
		Marge pro Hund	4,80 €		
		Anzahl potenzieller Hunde (– Welpen, ÜW)	1080		
		Gesamtpotenzial Hunde bei 2,0 × im Jahr	10 368,- €		
		Gesamtpotenzial Hunde bei 4,0 × im Jahr	20 736,- €		
	Katzen	Ø Netto-VK-Preis Medikament pro Behandlung	5,35 €		
		Ø Netto-EK-Preis Medikament pro Behandlung	3,30 €		
		Marge pro Katze	2,05 €		
		Anzahl potenzieller Katzen (– Welpen, rHK, ÜW)	480		
		Gesamtpotenzial Katzen bei 1,7 × im Jahr	1673,- €		
		Gesamtpotenzial Katzen bei 4,0 × im Jahr	3936,- €		
Floh-/Zecken-prophylaxe	Hunde	Ø Netto-VK-Preis Medikament pro Behandlung	5,00 €		
		Ø Netto-EK-Preis Medikament pro Behandlung	3,10 €		
		Marge pro Hund	1,90 €		
		Potenzial = 65 % der Tiere 3 Pipetten pro Jahr	2340		
		Gesamtpotenzial Hunde	4446,- €		
	Katzen	Ø Netto-VK-Preis Medikament pro Behandlung	3,90 €		
		Ø Netto-EK-Preis Medikament pro Behandlung	2,40 €		
		Marge pro Katze	1,50 €		
		Potenzial = 65 % der Tiere 3 Pipetten pro Jahr	1560		
		Gesamtpotenzial Katzen	2340,- €		
Diäten gegen Übergewicht	Hunde	Marge pro Diät Hund	35,28 €		
		15 % aller Hunde ohne Welpen	162		
		Gesamtpotenzial Hunde	5715,- €		
	Katzen	Marge pro Diät Katze	13,86 €		
		15 % aller Katzen ohne Welpen	108		
		Gesamtpotenzial Katzen	1497,- €		

Fortsetzung ▶

Tab. 3.23 Fortsetzung

			Potenzial Beispiel	Potenzial meine Praxis	Ist meine Praxis
Impfungen	**Hunde**	Nettoumsatz einer Impfung ohne Material	45,- €		
		80% aller Hunde werden geimpft (–ÜW)	960		
		Gesamtpotenzial Hunde	43 200,- €		
	Katzen	Nettoumsatz einer Impfung ohne Material	36,- €		
		40% aller Katzen werden geimpft (–ÜW)	320		
		Gesamtpotenzial Katzen	11 520,- €		
		Gesamtpotenzial Hunde Bundesdurchschnitt	63 729,- €		
		Gesamtpotenzial Katzen Bundesdurchschnitt	17 030,- €		
		Praxispotenzial Bundesdurchschnitt	80 759,- € $\sum$		
			Differenz Δ		

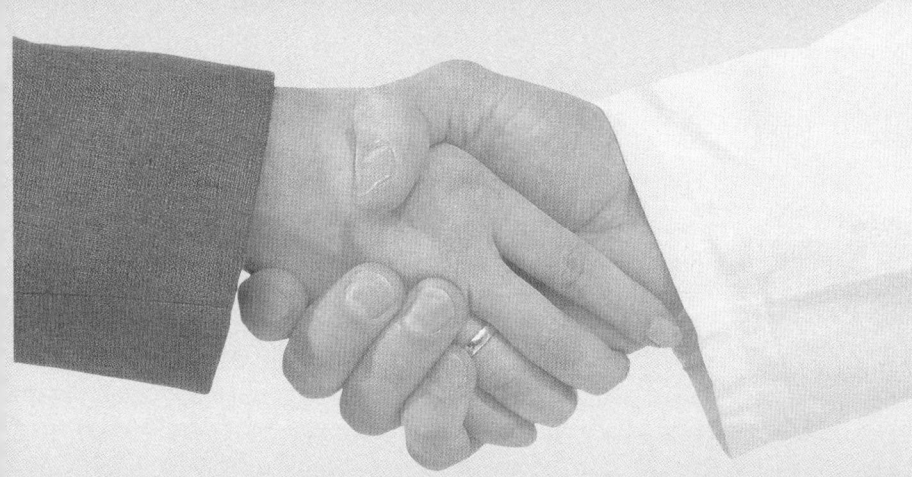

Gesellschaftsformen für Tierarztpraxen und deren steuerliche Behandlung

4

4   Gesellschaftsformen für Tierarztpraxen und deren steuerliche Behandlung

Ein Beitrag von Dipl.-Kaufmann (FH) Oliver Weber, Steuerberater

Eine eigene Praxis zu eröffnen ist für jeden Tierarzt ein großer Schritt. Beginnend mit dem Ort der beruflichen Niederlassung, dem Praxistyp (Groß- oder Kleintierpraxis), persönlichen Veranlagungen und letztlich auch aufgrund des finanziellen Rahmens sollte die Form der Berufsausübung in die Überlegungen miteinbezogen werden. Schließlich hat sie entscheidenden Einfluss auf den Berufsalltag. Oftmals wird dem gesellschaftsrechtlichen Aspekt jedoch nicht genügend Aufmerksamkeit geschenkt. Für ein erfolgreiches Wirtschaften ist dies aber genauso wichtig wie die ärztliche Qualifikation. Jeder Tierarzt sollte über kaufmännisches Grundwissen verfügen, will er im Markt bestehen. Ein Überblick über die ihm zur Verfügung stehenden gesellschaftsrechtlichen Möglichkeiten seiner Berufsausübung gehört dazu. Hinzu kommt, dass gerade dieses Gebiet recht komplex ist, dafür aber außerordentlich folgenreich. Berücksichtigt man darüber hinaus, dass im Vergleich zu anderen freiberuflichen Einkünften die Tierärzte unterdurchschnittliche Einkommen erzielen und der Markt auch in den nächsten Jahren gesättigt sein wird, rücken derartige ökonomische Rahmenbedingungen stärker in den Fokus.

Auf den nächsten Seiten sollen Vor- und Nachteile einzelner Gesellschaftsformen und die daraus resultierenden steuerlichen Auswirkungen erläutert werden.

4.1   Berufsausbildung und Zulassung

Die Möglichkeiten der Gesellschaftsformen für Tierärzte sowie deren steuerliche Einstufung bedingen sich aus der rechtlichen Definition des Tierarztberufs. Wie in anderen Ländern auch ist der Beruf des Tierarztes in Deutschland gesetzlich geschützt. Darin manifestiert sich die gesellschaftliche Bedeutung des Berufs.

Die **Bundes-Tierärzteordnung** (BTÄO) definiert die Aufgaben eines Tierarztes:
- Leiden und Krankheiten der Tiere zu verhüten, zu lindern und zu heilen,
- zur Erhaltung eines leistungsfähigen Tierbestandes beizutragen,
- den Menschen vor Gefahren und Schädigungen durch Tierkrankheiten sowie durch Lebensmittel und Erzeugnisse tierischer Herkunft zu schützen.

Um den Beruf des Tierarztes ausüben zu können, bedarf es deshalb einer gründlichen Ausbildung. Sie umfasst:
- ein elfsemestriges Regelstudium an der Universität oder an einer tierärztlichen Hochschule mit der tierärztlichen Vorprüfung und weiteren tierärztlichen Prüfungen.
- eine mehrmonatige praktische Ausbildung.

Die Approbation ist zu beantragen. Personen, die eine abgeschlossene Ausbildung in einem tierärztlichen Beruf nachweisen, kann eine begrenzte und widerrufliche Erlaubnis, die auf höchstens vier Jahre beschränkt ist, erteilt werden.

Damit ist der Beruf steuerrechtlich als **Katalogberuf** im Sinne des § 18 (1) Nr. 1 EStG (Einkommensteuergesetz) einzustufen. Im Grundsatz werden, sofern der Tierarzt selbständig tätig ist, Einkünfte aus freiberuflicher Arbeit erzielt.

Es besteht die Pflicht zu beruflicher Fortbildung, zur Übernahme von Notfalldiensten und die Schweigepflicht. Darüber hinaus ist der tierärztlich Tätige verpflichtet, sich bei zuständigen veterinärmedizinischen Fachorganen, wie den entsprechenden Kammern, anzumelden.

Wie bei vielen Freiberuflern ist auch bei Tierärzten die berufliche Werbung eingeschränkt. Eine Zuwiderhandlung stellt nicht nur einen Verstoß gegen die Bundes-Tierärzteordnung, sondern auch gegen das Gesetz gegen den unlauteren Wettbewerb (UWG) dar, der geahndet werden kann.

4.2   Rechtsformen des Zusammenschlusses

Tierärzte üben grundsätzlich einen **freien Beruf** aus und betreiben daher kein Gewerbe (§ 1 (2) BTÄO).

Neben der Einzelpraxis prägen jedoch auch Zusammenschlüsse von mehreren Tierärzten sowohl in Personen- als auch in Kapitalgesellschaften das öffentliche Bild. Nachfolgend werden die gängigsten Gesellschaftsformen beleuchtet.

Einige **Gesellschaftsformen** wie die Offene Handelsgesellschaft (OHG), die Kommanditgesellschaft (KG), GmbH & Co. KG (Gesellschaft mit beschränkter Haftung & Co. Kommanditgesellschaft) sowie die Kommanditgesellschaft auf Aktien (KGaA) spielen für Tierärzte keine oder nur eine untergeordnete Rolle. Für die Aktiengesellschaft (AG) gelten im Wesentlichen die Ausführungen zur GmbH. Bei Franchisesystemen, die zunehmend auch in Deutschland für die Tierärzteschaft an Bedeutung gewinnen, können die unterschiedlichsten Gesellschaftsformen gewählt werden. Dabei wählen die Franchisegeber als Gesellschaftsform häufig die der GmbH.

4.2.1   Die Gesellschaft bürgerlichen Rechts

Schließen sich mehrere Tierärzte zur gemeinsamen Berufsausübung zusammen, stehen ihnen zunächst die handelsrechtlichen Gesellschaftsformen nicht zur Verfügung, da diese eine Eintragung im Handelsregister erfordern. Regelmäßig handelt es sich dann beim Zusammenschluss um „Gesellschaften des bürgerlichen Rechts". Zwei Erscheinungsformen repräsentieren diese:

a. Die Praxisgemeinschaft
Charakterisiert wird die Praxisgemeinschaft durch die gemeinsame Nutzung von Praxisräumen, -einrichtungen und -personal. Die beteiligten Tierärzte handeln aber auf eigene Rechnung, d.h. der Behandlungsvertrag kommt mit ihnen persönlich zustande. Sie haben einen eigenen Patientenstamm, eigene Patientenkarteien, usw.

Eine Praxisgemeinschaft birgt für einen Tierarzt Vor- und Nachteile (**Tab. 4.1**).

Auch für die Tierhalter bietet eine Praxisgemeinschaft Vor- und Nachteile (**Tab. 4.2**).

b. Die Gemeinschaftspraxis
Die Gemeinschaftspraxis wird zur gemeinschaftlichen Berufsausübung gegründet. Die Abrechnung erfolgt gemeinsam, der Patientenstamm, die Patientenkartei, die Praxiseinrichtung und das Personal werden gemeinschaftlich genutzt. Der Behandlungsvertrag kommt mit allen beteiligten Ärzten zustande. Sofern nicht abweichend gere-

Tab. 4.1   Beurteilung der Praxisgemeinschaft aus der Sicht des Tierarztes.

Vorteile	Nachteile
persönliche Unabhängigkeit	mögliches Gefühl der Benachteiligung
höhere Entscheidungsfreiheit der Partner gegenüber der Gemeinschaftspraxis	einiger Abstimmungsbedarf zwischen den Partnern
geringeres Konfrontationspotenzial der Partner als bei der Gemeinschaftspraxis	Unstimmigkeiten zwischen den Partnern
hoher Ausnutzungsgrad der Infrastruktur (Räume, Einrichtungen, Instrumente)	bei Spezialfällen muss an Partner überwiesen werden
gemeinsamer Einkauf (Rabattmöglichkeiten)	
Spezialisierungen werden gefördert	
gute Organisation des Bereitschaftsdienstes	

Tab. 4.2 Die Beurteilung der Praxisgemeinschaft aus der Sicht des Tierhalters.

Vorteile	Nachteile
mehrere spezialisierte Tierärzte vor Ort	Wartezeiten wie in der Einzelpraxis
dieselbe Bezugsperson bei Normalkonsultationen	Überweisungen für Spezialuntersuchungen
zweite Meinung	
24-Stunden-Service	

Tab. 4.3 Die Beurteilung der Gemeinschaftspraxis aus der Sicht des Tierarztes.

Vorteile	Nachteile
weniger Bereitschaftsdienste	unterschiedliche Arbeitsauffassung und Zielsetzung der Partner
gegenseitiges Vertreten	geringe Entscheidungsfreiheit einzelner Partner
mehr Freizeit	mögliches Gefühl der Benachteiligung
mehr Weiterbildungsmöglichkeiten	hoher Abstimmungsbedarf zwischen den Partnern
interner fachlicher Diskussionspartner	hohes Konfrontationspotenzial einzelner Partner
niedrigere finanzielle Belastung	Unstimmigkeiten zwischen den Partnern
gemeinsame Beschäftigung tierärztlicher Mitarbeiter	gegenseitige Haftung für fachliche Fehler des Partners

Tab. 4.4 Die Beurteilung der Gemeinschaftspraxis aus der Sicht des Tierhalters.

Vorteile	Nachteile
Bereitschaftsdienst rund um die Uhr	Tierarzt kennt Patienten der Kollegen weniger gut
kürzere Wartezeiten	wechselnde Ansprechpartner
mehrere Spezialisten unter einem Dach	„zuviel" Betrieb
Tierärzte können sich untereinander beraten	unpersönlichere Kundenbeziehungen
keine externen Urlaubsvertretungen	

gelt, gilt das Einstimmigkeitsprinzip für alle betrieblichen Entscheidungen.

Auch hier gilt es, Vor- und Nachteile gegeneinander abzuwägen (**Tab. 4.3**).

Die Vor- und Nachteile einer Gemeinschaftspraxis aus der Sicht des Tierhalters werden in **Tab. 4.4** verglichen.

4.2.2 Die Partnerschaftsgesellschaft

Tierärzte, die sich zusammenschließen wollen, können seit dem 1. Juli 1995 eine Partnerschafts-

gesellschaft (PartG) als Gesellschaftsform wählen. Die PartG soll die Gesellschaft bürgerlichen Rechts (GbR) nicht ersetzen, sie stellt lediglich eine weitere Rechtsform dar.

In ihrer Rechtsstellung nach außen weist sie große Ähnlichkeit mit der OHG auf. Das Gesetz über Partnerschaftsgesellschaften Angehöriger Freier Berufe (PartGG) erklärt viele Vorschriften des Handelsgesetzbuchs (HGB), die für die OHG gelten, auf die PartG für anwendbar (§ 6 Abs. 3 PartGG).

Als eigenständiges Rechtssubjekt kann die PartG unter ihrem Namen Rechte erwerben und Verbindlichkeiten eingehen, klagen und verklagt werden. Für die Liquidation gelten die Vorschriften des HGB ebenfalls entsprechend. Bei der Erbringung ihrer beruflichen Leistung handeln die Partner eigenverantwortlich und unabhängig. Im Unterschied zur GbR ist jeder Partner allein zur Führung der gewöhnlichen Geschäfte und zur Alleinvertretung berechtigt.

Verträge werden im Namen der Partnerschaft, nicht der einzelnen Partner, abgeschlossen. Für die Verbindlichkeiten der PartG haften daher neben dem Gesellschaftsvermögen grundsätzlich sämtliche Partner als Gesamtschuldner mit ihrem Privatvermögen. Für Schäden, die als Folge einer fehlerhaften Berufsausübung der einzelnen Partner auftreten, wird diese weitgehende Haftung der Partner allerdings auf den Partner, der den Fall behandelte, eingeschränkt (§ 8 Abs. 2 PartGG). Unter Haftungsgesichtspunkten ist die PartG im Vergleich zur GbR somit vorteilhafter. Während bei der GbR ein Ausschluss der persönlichen Haftung eines Gesellschafters nur durch eine entsprechende Vereinbarung mit den Vertragspartnern erzielt werden kann, geht das PartGG darüber hinaus, allerdings nicht so weit wie im Vergleich zu einer GmbH.

Die Beteiligung an einer Partnerschaft kann nicht vererbt werden, es sei denn, der Erbe ist selbst Tierarzt. Der verstorbene Partner scheidet aus. Die Partnerschaft wird unter den noch verbliebenen Partnern fortgesetzt. Für die Erben entsteht – vorbehaltlich anderweitiger Regelung – ein Anspruch auf Abfindung.

4.2.3 Die GmbH

Neben den oben beschriebenen Personengesellschaften können sich Tierärzte auch in einer Kapitalgesellschaft wie der GmbH (oder AG) organisieren, besonders wenn sie sich neben ihrer ärztlichen Tätigkeit auch anderen Bereichen, wie dem Medikamenten-, Futter- oder Zubehörverkauf, einer Tierpension, o.Ä. widmen.

Die Organisationsformen der Berufsausübung regeln die Landestierärztekammern in der Berufsordnung. Danach ist die Rechtsform der GmbH derzeit lediglich in den Kammerbezirken Niedersachsen (§ 21b BO), Nordrhein (§ 15a BO) und Westfalen-Lippe (§ 28 BO) zugelassen (Stand September 2008).

Die in anderen Kammerbezirken vertretene Rechtsauffassung, dass es Tierärzten nicht möglich sei, sich in Form einer Kapitalgesellschaft zu organisieren, weil dort die persönliche Haftung des Tierarztes ausgeschlossen ist, lässt sich angesichts der Rechtsprechung des Bundesverfassungsgerichts zu Art. 2 Grundgesetz (Berufsfreiheit) nicht mehr halten. Landesrechtlich in den Heilberufsgesetzen normierte Vorschriften sind wegen der verfassungsrechtlichen Rechtswidrigkeit nichtig, d.h. sie entfalten keine Rechtswirkung, sind nicht zu befolgen und haben daher auch keinen Einfluss auf die mögliche Gründung einer Tierärzte-GmbH. Folglich ist der **Zusammenschluss von Tierärzten in der Rechtsform einer Kapitalgesellschaft bundesweit zulässig.**

Für **Tierkliniken** ist die Rechtsform der GmbH ohnehin problemlos möglich, da hier ein wesentliches Tätigkeitselement in der gewerblichen Unterbringung und Verpflegung von Tieren besteht.

Es darf zwar bezweifelt werden, dass eine Tierärzte-GmbH grundsätzlich anderen Rechtsformen vorzuziehen ist. Dennoch hat sie einige Vorteile, die andere Rechtsformen nicht oder nicht in diesem Maß zu bieten haben.

Vorteile:
- Die Haftung ist auf das Stammkapital begrenzt.
- Bilanzielle Gewinnsteuerungsmöglichkeiten können miteinbezogen werden.
- Ab 2008 gilt ein einheitlicher Gewerbesteuer- und Körperschaftsteuersatz in Höhe von rund 30 %.
- Ausgeschüttete Gewinne sind auf Antrag ab 2009 im sogenannten Teileinkünfteverfahren auf der Ebene des Gesellschafters zu 40 % steuerfrei. Werbungskosten können zu 60 % abgezogen werden. Das ist vor allem dann von Vorteil, wenn die GmbH-Beteiligung fremdfinanziert wird.
- Geschäftsführergehälter mindern die Gewerbesteuerbelastung.
- Gesellschafter-Geschäftsführer-Pensionszusagen mindern als Form der betrieblichen Altersvorsorge den steuerpflichtigen Gewinn der Gesellschaft und dienen dem Vermögensaufbau zur Altersabsicherung des Tierarztes.
- Eine Vererbung des Gesellschaftsanteils ist auch an Nichttierärzte möglich.

- Die erbschaftsteuerliche Bewertung erfolgt nach dem Stuttgarter Verfahren (kombiniertes Substanz- und Ertragswertverfahren zur Bewertung des Unternehmens). Vom Wert des so ermittelten Betriebsvermögens wird zurzeit ein Freibetrag in Höhe von 225 000 Euro abgezogen und der übersteigende Wert nur zu 65 % angesetzt.
- Gute Veräußerungsmöglichkeiten von Geschäftsanteilen auch an Nicht-Berufsangehörige.

Die GmbH eignet sich somit gut für den **Vermögensaufbau**. Einerseits können Gewinne thesauriert und somit steuersparend angesammelt werden. Andererseits lässt sich mittels Pensionszusagen und anderen Wegen der betrieblichen Altersvorsorge nicht nur eine aktuelle Steuerersparnis, sondern auch eine effiziente Altersvorsorge bewirken. Schließlich ist auch im Erbfall die GmbH durch Bewertungsabschläge und Freibeträge begünstigt.

Neben den Vorteilen existieren dennoch auch bei der GmbH einige Nachteile.

Nachteile:
- Das Stammkapital muss mindestens 25 000,- € betragen.
- Ärztliche Einkünfte werden zu gewerblichen Einkünften umqualifiziert.
- Es ist kein Gewerbesteuerfreibetrag vorgesehen; die Gewerbesteuer ist weder als Betriebsausgabe abzugsfähig noch beim Gesellschafter anrechenbar.
- Der Gewinn wird durch Betriebsvermögensvergleich ermittelt. Das Handelsrecht gilt uneingeschränkt. Die GmbH ist zur Veröffentlichung ihres Jahresabschlusses verpflichtet.
- Die Geschäftsführung ist aufwendiger.
- Es besteht die Gefahr von verdeckten Gewinnausschüttungen.
- Die Kreditwürdigkeit einer GmbH ist wegen des geringen Haftkapitals vermindert.

4.2.4   Die Limited

Die Limited (private company limited by shares, Ldt.) ist, ausgelöst durch mehrere Urteile des Europäischen Gerichtshofes (EuGH), eine Alternative zur deutschen GmbH. Man muss nicht lange suchen, um auf eine Fülle plakativer Anpreisungen von Anbietern englischer Limiteds zu stoßen, die nicht müde werden, den deutschen Gründungsin-teressenten die Vorteile dieser Unternehmensform gegenüber der deutschen GmbH nahezubringen.

Neben der Beratung bieten diese Anbieter zumeist auch die komplette Abwicklung bei der Gründung einer Limited an, sodass sie verständlicherweise vor allem die Vorteile/Unterschiede zur GmbH herausstellen:

Vorteile:
- Schnelle und unbürokratische Gründung durch Beantragung der Eintragung beim „Companies House" durch Einreichung von zwei Formularen und der Satzung.
- Es ist keine Einschaltung eines Notars zur Gründung notwendig.
- Das Mindeststammkapital beträgt 1 Penny.
- In der Regel ist keine Durchgriffshaftung (= persönliche Haftung) auf Geschäftsführer oder Gesellschafter möglich; wenn ausnahmsweise doch, dann nach angelsächsischem, also einem dem deutschen Tierarzt weniger geläufigen Recht.
- Es ist keine notarielle Beurkundung bei Anteilsübertragung, Kapitalerhöhungen und -herabsetzungen nötig.
- Das Problem der verdeckten Gewinnausschüttung ist außerhalb von Deutschland weitgehend unbekannt.
- Die Führung der Gesellschaft erfolgt frei von Mitbestimmungsrechten.

Es existieren jedoch auch Nachteile/Unterschiede gegenüber der GmbH.

Nachteile:
- Die Limited hat drei Gesellschaftsorgane (Direktor, Gesellschafterversammlung, „company secretary").
- Offizieller Zustellungs- und Aufbewahrungsort der Gesellschaft ist das Vereinigte Königreich von Großbritannien („registered office"), ein Briefkasten reicht nicht aus.
- Die Gewinnermittlung erfolgt durch Betriebsvermögensvergleich (eventuell zusätzlich nach internationalen Bilanzierungsstandards (IAS)). Außerdem ist die Erstellung eines „annual return" (= Jahresbericht) und dessen Einreichung beim britischen Handelsregister erforderlich.
- Es gibt diverse, relativ kurze, sanktionsbedrohte Mitteilungspflichten (14 Tage bis vier Wochen) gegenüber dem britischen Handelsregister.

- Es dürfen nur erwirtschaftete Gewinne ausgeschüttet werden.
- Gerichtsort ist neben Deutschland als Sitz der Gesellschaft auch Großbritannien.
- Der Zugang zur Rechtsberatung im britischen Recht ist in Deutschland nicht flächendeckend möglich und zudem teuer.
- Es existieren Sprachbarrieren (Verständnis englischsprachiger juristischer Texte).
- (Noch) Mangelnde Akzeptanz im allgemeinen Geschäfts- und Rechtsverkehr in Deutschland.

Ohne auf die einzelnen Punkte näher einzugehen, ist festzustellen, dass zumindest in den Bereichen Kapitalaufbringung als auch Gründungsformalitäten durch die Novellierung des deutschen Gesellschaftsrechts die GmbH gegenüber der Limited nicht mehr benachteiligt ist.

Auch hat die deutsche Rechtsprechung inzwischen massiv die persönliche Gesellschafterhaftung nach deutschem Recht behandelt und über weite Strecken für anwendbar erklärt. Darüber hinaus ist auch das angelsächsische Rechtssystem alles andere als schuldnerfreundlich.

Ob die Limited also als Alternative zur GmbH taugt, lässt sich nur unter Hinzuziehung weiterer Prämissen beurteilen.

Vor der Gründung einer Kapitalgesellschaft ist dem Tierarzt deshalb auf jeden Fall eine umfassende rechtliche wie steuerliche Beratung zu empfehlen.

4.3 Rechnungslegung

Zunächst ist zu konstatieren, dass für Freiberufler keine Buchführungspflicht besteht.

Unter Buchführung ist hier die **kaufmännische Buchführung** zu verstehen. Jeder Kaufmann ist verpflichtet, regelmäßig eine Aufstellung seines Vermögens anzufertigen und Handelsbücher zu führen. Freiberufler sind keine Kaufleute und unterliegen demzufolge auch nicht unmittelbar deren Regeln. Wohl aber nehmen sie am wirtschaftlichen Geschäftsleben teil und haben verschiedene Rechte und Pflichten.

Die **Abgabenordnung** (AO), die auch für Tierärzte gilt, bestimmt im § 140 AO, dass, wer nach anderen gesetzlichen Vorschriften als den Steuergesetzen Bücher und Aufzeichnungen führt, dieses auch für die Besteuerung zu erfüllen hat. Konkret sind dies beispielsweise:
- Verordnung (VO) über tierärztliche Hausapotheken,
- Betäubungsmittel-Verschreibungsverordnung,
- Ausführungsbestimmungen A über die Untersuchung und gesundheitspolizeiliche Behandlung der Schlachttiere und des Fleisches bei Schlachtungen im Inland (Tagebücher für Beschauer und Trichinenschauer),
- Futtermittelverordnung.

Daneben existieren weitere **Aufzeichnungspflichten** aufgrund von Steuergesetzen:
- § 4 (3) S.5 EStG bezüglich des nichtabnutzbaren Anlagevermögens.
- § 4 (7) EStG bezüglich der Betriebsausgaben im Sinne des § 4 (5) EStG.
- § 6 (2) EStG bezüglich der Bewertungsfreiheit für geringwertige Wirtschaftsgüter.
- § 6c (2) EStG bezüglich der Steuervergünstigungen gem. § 6b EStG.
- § 7a (8) EStG bezüglich der Inanspruchnahme von Sonderabschreibungen.
- allgemeine Aufzeichnungspflichten gem. § 22 UStG (Umsatzsteuergesetz) in Verbindung mit §§ 63 ff. UStDV (getrennte Aufzeichnungspflicht nach vollem und ermäßigtem Umsatzsteuersatz).

4.4 Besteuerung

Tierärzte unterliegen verschiedenen Steuergesetzen. Im Folgenden sollen der ertragsteuerliche und der umsatzsteuerliche Bereich betrachtet werden. Hier ist zu beachten, dass die Zugehörigkeit der Einkünfte zu der jeweiligen Einkunftsart stets getrennt betrachtet werden muss. Es ist durchaus möglich, dass sich aus der separierten Betrachtung Einkünfte sowohl freiberuflicher als auch gewerblicher und nichtselbständiger Art ergeben.

Vorab eine kleine Begriffserläuterung:
Ist von **Einnahmen** die Rede, sind damit alle Güter gemeint, die in Geld oder Geldeswert bestehen und dem Steuerpflichtigen im Rahmen einer im

Einkommensteuergesetz definierten Einkunftsart zufließen.

Unter **Einkünften** versteht man den im Rahmen einer Einkunftsart ermittelten steuerlichen Gewinn bzw. den Überschuss der Einnahmen über die Werbungskosten. Das Einkommensteuergesetz kennt sieben Einkunftsarten:
* Einkünfte aus Land- und Forstwirtschaft,
* Einkünfte aus Gewerbebetrieb,
* Einkünfte aus selbständiger Arbeit,
* Einkünfte aus nichtselbständiger Arbeit,
* Einkünfte aus Kapitalvermögen,
* Einkünfte aus Vermietung und Verpachtung,
* Sonstige Einkünfte.

4.4.1   Einkünfte nach § 18 (1) Nr. 1 EStG für die heilberufliche Tätigkeit

Hinsichtlich der **reinen ärztlichen Tätigkeit** gehört der Tierarzt, wie schon erwähnt (s. S. 92), zu den sogenannten Katalogberufen des § 18 EStG. Die Zugehörigkeit ist wichtig, da sich daraus eine wesentliche Konsequenz ergibt: Die freiberuflichen Einkünfte unterliegen nicht der Gewerbesteuerpflicht.

Ebenfalls zu den **freiberuflichen Einkünften** zählen
* Besamung,
* Impfung,
* Rindergesundheitsdienst,
* nicht im Rahmen eines Anstellungsverhältnisses erzielte Einnahmen als Vertragstierarzt wie z. B. beim Turniertierarzt.

4.4.2   Einkünfte aus Gewerbebetrieb (§ 15 (1) Nr. 1 EStG)

Nicht zu den freiberuflichen Einkünften und damit zu den **gewerbesteuerpflichtigen Einkünften** zählen z. B.:
* Medikamenten- und Futtermittelverkauf,
* Provisionen aus dem Abschluss von Schlachttierversicherungen im Rahmen der Fleischbeschau,
* die Tätigkeit des Viehklauenpflegers,
* die Tätigkeit des Besamungstechnikers,
* der Betrieb von Tierpensionen,
* jeglicher Handelsbetrieb und
* jegliche Tätigkeit in der Rechtsform einer GmbH oder anderen Kapitalgesellschaft.

Innerhalb der gewerbesteuerpflichtigen Einkünfte sind weitere Unterscheidungen notwendig.

In einer Gemeinschaftspraxis ist der Medikamenten- und Futtermittelverbrauch während der Hospitalisation eines Tieres nicht gewerbesteuerpflichtig. Werden jedoch bei der Entlassung des Patienten weitere Tabletten oder Diätfutter mitgegeben, so sind diese Einnahmen gewerbesteuerpflichtig.

4.4.3   Einkünfte aus nichtselbständiger Tätigkeit (§ 19 EStG)

Tierärzte, die sich in einem Angestelltenverhältnis (z. B. bei einem Berufskollegen) befinden, erzielen weder freiberufliche, noch gewerbliche Einkünfte. Oft werden Gebühren vom Veterinäramt für die Fleischbeschau/Trichinenschau im Rahmen eines Anstellungsverhältnisses vereinnahmt. Auch diese Einkünfte sind klassifiziert als solche „**aus nichtselbständiger Arbeit**". Beim ansonsten freiberuflich tätigen Tierarzt wären die Einnahmen als durchlaufender Posten zu verbuchen, da sie als Einkünfte ansonsten doppelt erfasst und versteuert würden.

4.4.4   Umsatzsteuer

Alle Umsätze, die ein Unternehmer im Rahmen seines Unternehmens im Inland ausführt, unterliegen der Umsatzsteuer. Der Unternehmerbegriff und die Art der getätigten Umsätze schließen auch Tierärzte ein.

Generell gilt ein **Umsatzsteuersatz** von derzeit **19 %**. Für den Futtermittelverkauf gilt ein **ermäßigter Steuersatz** von 7 %, wird das Futter jedoch während der Hospitalisation eines Tieres verfüttert, so gilt der Umsatzsteuersatz von 19 %. Ebenfalls dem **ermäßigten Steuersatz** von 7 % unterliegen nach § 12 (2) Nr. 4 UStG die Leistungen, die unmittelbar der Vatertierhaltung, der Förderung der Tierzucht, der künstlichen Tierbesamung oder der Leistungs- und Qualitätsprüfung in der Tierzucht und in der Milchwirtschaft dienen.

Entgelte für prophylaktische und therapeutische Maßnahmen nach tierseuchenrechtlichen Vorschriften bei Zuchttieren (z. B. die staatlich vorgeschriebenen Reihenuntersuchungen auf Tuberkulose, Brucellose und Leukose, die jährlichen Impfungen gegen Maul- und Klauenseuche, Maßnahmen zur Bekämpfung der Aujeszkyschen Krankheit, Leistungen zur Verhütung, Kontrolle und Tilgung bestimmter transmissibler spongiformer Enzephalopathien (TSE) auch an toten Zuchttieren sowie Bekämpfungsprogramme von IBR/IVB/BVD oder die Behandlung gegen Dassellarven) sowie die Entgelte für die Ausstellung von Gesundheitszeugnissen bei Zuchttieren unterliegen dem ermäßigten Steuersatz.

Die Betriebsveräußerung oder die unentgeltliche Übertragung der Praxis unterliegen nicht der Umsatzsteuer.

4.5 Steuerliche Gewinnermittlung

Im Grundsatz besteht für Freiberufler keine Buchführungspflicht, folglich auch keine Pflicht zur Aufstellung einer Bilanz. Der Betriebsvermögensvergleich gem. § 4 (1) EStG bleibt jedoch möglich. In der Regel erfolgt die **Gewinnermittlung** deshalb durch den **Vergleich der Einnahmen mit den Ausgaben**. Der Überschuss der Einnahmen entspricht dem Gewinn. Die sogenannte **Einnahme-Überschuss-Rechnung** ist im § 4 (3) EStG legalisiert. Dabei gibt es einige Besonderheiten zu beachten:

- Die Umsatzsteuer beeinflusst das Betriebsergebnis.
- Die Betriebseinnahmen entstehen im Zeitpunkt des Zuflusses. Dies gilt auch bei:
  - Vorschüssen,
  - Zahlung an privatärztliche Verrechnungsstellen oder
  - Einnahmen aus der Veräußerung von Wirtschaftsgütern.
- Es gelten geringere Gewinngrenzen für die Bildung von Investitionsabzugsbeträgen.
- Es besteht keine Möglichkeit der Anwendung der Thesaurierungsbegünstigung (§ 34a EStG).

Aus der eingangs erwähnten Zurechnung der Einnahmen und Ausgaben zu den Einkunftsarten Gewerbebetrieb/selbständige Arbeit ergibt sich die Notwendigkeit, diese auch in der Buchführung getrennt aufzuzeichnen. Würde darauf verzichtet, kann es zur sogenannten „Abfärbung" bei der Einkunftsermittlung kommen. Das bedeutet, gewerbliche Einkünfte infizieren die freiberuflichen Einkünfte dergestalt, dass alle Einkünfte gewerbesteuerpflichtig werden.

Ob zur Vermeidung dessen zwei Buchführungen nötig sind oder die gesonderte Verbuchung innerhalb eines Buchwerks ausreicht, muss im Einzelfall entschieden werden. Bei **Personengesellschaften** ist stets eine getrennte Buchhaltung erforderlich. Für den gewerblichen Teil (Medikamente, Futtermittel,...) kann auch unabhängig davon eine Buchführungspflicht, mithin eine Bilanzierungspflicht, bestehen. Sieht man einmal von dem höheren Verwaltungsaufwand ab, bietet die Aufstellung von Bilanzen eine Reihe von Vorteilen (z. B. Rückstellungen, einen höheren Investitionsabzugsbetrag, Thesaurierungsbegünstigung, usw.) gegenüber der Einnahmen-Überschuss-Rechnung, sodass auch eine **freiwillige Bilanzierung** vorteilhaft sein kann.

4.6 Ermittlung des zu versteuernden Einkommens

Im deutschen Steuerrecht ist die Ermittlung des Gewinns bzw. des Überschusses der Einnahmen über die Ausgaben nicht gleichzusetzen mit dem Betrag, welcher der **Einkommensbesteuerung** unterworfen ist. Vielmehr bildet die Einkünfteermittlung nur die erste Stufe für die Feststellung der Besteuerungsgrundlagen. Das Einkommensteuergesetz regelt im § 2 EStG, welche Einkünfte der Besteuerung unterliegen. Wichtig an der Aufzählung ist, dass sie eine abschließende Natur hat. Einkünfte, die nicht unter eine der sieben Einkunftsarten fallen, unterliegen daher auch nicht der Einkommensteuer (z. B. ein Lottogewinn, Erbschaften, Schenkungen, usw.).

Zunächst werden also – nach ihrer Art fein säuberlich getrennt – alle anfallenden Einkünfte ermittelt. Manchmal muss man das nicht selber tun, sondern nur die zugewiesenen Einkommensanteile notieren. Das ist auch richtig so oder wollen Sie vielleicht den Gewinn einer Aktiengesellschaft ermitteln, bloß weil Sie daran einen Anteil (sprich Aktie) besitzen? Als Nächstes wird die Summe der Einkünfte, dann der Gesamtbetrag der Einkünfte ermittelt. Anschließend werden die Sonderausgaben und die außergewöhnlichen Belastungen abgezogen.

Das Ergebnis bezeichnet das Einkommen. Nach weiterem Abzug von verschiedenen Freibeträgen und sonstigen, vom Einkommen abzuziehenden Beträgen ist nun das zu **versteuernde Einkommen** ermittelt. Dieses ist die Bemessungsgrundlage für die Einkommensteuer.

Bei der Ermittlung der Besteuerungsgrundlagen ist es keinesfalls egal, zu welcher der sieben Einkunftsarten die Einkünfte gehören und schon gar nicht, auf welche Art und Weise sie ermittelt werden. In der nachfolgenden Fallstudie soll dies demonstriert werden.

4.7 Fallstudie

Die verheiratete Tierärztin Frau Dr. Elster betreibt mit ihrem Berufskollegen Dr. Fuchs eine Gemeinschaftspraxis auf dem Lande. Beide sind zu jeweils 50 % am Gewinn beteiligt. Ihr Ehemann arbeitet als Angestellter in einem örtlichen Unternehmen. In der Praxis werden auch Medikamente und Tierfutter verkauft. Im Auftrag des Veterinäramtes ist Frau Dr. Elster regelmäßig als Fleischbeschauerin tätig. Das Gehalt dafür ist angemessen. Außerdem vertritt sie einen befreundeten Berufskollegen in dessen Praxis, der sich öfter auf Reisen befindet. Für den ortsansässigen Naturschutzverein ist sie ehrenamtlich als Kassenwart tätig und hält von Zeit zu Zeit Vorträge.

Klar, dass ihr für die lästigen steuerlichen Abrechnungen und die Buchführung wenig Zeit bleibt. Zum Jahresende ergibt sich das in **Tab. 4.5** gezeigte Bild.

Die in der Gemeinschaftspraxis zusammengeschlossenen Tierärzte wissen, dass ihre Einnahmen und Ausgaben verschiedenen Einkunftsarten

zuzurechnen sind. Deshalb haben sie bereits bei der Buchführung auf die getrennte Aufzeichnung geachtet.

Weitere Annahmen:
Das Ehepaar ist kinderlos, es liegen auch sonst keine besonderen weiteren Umstände vor.

Die angesetzten Sonderausgaben resultieren aus dem Höchstbetrag anrechenbarer Vorsorgeaufwendungen für 2007. Kirchensteuerpflicht besteht für beide Ehegatten nicht.

Die steuerliche Betrachtung erfolgt stark vereinfacht und gerundet, ohne Berücksichtigung des Solidaritätszuschlages und anderer Umstände, die für die Kernaussagen ohne Bedeutung sind. Der Gewinn aus Gewerbebetrieb der Gemeinschaftspraxis ist bereits um die Gewerbesteuer gekürzt worden. (Ab 2008 ist die Gewerbesteuer keine abziehbare Betriebsausgabe mehr.)

Bei der Liquiditätsbetrachtung wird unterstellt, dass die zum Ansatz gebrachten Beträge den tatsächlich gezahlten Beträgen entsprechen.

Die Sozialversicherungsbeiträge werden mit 10 000,- Euro beziffert.

Es wird der Rechtsstand zum 1.1.2008 zugrunde gelegt.

Die Gemeinschaftspraxis hatte insgesamt bereits Gewerbesteuer in Höhe von 760,- Euro abgeführt.

Für ihre Einkommensteuererklärung 2007 rechnet Frau Dr. Elster wie in **Tab. 4.6** angegeben.

Tab. 4.5 Finanzieller Rahmen für das Rechenbeispiel der Tierärztin Dr. Elster.

anteiliger Gewinn aus der Tierarztpraxis Dr. Fuchs & Dr. Elster	61 355,- €
anteiliger Gewinn aus Medikamentenverkauf	20 045,- €
Einkünfte aus der Arztvertretung	7669,- €
Einkünfte aus der Fleischbeschau	20 000,- €
Aufwandsentschädigung Naturschutzverein	1200,- €
Gehalt Ehemann	36 000,- €

Tab. 4.6 Berechnung für die Einkommensteuer von Frau Dr. Elster für das Jahr 2007.

Einkünfte aus selbständiger Arbeit		61 355,- €	
		7669,- €	69 024,- €
Einkünfte aus nichtselbständiger Arbeit	Sie	20 000,- €	
	abzüglich Werbungskosten	−920,- €	19 080,- €
	Er	36 000,- €	
	abzüglich Werbungskosten	−920,- €	35 080,- €
Einkünfte aus Gewerbebetrieb		20 045,- €	20 045,- €
steuerfreie Aufwandsentschädigung		1200,- €	1200,- €
Summe			**144 429,- €**
abzüglich steuerfreie Aufwandsentschädigung	§ 3 Nr. 12 EStG		−1200,- €
Summe der Einkünfte = Gesamtbetrag der Einkünfte			143 229,- €
abzüglich Sonderausgaben			−6226,- €
zu versteuerndes Einkommen (zvE)			**137 003,- €**
tarifliche Einkommensteuer		−41 712,- €	−41 712,- €
anrechenbare Gewerbesteuer		171,- €	171,- €
verbleiben			**95 462,- €**
tatsächlich geflossen			
Einkünfte aus selbständiger Arbeit		69 024,- €	
Einkünfte aus Gewerbebetrieb		20 045,- €	
Einkünfte aus nichtselbständiger Arbeit		54 160,- €	
Aufwandsentschädigung		1200,- €	144 429,- €
abzüglich Sonderausgaben (Versicherungen, etc.)		−10 000,- €	
abzüglich Einkommensteuer		−41 541,- €	−51 541,- €
verbleiben			**92 888,- €**

Herr Dr. Fuchs, der Praxiskollege von Frau Dr. Elster, hat auf einem Kongress gehört, dass durch die Wahl der Rechtsform der Gemeinschaftspraxis das steuerliche Ergebnis verbessert werden kann. Er schlägt vor, eine GmbH zu gründen. Frau Dr. Elster ist skeptisch. Zu Recht?

Unter Beibehaltung **aller** obigen Umstände ergäbe sich für das Jahr 2007 mit einer **GmbH** das in **Tab. 4.7** gezeigte Bild.

Bereits hier können wir feststellen, dass, obwohl sich weder am Ertrag noch am Aufwand etwas geändert hat, der steuerliche Gewinn der GmbH ein ganz anderer ist als der der Praxisgemeinschaft.

Ein direkter Vergleich des Besteuerungsergebnisses beider Gesellschaftsformen ist schwierig, da bei der GmbH neben der Gesellschaft auch der Gesellschafter besteuert wird. Außerdem hat hier das Besteuerungssubjekt gewechselt, denn es wird bereits auf der Ebene der GmbH die Ertragsbesteue-

Tab. 4.7   Berechnung des Gewinns der GmbH Dr. Fuchs & Dr. Elster für das Jahr 2007.

Der Gewinn der GmbH Dr. Fuchs & Dr. Elster setzt sich wie folgt zusammen:			
Tierarztpraxis (2 x 61 355,- €)		122 710,- €	
Medikamentenverkauf (2 x 20 045,- + Gewerbesteuer 760,- €)		40 850,- €	163 560,- €
Da die GmbH kraft Gesetzes Gewerbetrieb ist, sind alle Einkünfte gewerblicher Art und gewerbesteuerpflichtig. Das zu versteuernde Einkommen der GmbH ergibt sich erst nach Berücksichtigung der Gewerbesteuer. Die Berechnung lautet:			
Gewinn vor Gewerbesteuer		163 560,- €	
Steuermesszahl = 5 %	x 0,05	8 175,- €	
Hebesatz der Gemeinde = 400 %	x 4	32 700,- €	
Gewerbesteuer nach der Divisormethode (1,200)	x 1,2	27 250,- €	−27 250,- €
zu versteuerndes Einkommen (zvE) der GmbH			**136 310,- €**
Die Gesellschafter haben die Vollausschüttung des Gewinns beschlossen. Die Körperschaftsteuer beträgt 25 %.			−34 077,- €
ausschüttbarer Gewinn			**102 232,- €**

rung vorgenommen. Die Gewerbesteuerbelastung hat um 26 490,- Euro zugenommen.

> ❗ Ab dem Veranlagungszeitraum 2008 beträgt die Körperschaftsteuer nur noch 15 % des zu versteuernden Einkommens. Die Steuermesszahl für die Gewerbesteuer sinkt auf 3,5 %. Allerdings entfällt der Betriebsausgabenabzug. Die Gesamtsteuerbelastung der GmbH beträgt ab 2008 damit rund 30 %. Für den oben betrachteten Fall ergäbe sich ein ausschüttbarer Gewinn in Höhe von rund 114 500,- Euro.

Wie die Berechnung der Einkommensteuer von Frau Dr. Elster und ihrem Ehemann aussieht, wenn sie sich zur Gründung einer GmbH entschließt, sehen wir in **Tab. 4.8**.

„Das heißt, dass ich bei unserer momentanen Gemeinschaftspraxis 92 888,- €, bei der GmbH jedoch nur 75 638,- € unter dem Strich übrig behalte. Das ist aber deutlich weniger als vorher", meint Frau Dr. Elster. – „Ja,", sagt da Dr. Fuchs, „die Rechnung ist aber insofern unrealistisch, als hier unterstellt wird, wir würden von der GmbH kein Gehalt beziehen."

Gehen wir davon aus, dass die GmbH jedem Gesellschafter ein Gehalt zahlt, und der Gesamtaufwand in etwa dem in der GmbH erwirtschafteten Gewinn vor Steuern entspricht. Da beide Gesellschafter als Geschäftsführer nicht sozialversicherungspflichtig sind, können wir jeweils ein Bruttogehalt von 81 780,- Euro annehmen. Vereinfachend soll ausgeschlossen werden, dass die Gehälter möglicherweise zum Teil in eine verdeckte Gewinnausschüttung umqualifizert werden könnten. Schauen wir in **Tab. 4.9**, was sich nun ergibt.

Tab. 4.8 Berechnung der Einkommensteuer von Frau Dr. Elster und ihrem Ehemann bei einer GmbH für das Jahr 2007.

GmbH mit Halbeinkünfteverfahren		
zu versteuerndes Einkommen (zvE) wie in **Tab. 4.7** berechnet	136 310,- €	
abzüglich Körperschaftsteuer 25 %	– 34 077,- €	
= ausschüttbarer Gewinn wie in **Tab. 4.7** berechnet		102 232,- €
auf Frau Dr. Elster entfallen 50 %	51 116,- €	
abzüglich Kapitalertragsteuer 20 %	– 10 223,- €	
Barausschüttung	40 893,- €	
Einnahmen im Sinne von § 20 (1) Nr. 1 EStG	51 116,- €	
davon steuerfrei nach § 3 Nr. 40 lit d EStG	– 25 558,- €	
abzüglich Sparerfreibetrag und Werbungskosten-Pauschale	– 1602,- €	
= zu versteuernder Kapitalertrag		23 956,- €
nun rechnet Frau Dr. Elster:		
Einkünfte aus selbständiger Arbeit		7669,- €
Einkünfte aus Gewerbebetrieb		0,- €
Einkünfte aus nichtselbständiger Arbeit		54 160,- €
Einkünfte aus Kapitalvermögen		23 956,- €
steuerfreie Aufwandsentschädigung		1200,- €
Summe		**86 985,- €**
abzüglich steuerfreie Aufwandsentschädigung		– 1200,- €
Gesamtbetrag der Einkünfte		85 785,- €
abzüglich Sonderausgaben		– 6154,- €
zu versteuerndes Einkommen		**79 559,- €**
tarifliche Einkommensteuer	18 284,- €	
abzüglich anrechenbarer Kapitalertragsteuer	– 10 223,- €	
abzüglich Steuerabzug vom Lohn	– 13 830,- €	
Einkommensteuererstattung	5769,- €	18 284,- €
verbleiben		**61 275,- €**
tatsächlich geflossen		
Einkünfte aus selbständiger Arbeit	7669,- €	
Einkünfte aus nichtselbständiger Arbeit	54 160,- €	
Einnahmen aus Gewinnausschüttung	40 893,- €	
steuerfreie Aufwandsentschädigung	1200,- €	103 922,- €
abzüglich Sonderausgaben	– 10 000,- €	
abzüglich Einkommensteuer	– 18 284,- €	– 28 284,- €
verbleiben		**75 638,- €**

Tab. 4.9 Berechnung der Einkommensteuer nach Abzug der Gehälter bei einer GmbH.

GmbH mit Halbeinkünfteverfahren		
Gewinn vor Gehältern	163 560,- €	
abzüglich Gehälter (2 x 81 780,- €)	– 163 560,- €	
abzüglich Gewerbesteuer und Körperschaftsteuer	0,- €	
= ausschüttbarer Gewinn		**0,- €**
nun rechnet Frau Dr. Elster:		
Einkünfte aus selbständiger Arbeit	7669,- €	
Einkünfte aus Gewerbebetrieb	0,- €	
Einkünfte aus nichtselbständiger Arbeit	135 940,- €	
Einkünfte aus Kapitalvermögen	0,- €	
steuerfreie Aufwandsentschädigung	1200,- €	
Summe		**144 809,- €**
abzüglich steuerfreie Aufwandsentschädigung		– 1200,- €
Gesamtbetrag der Einkünfte		143 609,- €
abzüglich Sonderausgaben		– 6226,- €
zu versteuerndes Einkommen		**137 383,- €**
tarifliche Einkommensteuer	41 872,- €	
abzüglich anrechenbarer Kapitalertragsteuer	0,- €	
abzüglich Steuerabzug vom Lohn	– 39 584,- €	
zu zahlende Einkommensteuer	2288,- €	– 2288,- €
verbleiben		**135 095,- €**
tatsächlich geflossen		
Einkünfte aus selbständiger Arbeit	7669,- €	
Einkünfte aus nichtselbständiger Arbeit	135 940,- €	
Einnahmen aus Gewinnausschüttung	0,- €	
steuerfreie Aufwandsentschädigung	1200,- €	144 809,- €
abzüglich Sonderausgaben	– 10 000,- €	
abzüglich Einkommensteuer	– 41 872,- €	– 51 872,- €
verbleiben		**92 937,- €**

Hier unterscheidet sich das Ergebnis der GmbH steuerlich nur unwesentlich von dem der Gemeinschaftspraxis. Woran liegt das?

Zunächst stellen wir fest, dass sich ständig die **Einkunftsart** verändert hat, obwohl die Tierärztegemeinschaft nichts an ihrer Tätigkeit veränderte.

Weiter können wir konstatieren, dass sich die **Gewerbesteuerbelastung** dramatisch ändert, wenn die Einkunftsart bei den Gesellschaftern wechselt.

Im ersten Fall hatten wir eine relativ geringe Gewerbesteuer bei der Praxisgemeinschaft. Die Einkünfte waren in solche aus freiberuflicher Art, also selbständiger Arbeit, und Einkünfte aus Gewerbebetrieb geteilt. Im zweiten Fall, als wir unterstellt haben, der gesamte Gewinn wird ausgeschüttet, war die Gewerbesteuer sehr hoch. Auf der Ebene der Gesellschafter verschwanden die selbständigen Einkünfte und Gewerbeeinkünfte und wandelten sich zu Einkünften aus Kapitalvermögen. Im dritten Fall fielen weder Gewerbesteuer noch Körperschaftsteuer an. Der gewerbliche Gewinn sank auf null. Dafür wandelten sich auf der Ebene der Gesellschafter die Einkünfte in solche aus nichtselbständiger Arbeit.

Logischerweise sind damit die **Besteuerungsgrundlagen** für die Einkommensteuer der Frau Dr. Elster jeweils unterschiedlich.

Ist die von Dr. Fuchs vorgeschlagene GmbH für Tierärzte nun günstiger?

Hier muss ein deutliches **eventuell** erklingen. Neben den steuerlichen Effekten sind die erschwerte Handhabung und teurere Verwaltung der GmbH zu beachten. Das beginnt mit den steigenden Anforderungen an die Buchführung und die zwingende Bilanzierung und endet nicht zuletzt bei den höheren Gebühren des Steuerberaters.

Der geschilderte Nachteil der Bilanzierungspflicht ist gleichzeitig aber auch vorteilhaft, will man bestimmte bilanzielle Gestaltungsmomente (Rückstellungen, Thesaurierung, etc.) nutzen. Die in der Fallstudie vorgenommene Annahme des immer gleichen Betriebsergebnisses ist in der Praxis deshalb nicht sehr wahrscheinlich. Eher sind durch

Ausnutzung der Gestaltungsmöglichkeiten der bilanzielle Gewinn und damit die Steuerbelastung in der GmbH geringer.

Auch sollen die Faktoren Vermögensbildung und spätere bessere Übertragungsmöglichkeiten nicht unterschlagen werden.

Die Möglichkeit für natürliche Personen und Personengesellschaften, den Gewerbesteuerfreibetrag mehrfach auszunutzen, d.h. die gewerbesteuerpflichtigen Gewinne zu reduzieren und zudem die Gewerbesteuer bei der persönlichen Einkommensteuer anrechnen zu lassen, wirkt wiederum zugunsten der Personengesellschaften.

4.8   Fazit

In der geschilderten Fallstudie ist das steuerliche Ergebnis einer GmbH vergleichbar mit dem einer Gemeinschaftspraxis. Kommen noch andere Faktoren hinzu, z.B. betriebliche Pensionen, die Haftungsbeschränkung, die bessere Veräußerbarkeit des Unternehmens oder von Unternehmensteilen, kann die GmbH auch bei steigenden Gewinnen noch vorteilhaft sein. Mit zunehmender Gewerbesteuerbelastung und unter Berücksichtigung des aufwendigeren Handlings ist eine Personengesellschaft jedoch vorzuziehen.

Resümierend kann also nur im konkreten Einzelfall geprüft werden, unter welchen Bedingungen sich eine Kapitalgesellschaft, eine Partnerschaftsgesellschaft oder eine GbR jeweils lohnen.

- Endoskopie - Arthroskopie
- Labor
- Hautkrankheiten
- Zahnheilkunde
- stationäre Aufnahme
- Physiotherapie

information

Anlagen 5

5 Anlagen

5.1 Selbstanalyse „Wie fit ist unsere Tierarztpraxis"

5.1.1 Vorbereitung und Durchführung

Die vorliegende Studie enthält 110 Fragen, die – je nach ihrer Bedeutung – in die unterschiedlichen Prioritätsklassen A, B und C eingeteilt wurden. Da die Abarbeitung dieser Fragen nicht einfach ist, wird zu folgender Vorgehensweise geraten:

- Gönnen Sie sich bei der Bearbeitung Ruhe und Konzentration.
- Beantworten Sie die Fragen in ihrer Reihenfolge von 0.1 bis 10.10.
- Machen Sie bei der Durcharbeitung falls notwendig Pausen.
- Verteilen Sie die Beantwortung der Fragen eventuell auf mehrere Tage.
- Beantworten Sie zuerst alle Fragen der Reihe nach, ohne die Ergebnisse zu berechnen.
- Wenn Sie bei der Beantwortung einer Frage nicht weiterkommen, lassen Sie diese Frage vorerst aus.
- Beantworten Sie am Schluss die Fragen, die Sie vorerst ausgelassen haben.
- Führen Sie die rechnerische Bewertung erst durch, wenn alle Fragen beantwortet sind.
- Übertragen Sie erst am Schluss alle Ergebnisse auf das Summenblatt.
- Berechnen Sie erst dann den Grad der Kundenorientierung Ihrer Praxis als Kennzahl.

Führen Sie die Analyse gemeinsam mit Ihren Mitarbeitern durch. Die Ergebnisse einer Teamleistung bringen Synergien hervor und sind deshalb immer wertvoller als die Summe der Einzelleistungen!

5.1.2 Berechnung

Jede Frage kann eine der sechs möglichen Bewertungen 0 bis 5 erhalten. Es können nur volle Punkte vergeben werden, d.h. die Vergabe z.B. einer 2,5 (oder 2 – 3) ist nicht möglich. Entscheiden Sie sich in diesem Fall für entweder 2 oder 3!

Es kann vorkommen, dass der eine oder andere einzelne Fragen missverständlich findet oder sie einfach nicht versteht. Beantworten Sie eine für Sie unverständliche Frage so, wie Sie vermuten, dass sie „dem Geiste nach" gemeint war. Wenn Sie aber nicht wissen, was z.B. GVP oder eine EN ISO 9000 ff. ist (vgl. Frage 0.4), geben Sie sich bitte bei der Beantwortung eine „0", denn Ihre Dokumentation wird in diesem Fall mit Sicherheit nicht den Anforderungen dieser Qualitätsnormen entsprechen und diese Maßnahme gilt als „nicht erfüllt".

5.1.3 Auswertung

Nachdem Sie alle Fragen beantwortet haben, werten Sie Ihre Punkte aus. Bilden Sie dazu jeweils die Summe (Σ) der Fragen, die zur gleichen Prioritätszuordnung gehören, also A, B, oder C und multiplizieren (x) Sie sie mit dem entsprechenden Gewichtungsfaktor.

Beispiel:

Die Summe der Fragen 0.1 bis 0.4 ergibt zum Beispiel rechnerisch = 9 Punkte (2+4+3+0). Da die Fragen 1 bis 4 jeweils der Priorität A zugeordnet sind, wird deren Summe mit dem Faktor 3 multipliziert. Das ergibt 9×3 = 27 Punkte für diese Fragen der Priorität A.

Die Summe der Fragen 0.5 bis 0.7 ergibt beispielsweise rechnerisch = 10 Punkte (4+4+2). Da die Fragen 5 bis 7 jeweils der Priorität B zugeordnet sind, wird deren Summe mit dem Faktor 2 multipliziert. Das ergibt 10×2 = 20 Punkte für diese Fragen der Priorität B.

Die Summe der Fragen 0.8 bis 0.10 ergibt zum Beispiel rechnerisch = 8 Punkte (3+2+3). Da die Fragen 8 bis 10 jeweils der Priorität C zugeordnet sind, geht deren Summe direkt in die weitere Berechnung ein (die Multiplikation mit 1 wird hier nur für mathematisch Interessierte erwähnt).

Das ergibt 8×1=8 Punkte für diese Fragen der Priorität C.

Für die Maßnahmen der strategischen Erfolgsfaktoren (allgemein 0) wurden demnach 55 Punkte erreicht (27+20+8). Da den allgemeinen strategischen Erfolgsfaktoren in dieser Analyse die größte Bedeutung beigemessen ist, wird nun die Summe der bereits gewichteten Prioritätsstufen A bis C gebildet und mit dem Faktor 5 (Priorität A1) multipliziert. In diesem Beispiel ergibt sich demnach für die ersten zehn Maßnahmen dieser Analyse rechnerisch=275 Punkte (55×5). Diese werden in den äußeren Kasten rechts unten eingetragen.

Analog dazu wird die Bewertung der zehn Regeln berechnet, wobei die Zwischenergebnisse der unterschiedlichen Regeln wiederum mit verschiedenen Gewichtungsfaktoren multipliziert werden, und zwar:

- bei den Regeln 1 bis 4 mit dem Faktor 3 (Priorität A2),
- bei den Regeln 5 bis 7 mit dem Faktor 2 (Priorität B) und
- bei den Regeln 8 bis 10 mit dem Faktor 1 (Priorität C).

Am Schluss werden alle elf Ergebnisse aufsummiert und ergeben die erreichte Gesamtpunktzahl. Diesen Wert können Sie mit dem theoretisch erreichbaren Ergebnis von 2730 Punkten ins Verhältnis setzen und erhalten somit den Grad der Kundenorientierung Ihrer Praxis in Prozent. Ihr Ergebnis können Sie im Anschluss mit den Angaben im Kapitel „Interne Analyse" (s. S. 59) vergleichen.

Allgemein 0 Strategische Erfolgsfaktoren

A1

A   01 Wir wünschen einen Unternehmensplan für unsere
Praxis, in dem unsere Ziele hinsichtlich Umsatz, Kosten
und Ergebnis für die folgenden fünf Geschäftsjahre
regelmäßig schriftlich festgelegt werden.

02 Wir haben einen Marketingplan für unsere Praxis,
in dem schriftlich festgelegt ist, welche zielgerichteten
Maßnahme im Marketing-Mix bis wann zu welchen
Effekten führen sollen.

03 Wir haben ein Informationsbeschaffungssystem,
das ständig aktualisiert wird, und wir sind über unseren
Markt, die Branche, die Wettbewerber, medizinische
Neuerungen und über gesetzliche Änderungen
immer im Bild.

04 Die schriftliche Dokumentation unserer Auf- und
Ablauforganisation entspricht den Anforderungen
des Kodex GVP bzw. der Qualitätsnorm EN ISO 9000ff.

B   05 Wir kennen die Stärken und Schwächen unserer Praxis
im Vergleich zu unseren Mitbewerbern genau und
arbeiten täglich an einer kontinuierlichen Verbesserung
unserer Leistungen.

06 Unserer tierärztlichen Leistungen, unser Wissen und
unsere Praxisausstattung entsprechen dem neuesten
Stand der Tiermedizin.

07 Wir sind mit den Möglichkeiten der neuen
Informationstechnologien vertraut und wenden sie an
(Internet, E-Mail, PC-Netzwerk, Mobilfunk, ...).

C   08 Wir verstehen uns als Praxisteam, bei dem jeder
Mitarbeiter im Rahmen seiner Aufgaben im Dienste
unserer Kunden und zum Wohl unserer Patienten täglich
sein Bestes gibt. Wichtige Entscheidungen werden
gemeinsam getroffen.

09 Unsere Praxis tritt mit einem positiven und einheitlichen
Erscheinungsbild nach außen auf (Corporate Identity),
z.B. durch ein Praxislogo auf Visitenkarten, Briefpapier
und Kundeninformationsunterlagen.

10 Wir haben uns auf ein bestimmtes Gebiet (z.B. als Fachtierärzte) spezialisiert und arbeiten mit einigen anderen
Praxen in einem Kooperationsverbund zusammen
(z.B. Notdienst, Urlaubsvertretung, CT,
Bewegungstherapie).

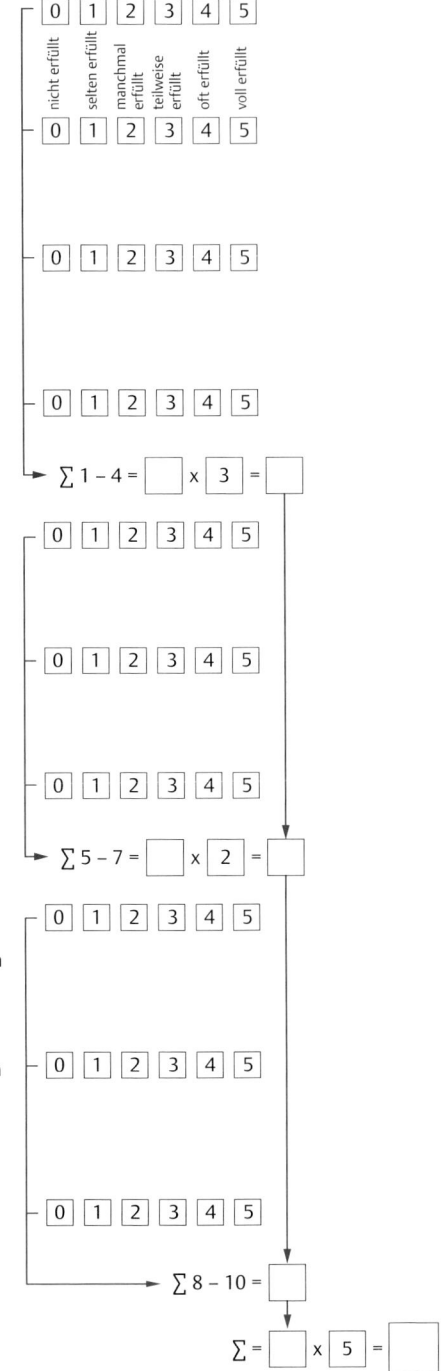

Regel 1 Anreizsystem zur Kundenorientierung schaffen

A2

A 1.1 Wir haben eine Organisationsmatrix für die Mitarbeiter unseres Praxisteams, in der beschrieben ist, wer für welche Aufgaben verantwortlich ist.

1.2 Mit jedem Mitarbeiter haben wir eine individuelle Stellenbeschreibung abgestimmt, in der seine Aufgaben, Verantwortung und Kompetenz eindeutig geregelt sind.

1.3 Mit unseren Mitarbeitern führen wir in regelmäßigen Abständen Einzel- und Teamgespräche, bei denen Individual- und Kollektivziele schriftlich festgelegt werden.

1.4 Zusätzlich zu seinem individuellen fixen Grundgehalt bekommt jeder Mitarbeiter eine variable Erfolgsvergütung, die vom Erfolg der Einzel- bzw. Teamzielerfüllung abhängig ist.

B 1.5 Unsere Mitarbeiter wissen, wie sich ihre Gehaltsbestandteile zusammensetzen und durch welche Maßnahmen sie die Höhe ihres Gehaltes beeinflussen können.

1.6 Ein Teil der variablen Erfolgsvergütung für unsere Mitarbeiter ist in seiner Höhe von dem Gewinn (nicht nur vom Umsatz) aus unserer Geschäftstätigkeit abhängig.

1.7 Ein Teil der variablen Erfolgsvergütung für unsere Mitarbeiter ist in seiner Höhe von der Zufriedenheit unserer Kunden abhängig.

C 1.8 Unsere Mitarbeiter sind mit der Entlohnung zufrieden und möchten, dass mehr Leistungsbestandteile ihrer täglichen Arbeit nach ihrem Erfolg variabel gestaltet weden.

1.9 Unsere Mitarbeiter erhalten für Verbesserungsvorschläge entweder Einzel- oder Teamprämien.

1.10 Wir sind ein attraktiver Arbeitgeber, u.a. weil unsere Mitarbeiter bei entsprechender Leistungsbereitschaft die Möglichkeit haben, mehr als das tarifliche Mindestgehalt zu verdienen.

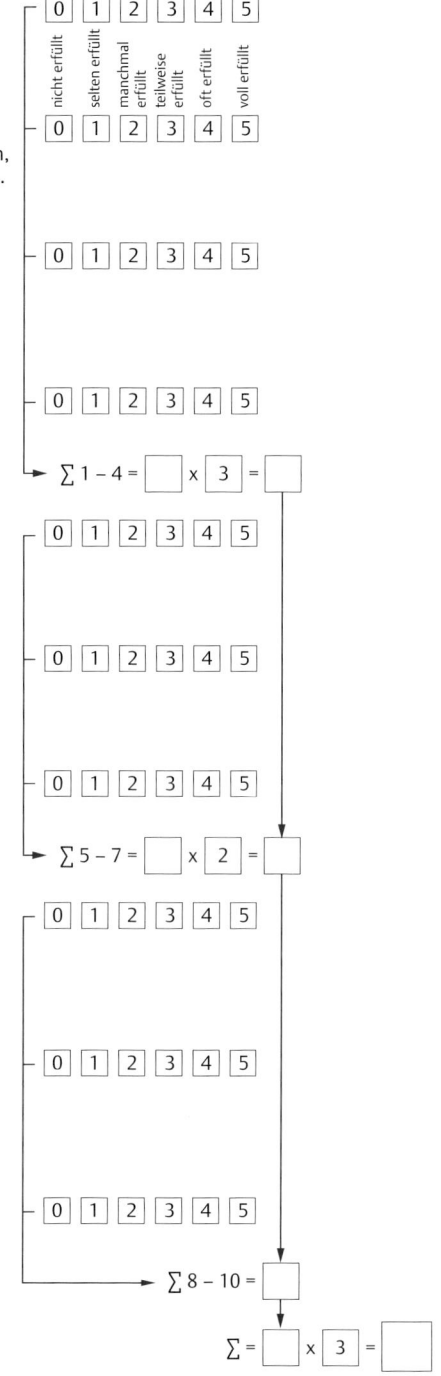

Regel 2 Verfügbarkeit auf Kundenbedürfnisse abstimmen

A2

A   2.1 Wir sind rund um die Uhr (24 Stunden) für unsere
Kunden da. Unsere Praxis ist immer erreichbar,
auch am Wochenende und an Feiertagen.

2.2 Wir sind für unsere Kunden da, wann immer sie uns
brauchen. Wenn unsere Praxis nicht besetzt ist,
verweisen wir unsere Kunden zu einem in der Nähe
liegenden Kooperationspartner oder den Notdienst.

2.3 Wir haben eine Analyse besuchsstarker und
besuchsschwacher Zeiten und setzen unsere Mitarbeiter
dementsprechend ein.

2.4 Wir besitzen ein System flexibler Arbeitszeiten für
unsere Mitarbeiter. Die Arbeitszeitkonten unserer
Mitarbeiter werden regelmäßig (z.B. einmal jährlich)
ausgeglichen.

B   2.5 Es fallen bei uns keine Überstunden und damit auch
keine Überstundenzahlungen für unsere Mitarbeiter an.

2.6 Unsere Mitarbeiter entscheiden weitgehend selbst-
ständig die zeitliche Besetzung des Praxisteams und
sind über die Methoden des Zeitmanagements geschult.

2.7 Unsere Kunden warten in der Regel nicht länger als
30 Minuten auf die Behandlung.

C   2.8 Wir machen neben den allgemeinen Sprechzeiten
wann immer es möglich ist Behandlungstermine
mit underen Kunden aus und haben auch eine
Spezialsprechstunde für besondere Zielgruppen.

2.9 Unsere Mitarbeiter planen die Behandlungsdauer für
jeden Kunden individuell, weil sie sich genau darüber
informieren, welche tierärztlichen Leistungen beim
Besuch zu erbringen sind.

2.10 Wir führen auch Hausbesuche durch, wenn unser
Kunde dies wünscht.

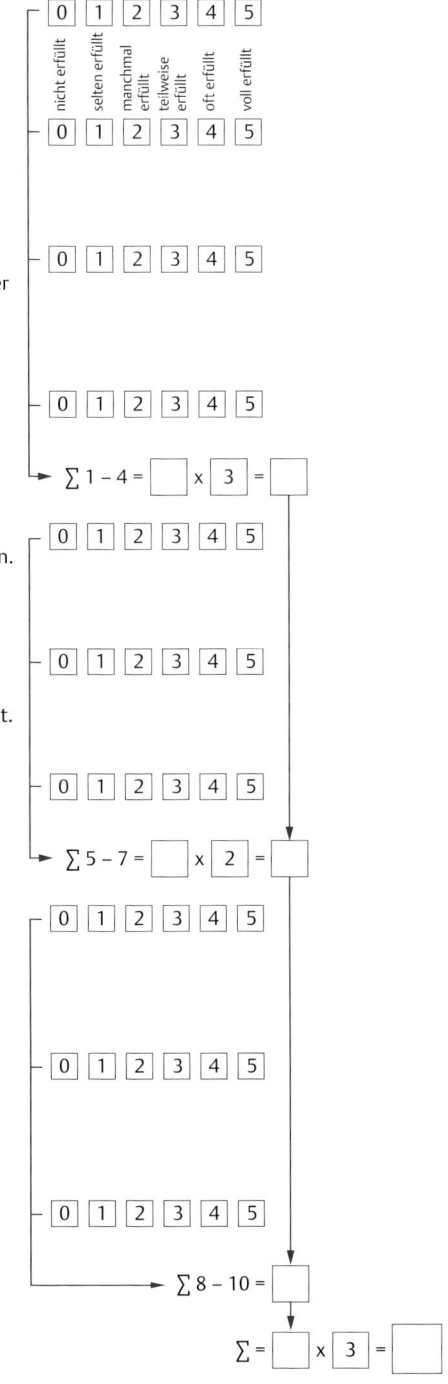

Regel 3 Kundenzufriedenheit regelmäßig messen

A2

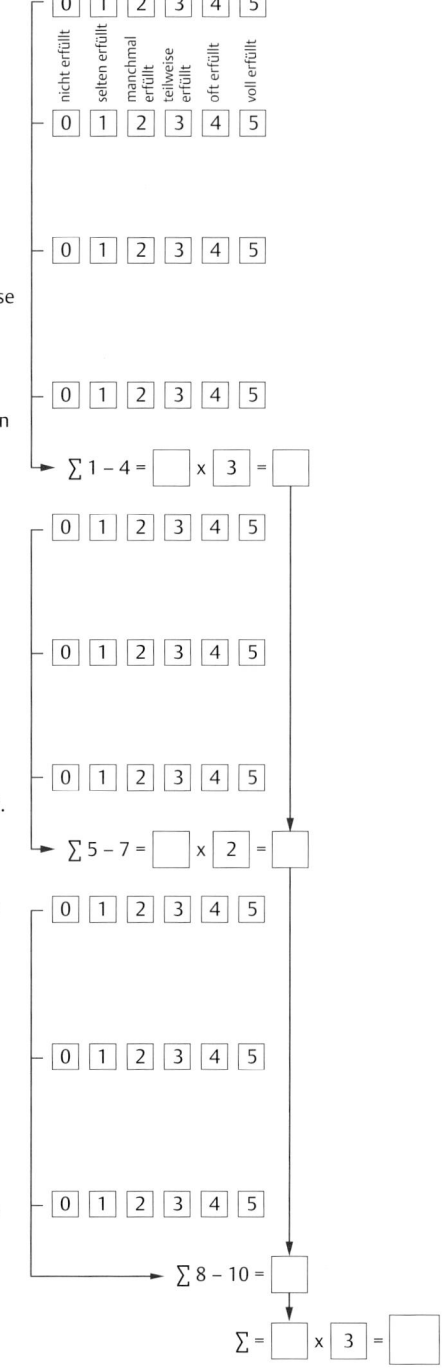

A 3.1 Wir messen die Zufriedenheit unserer Kunden
regelmäßig (mindestens einmal jährlich) z.B. durch
Befragungen.

3.2 Wir bezahlen unsere Mitarbeiter auch nach der Höhe
des Kundenzufriedenheitsgrades.

3.3 Die Ergebnisse der Kundenzufriedenheitsmessung
nutzen wir, um unser Angebot kontinuierlich zu
verbessern und wir setzen die gewonnenen Erkenntnisse
möglichst sofort um.

3.4 Unsere Mitarbeiter kennen die Ergebnisse der regelmäßig stattfindenden Kundenzufriedenheitsmessungen
in vollem Umfang.

B 3.5 Das System der Kundenzufriedenheitsmessung haben
wir im Team mit unseren Mitarbeitern gemeinsam
erarbeitet.

3.6 Wir machen die Ergebnisse der Zufriedenheits-
messungen für unsere Kunden bekannt.

3.7 Die Auswertung der Kundenzufriedenheitsanalysen
haben wir weitgehend durch unsere EDV automatisiert.

C 3.8 Für die Auswertung der Kundenzufriedenheitsanalysen
ist ein bestimmter Mitarbeiter zuständig.

3.9 Unsere Kunden schätzen es, dass wir zu ihrem Wohl
Zufriedenheitsanalysen durchführen und empfinden
es nicht als belästigend.

3.10 Wir bieten unseren Kunden einen Anreiz dafür, mit uns
die Zufriedenheitsanalysen durchzuführen.

113

Regel 4 Mitarbeiter-Informations-/Qualifikationsprogramme organisieren

A2

A 4.1 Wir haben einen Qualifizierungsplan für die Aus- und
Weiterbildung jedes Mitarbeiters, der mindestens
einmal im Jahr mit ihm abgestimmt wird.

4.2 Jeder Mitarbeiter ist bei uns verpflichtet, sich im Rahmen
seiner Aufgabe kontinuierlich weiterzubilden. Diese
Fortbildung umfasst neben den medizinischen Themen
auch den Bereich Praxismanagement.

4.3 Für unsere Mitarbeiter führen wir in regelmäßigen Abständen Informationsveranstaltungen über die Praxisziele und das bisher Erreichte durch.

4.4 Alle Personen, die bei uns in Führungsverantwortung
stehen, besuchen regelmäßig Workshops zum Thema
Führung und Motivation.

B 4.5 Wir führen regelmäßig interne Schulungen für unsere
Mitarbeiter durch.

4.6 Von Mitarbeitern, die sich nicht weiterbilden wollen,
trennen wir uns.

4.7 Unser Praxisteam ist auch in Projektmanagement, Zeit-
management, Moderationstechniken, Kreativitätstech-
niken und in Techniken der Problemlösung geschult.

C 4.8 Jeder unserer Mitarbeiter besucht mindestens zwei
Schulungen im Jahr.

4.9 Unsere Mitarbeiter wissen, an wen sie sich bei uns
wenden können, um sich bei Fragen kompetent
informieren zu können.

4.10 Unsere Mitarbeiter kennen und „leben" unsere Praxis-
philosophie.

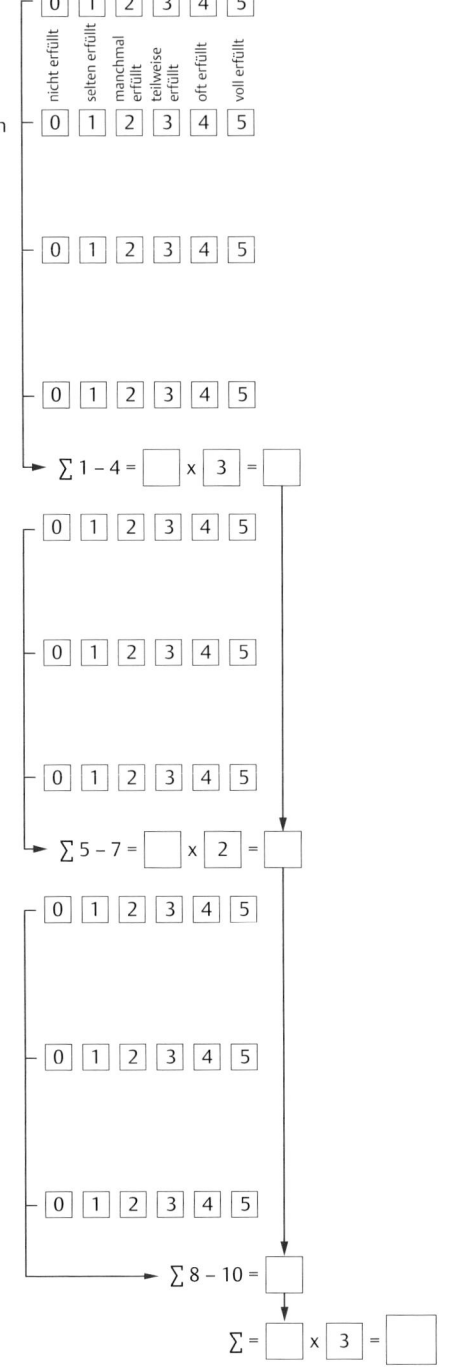

Regel 5 Kunden durch Standards und Beziehungsmanagement begeistern

B

A 5.1 Wir haben Standards (Ablaufregeln) für die sich am häufigsten wiederholenden Praxis-Vorgänge schriftlich festgelegt (z.B. Begrüßung, Kundenansprache, Verabschiedung).

5.2 Unsere Mitarbeiter sind verpflichtet, sich an diese Standards zu halten. Die Nichteinhaltung der von uns gesetzten Standards wird sanktioniert.

5.3 Unsere Tierarzthelferinnen führen individuelle Beratungs- und Betreuungsgespräche zu Gesundheitsthemen durch.

5.4 Wir schreiben unsere Kunden regelmäßig an und informieren sie über unsere (neuen) Leistungen, unseren kontinuierlich verbesserten Service, und wir geben Hinweise zu veterinärmedizinischen Themen.

B 5.5 In unserer Praxis ist sichergestellt, dass der Kunde sowohl von der Helferin als auch vom behandelnden Tierarzt mit seinem Namen angesprochen werden kann und der Name des Tieres bekannt ist.

5.6 Wir haben schriftlich Standards für den telefonischen Kundenkontakt festgelegt (z.B. Melden am Telefon, Anbieten von zusätzlichen Leistungen für die bessere Planung der Besuchsdauer, Preisanfragen).

5.7 Unsere Kunden wissen, welcher unserer Mitarbeiter wofür zuständig ist (z.B. Mitarbeiter A für Ernährungsberatung, Mitarbeiter B für die OP-Vorbereitung).

C 5.8 Wir haben schriftlich Standards für den Fall von Beschwerden und im Umgang mit schwierigen Situationen, wie z.B. im Trauerfall, festgelegt.

5.9 Wir vermitteln unseren Kunden das Gefühl, dass sie und ihr Tier in unserer Praxis ernst genommen werden und wir ihre Probleme verstehen.

5.10 Wir hören von unseren Kunden oft den Satz: „Sie überraschen uns immer mit etwas Neuem."

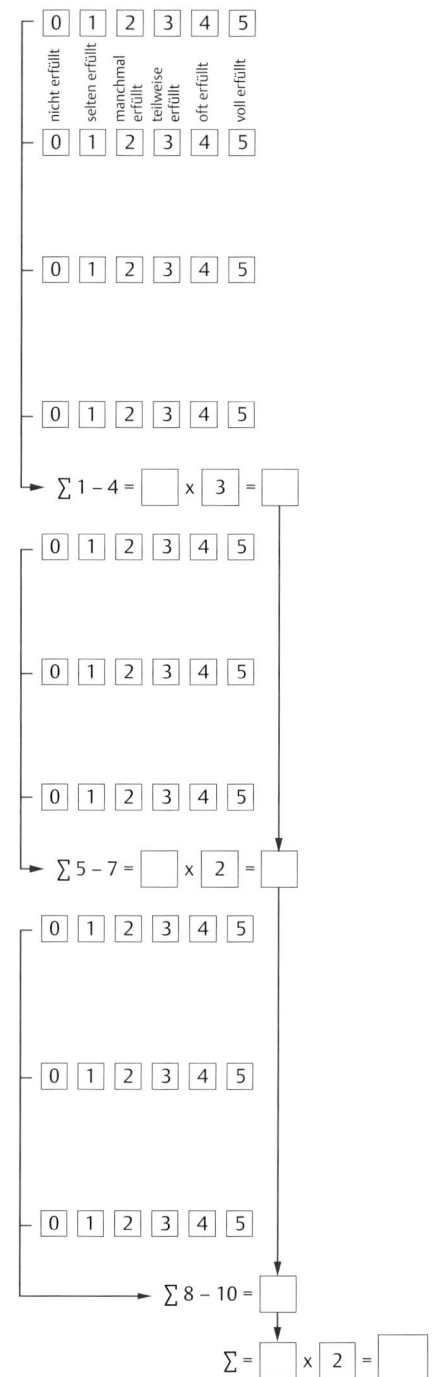

115

Regel 6 Umfassende Kenntnis über Kundenwünsche sicherstellen

B

A 6.1 Wir versuchen, die Probleme, Bedürfnisse und Wünsche (beruflich und privat) unserer Kunden soweit als möglich in Erfahrung zu bringen und ihr persönliches Lebenskonzept zu kennen.

6.2 Wir veranstalten mit einigen unserer Kunden (auch den kritischen) regelmäßige Treffen in angenehmer Atmosphäre, um herauszufinden, was wir an unserem Service noch verbessern können.

6.3 Wir wissen wie unsere Kunden ihre Tiere einstufen; ob als Familienmitglied, Kinderersatz, Freund oder Sache.

6.4 Wir kennen die wesentlichen Trends in der Tierhaltung, -pflege, -versorgung und veterinärmedizinischen Versorgung.

B 6.5 Wir kennen die wesentlichen demoskopischen Trends unserer sozialen Gesellschaftsentwicklungen.

6.6 Unser Praxisteam diskutiert häufig darüber, wie wir unseren Kunden helfen können, damit diese mit ihren Tieren noch erfolgreicher zufriedener werden (z.B. Züchter, Hundesport).

6.7 Wir nutzen Trends, um unsere Kunden stärker an uns zu binden (z.B. durch Erste-Hilfe-Kurse, Welpeninformationsabende).

C 6.8 Wir rufen unsere Kunden im Rahmen der Nachsorge (z.B. nach Operationen oder umfangreichen Behandlungen) an, um uns nach dem Befinden des Patienten zu erkundigen.

6.9 Wir veranstalten einen Tag der offenen Tür, um unsere Kenntnisse über die Kundenwünsche zu verbessern und die Kundenbindung zu stärken.

6.10 Wir lesen die Zeitschriften, die unsere Kunden lesen (z.B. Tierhalterblätter und Verbandsinformationen von Züchtern) und nutzen die Informationsschriften der Industrie.

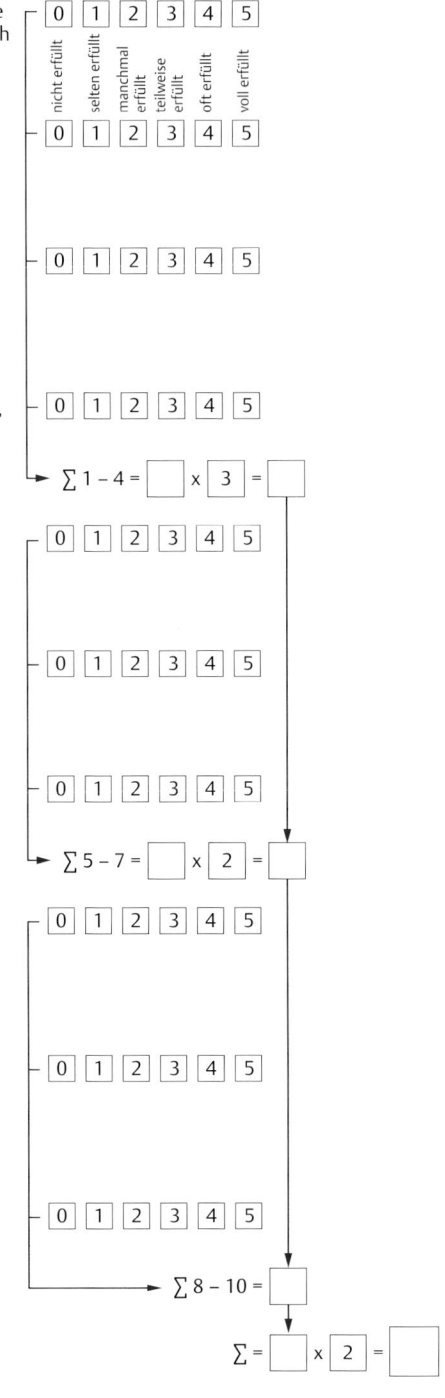

Regel 7 (Kern-) Geschäftsprozesse zielgruppengerecht optimieren

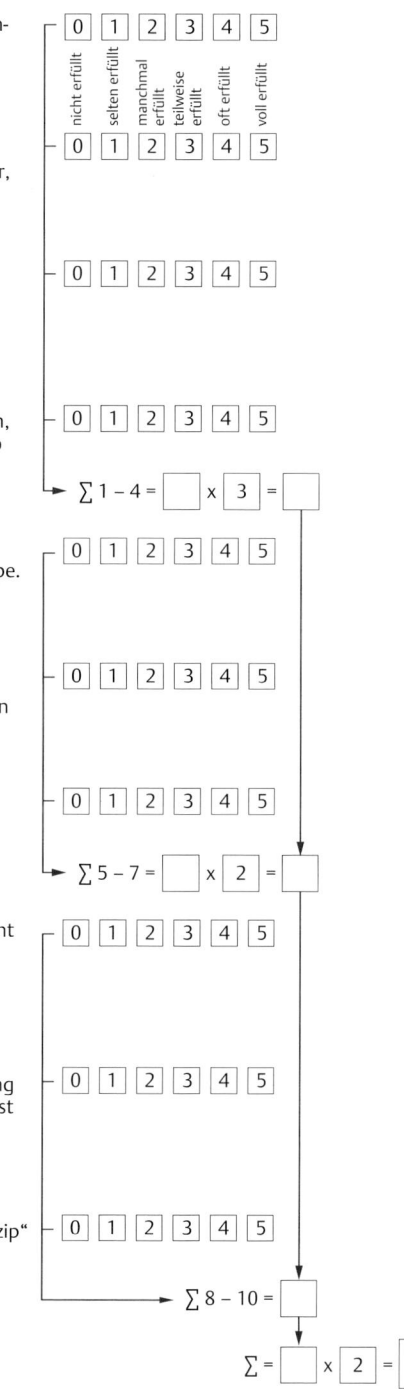

B

A   7.1 Wir haben unsere Kunden in unterschiedliche Kundensegmente eingeteilt und definiert, welche Kunden
unsere Zielgruppe bilden.

7.2 Wir kennen die Profile (z.B. Alter, Familienstand,
Interessen, Bildungsstand, Einkommen) der Tierhalter,
die zu unserer Zielgruppe gehören, sehr genau.

7.3 Wir haben unsere Geschäftsprozesse (also Abläufe
im Praxisbetrieb) im täglichen Praxisablauf analysiert
und unterschiedlichen Prioritäten zugeordnet.

7.4 Wir kennen unsere Kerngeschäftsprozesse und wissen,
welchen Anteil sie jeweils an der Wertschöpfung (also
ertragbringende Maßnahmen) haben.

B   7.5 Wir versuchen nicht jedem alles recht zu machen,
sondern konzentrieren uns dabei auf unsere Zielgruppe.

7.6 Wir kennen die Kostentreiber unserer Geschäftsprozesse, haben dafür Kennzahlen gebildet und führen
regelmäßig Kostensenkungsprogramme durch.

7.7 Unsere besten Mitarbeiter arbeiten überwiegend
an den Geschäftsprozessen, die am meisten zur
Wertschöpfung beitragen.

C   7.8 Wir haben die Besuchsfrequenz unserer Kunden erhöht
und erreichen dadurch eine höhere Kundenbindung.

7.9 Wir betrachten Aufgaben, die nicht der Wertschöpfung
dienen, als „Blindleistung" und werden diese möglichst
vermeiden.

7.10 Wir wenden so weit als möglich das „Delegationsprinzip"
an.

Regel 8 Professionelles Beschwerdemanagement durchsetzen

C

A 8.1 Unser Praxisteam sieht in Beschwerden von Kunden eine Chance, sich in diesem Bereich zu verbessern und empfindet die Beschwerde nicht als persönlichen Angriff.

8.2 Jede Beschwerde eines Kunden wird zunächst einmal ernst genommen und erst dann bewertet, wenn im gesamten Praxisteam die Meinungsbildung darüber erfolgt ist.

8.3 Unser Praxisteam ist im Umgang mit kritischen Kunden geschult und wendet die dafür von uns aufgestellten Standards und Verhaltensregeln an.

8.4 Wird eine Beschwerde durch das Praxisteam als gerechtfertigt eingestuft, werden Lösungen erarbeitet, damit der Fall nicht mehr eintritt und deren Ursache wird abgestellt.

B 8.5 Wir bieten jedem Kunden, der sich beschwert eine Besonderheit an um zu zeigen, dass wir seine Unannehmlichkeiten ernst nehmen.

8.6 Unser Praxisteam weiß, dass jeder unzufriedene Kunde (ob zu Recht oder nicht) mit vielen anderen Personen über seine Unzufriedenheit spricht und wir Gefahr laufen, nicht nur ihn, sondern auch andere Kunden zu verlieren.

8.7 Im Gespräch mit dem Kunden der sich beschwert, wird nach Lösungen für sein Problem gesucht und nicht nach Rechtfertigungen.

C 8.8 Nach jeder berechtigten Beschwerde nehmen wir mit dem entsprechenden Kunden nachträglich zeitnah Kontakt auf und zeigen ihm die getroffenen Maßnahmen auf, die das Problem zukünftig verhindern sollen.

8.9 Hält sich ein Mitarbeiter nicht an die Verabredungen im Umgang mit Beschwerden, wird sein Verhalten von einem seiner Vorgesetzten entsprechend sanktioniert.

8.10 Belästigt uns ein Kunde mehrfach mit unberechtigten Beschwerden, machen wir ihm deutlich, dass wir zukünftig nicht mehr für ihn tätig werden, insbesondere wenn er nicht zu unserer Zielgruppe gehört.

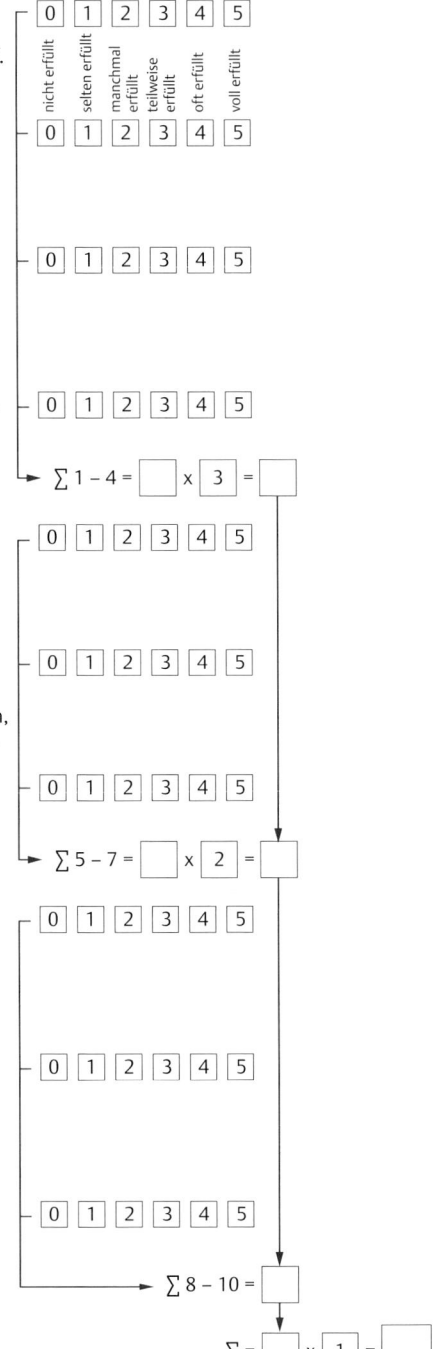

Regel 9   Controlling über Kundenorientierung durchführen

C

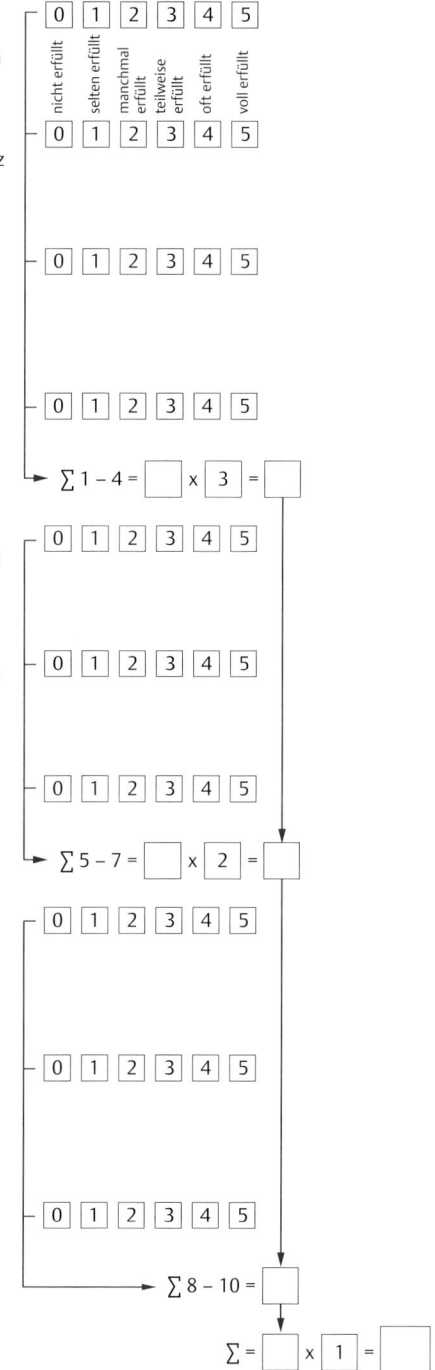

A   9.1 Wir haben ein Kennzahlensystem für unsere Praxis, das ständig mit aktuellen Daten versorgt wird und wir sind so in der Lage, unsere Leistungsfähigkeit monatlich auch quantitativ zu bewerten.

9.2 Über die aktuellen Kennzahlen werden alle Mitarbeiter unseres Praxisteams regelmäßig informiert (z.B. Umsatz bzw. Kosten pro Patientenbesuch, Behandlungszeit pro Patient).

9.3 Im Praxisteam werden gemeinsam unter Beteiligung aller Mitarbeiter Umsatzziele für die kommende Geschäftsperiode festgelegt (das können auch Steigerungsraten sein, wie z.B. +5% für das nächste Quartal).

9.4 Im Praxisteam werden gemeinsam unter Beteiligung aller Mitarbeiter Kostenziele für die kommende Geschäftsperiode festgelegt (das können auch Reduzierungsraten sein, wie z.B. −5% für das nächste Quartal).

B   9.5 Die Abweichungen in unserem Kennzahlensystem werden von uns regelmäßig analysiert und Maßnahmen zur Kennzahlenverbesserung durchgeführt.

9.6 Für die unterschiedlichen Bereiche unserer Praxis haben wir jeweils Kostenarten-, Kostenstellen-, Deckungsbeitrags- und Stundensatzrechnungen vorliegen.

9.7 Vor jeder größeren Anschaffung prüfen wir deren Wirtschaftlichkeit und Anwendung von einer oder mehrerer Berechnungsmethoden der betriebswirtschaftlichen Investitionsrechenverfahren.

C   9.8 Für die unterschiedlichen Bereiche unserer Praxis haben wir jeweils Ausgabenbudgets gebildet, deren Einhaltung überwacht wird.

9.9 Wir haben für unsere Praxis einen Werbeetat für das laufende Jahr.

9.10 Wir wenden nicht nur Methoden der Zuschlagskalkulation, sondern auch die der Prozesskostenrechnung an, um ein besseres Bild von unseren Gemeinkosten zu erhalten.

Regel 10 Full-Service anbieten und Kundenabwanderung analysieren

C

A 10.1 Für den Fall, dass wir eine Leistung an einem Patienten nicht selbst erbringen können, arbeiten wir mit kompetenten Kooperationspartnern zusammen, zu denen wir unsere Kunden schicken.

10.2 Wir verstehen uns als kompetenten Ansprechpartner „rund ums Tier" und bieten auch weitergehende Leistungen wie z. B. zur Anschaffung, Pflege, Ernährung oder beim Todesfall des Patienten an.

10.3 Für alle weitergehenden Leistungen, die wir nicht selbst anbieten, haben wir Kooperationen mit Tierheimen, Tierpensionen, Zuchtverbänden, Hundesalons, Tierbestattern usw.

10.4 Wir führen eine Statistik über das Besuchsverhalten unserer Kunden.

B 10.5 Wir haben auch Fachtierärzte in unserem Team.

10.6 Wir bieten unseren Kunden auch alternative oder neue Heilmethoden an, z. B. die der Tierheilpraktiker, der Homöopathie, der Bewegungstherapie, der Akupunktur oder der Tierpsychologie.

10.7 Wir haben für unsere Kunden und deren Tiere einen Hol- und Bringdienst organisiert, der insbesondere für berufstätige oder gehbehinderte Menschen gedacht ist, aber auch von anderen Personen gegen Gebühr beauftragt werden kann.

C 10.8 Unser Kundeninformationssystem zeigt automatisch alle Kunden an, die uns über einen längeren Zeitraum nicht mehr besucht haben.

10.9 Sofern wir die Gründe für ein längeres Fernbleiben eines Kunden nicht kennen, recherchieren wir aktiv, z. B. durch einen Anruf, was der Grund für sein Fernbleiben ist.

10.10 Wir bieten in regelmäßigen Abständen Schulungen bzw. Kurse für unsere Kunden zum besseren Umgang mit ihren Tieren an.

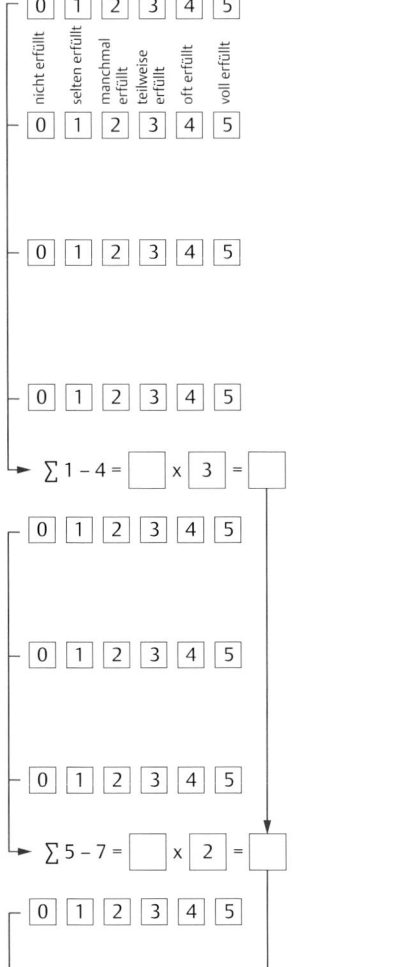

$\sum 1-4 = \boxed{} \times \boxed{3} = \boxed{}$

$\sum 5-7 = \boxed{} \times \boxed{2} = \boxed{}$

$\sum 8-10 = \boxed{}$

$\sum = \boxed{} \times \boxed{1} = \boxed{}$

Zusammenfassung und Auswertung		
		Punkte
Allgemein 0	Strategische Erfolgsfaktoren	
Regel 1	Anreizsystem zur Kundenorientierung schaffen	
Regel 2	Verfügbarkeit auf Kundenbedürfnisse abstimmen	
Regel 3	Kundenzufriedenheit regelmäßig messen	
Regel 4	Mitarbeiter-Informations-/Qualifikationsprogramme organisieren	
Regel 5	Kunden durch Standards und Beziehungsmanagement begeistern	
Regel 6	Umfassende Kenntnis über Kundenwünsche sicherstellen	
Regel 7	(Kern-) Geschäftsprozesse zielgruppengerecht optimieren	
Regel 8	Professionelles Beschwerdemanagement durchsetzen	
Regel 9	Controlling über Kundenorientierung durchführen	
Regel 10	Full-Service anbieten und Kundenabwanderung analysieren	
	Summe Punkte ($\sum$ 0–10)	
	Grad der Kundenorientierung in % = $\dfrac{\sum \text{Punkte x 100}}{2.730}$ =	

5.2   Betriebswirtschaftliche Zielfindungsmatrix

5.2.1   Der Blick in die Vergangenheit

	Ist					
	vor 3 Jahren		vor 2 Jahren		letztes Jahr	
Einnahmen						
Nettoumsatz aus gewöhnlicher Geschäftstätigkeit	€	100 %	€	100 %	€	100 %
davon Nettoumsatz						
Umsatz Kleintiere	€	100 %	€	100 %	€	100 %
davon Umsatz Hunde	€	%	€	%	€	%
davon Umsatz Katzen	€	%	€	%	€	%
davon Umsatz kleine Heimtiere/Sonstige	€	%	€	%	€	%
Umsatz Großtiere	€	100 %	€	100 %	€	100 %
davon Umsatz Rinder	€	%	€	%	€	%
davon Umsatz Schweine	€	%	€	%	€	%
davon Umsatz Pferde	€	%	€	%	€	%
davon Umsatz sonstige Großtiere	€	%	€	%	€	%
Ausgaben						
Materialkosten	€	%	€	%	€	%
Personalkosten	€	%	€	%	€	%
Raumkosten	€	%	€	%	€	%
Fahrzeugkosten	€	%	€	%	€	%
Steuern/Versicherungen/ Beiträge	€	%	€	%	€	%
Werbe-/Reisekosten	€	%	€	%	€	%
Instandhaltung/Werkzeuge	€	%	€	%	€	%
sonstige Aufwendungen/Kosten	€	%	€	%	€	%
Summe Aufwendungen/Kosten	€	%	€	%	€	%
Netto-Betriebsergebnis vor Steuern ohne AfA & Zinsen	€	%	€	%	€	%

Fortsetzung ▶

Fortsetzung

	Ist		
Kundendaten			
Anzahl Kunden			
Anzahl Kunden Kleintiere	100%	100%	100%
Anzahl Kunden mit Hunden	%	%	%
Anzahl Kunden mit Katzen	%	%	%
Anzahl Kunden kleine Heimtiere/Sonstige	%	%	%
Anzahl Kunden Großtiere	100%	100%	100%
Anzahl Kunden mit Rindern	%	%	%
Anzahl Kunden mit Schweinen	%	%	%
Anzahl Kunden mit Pferden	%	%	%
Anzahl Kunden sonstige Großtiere	%	%	%
Anzahl Kunden gesamt			
Anzahl Besuche			
Anzahl Besuche Kleintiere	100%	100%	100%
Anzahl Besuche Hunde	%	%	%
Anzahl Besuche Katzen	%	%	%
Anzahl Besuche kleine Heimtiere/Sonstige	%	%	%
Anzahl Besuche Großtiere	100%	100%	100%
Anzahl Besuche Rinder	%	%	%
Anzahl Besuche Schweine	%	%	%
Anzahl Besuche Pferde	%	%	%
Anzahl Besuche sonstige Großtiere	%	%	%
Anzahl Besuche gesamt			
Umsatz pro Kunde			
Umsatz pro Kleintierkunde gesamt	€	€	€
Umsatz pro Hundehalter	€	€	€
Umsatz pro Katzenhalter	€	€	€
Umsatz pro kleine Heimtierhalter/Sonstige	€	€	€

Fortsetzung ▶

Fortsetzung

	Ist		
Umsatz pro Großtierkunde gesamt	€	€	€
Umsatz pro Rinderhalter	€	€	€
Umsatz pro Schweinehalter	€	€	€
Umsatz pro Pferdehalter	€	€	€
Umsatz pro sonstige Großtierhalter	€	€	€
Umsatz pro Kunde gesamt	€	€	€
Umsatz pro Besuch			
Umsatz pro Besuch Kleintiere	€	€	€
Umsatz pro Besuch Hunde	€	€	€
Umsatz pro Besuch Katzen	€	€	€
Umsatz pro Besuch kleine Heimtiere/Sonstige	€	€	€
Umsatz pro Besuch bei Großtieren	€	€	€
Umsatz pro Besuch Rinder	€	€	€
Umsatz pro Besuch Schweine	€	€	€
Umsatz pro Besuch Pferde	€	€	€
Umsatz pro Besuch sonstige Großtiere	€	€	€
Umsatz pro Besuch gesamt	€	€	€
Besuchsfrequenz			
Besuchsfrequenz bei Hunden			
Besuchsfrequenz bei Katzen			
Besuchsfrequenz bei kleinen Heimtieren/Sonstige			
Besuchsfrequenz Kleintiere gesamt			
Besuchsfrequenz bei Rindern			
Besuchsfrequenz bei Schweinen			
Besuchsfrequenz bei Pferden			
Besuchsfrequenz bei sonstigen Großtieren			
Besuchsfrequenz Großtiere gesamt			

5.2.2 Der Blick in die Zukunft

	Plan					
	dieses Jahr		2. Jahr		3. Jahr	
Einnahmen						
Nettoumsatz aus gewöhnlicher Geschäftstätigkeit	€	100%	€	100%	€	100%
davon Nettoumsatz						
Umsatz Kleintiere	€	100%	€	100%	€	100%
davon Umsatz Hunde	€	%	€	%	€	%
davon Umsatz Katzen	€	%	€	%	€	%
davon Umsatz kleine Heimtiere/Sonstige	€	%	€	%	€	%
Umsatz Großtiere	€	100%	€	100%	€	100%
davon Umsatz Rinder	€	%	€	%	€	%
davon Umsatz Schweine	€	%	€	%	€	%
davon Umsatz Pferde	€	%	€	%	€	%
davon Umsatz sonstige Großtiere	€	%	€	%	€	%
Ausgaben						
Materialkosten	€	%	€	%	€	%
Personalkosten	€	%	€	%	€	%
Raumkosten	€	%	€	%	€	%
Fahrzeugkosten	€	%	€	%	€	%
Steuern/Versicherungen/Beiträge	€	%	€	%	€	%
Werbe-/Reisekosten	€	%	€	%	€	%
Instandhaltung/Werkzeuge	€	%	€	%	€	%
sonstige Aufwendungen/Kosten	€	%	€	%	€	%
Summe Aufwendungen/Kosten	€	%	€	%	€	%
Netto-Betriebsergebnis vor Steuern ohne AfA & Zinsen	€	%	€	%	€	%
Kundendaten						
Anzahl Kunden						
Anzahl Kunden Kleintiere		100%		100%		100%
Anzahl Kunden mit Hunden		%		%		%
Anzahl Kunden mit Katzen		%		%		%
Anzahl Kunden mit kleinen Heimtieren/Sonstigen		%		%		%

Fortsetzung ▶

Fortsetzung

Plan			
Anzahl Kunden Großtiere	100 %	100 %	100 %
Anzahl Kunden mit Rindern	%	%	%
Anzahl Kunden mit Schweinen	%	%	%
Anzahl Kunden mit Pferden	%	%	%
Anzahl Kunden mit sonstigen Großtiere	%	%	%
Anzahl Kunden gesamt			
Anzahl Besuche			
Anzahl Besuche Kleintiere	100 %	100 %	100 %
Anzahl Besuche Hunde	%	%	%
Anzahl Besuche Katzen	%	%	%
Anzahl Besuche kleine Heimtiere/Sonstige	%	%	%
Anzahl Besuche Großtiere	100 %	100 %	100 %
Anzahl Besuche Rinder	%	%	%
Anzahl Besuche Schweine	%	%	%
Anzahl Besuche Pferde	%	%	%
Anzahl Besuche sonstige Großtiere	%	%	%
Anzahl Besuche gesamt			
Umsatz pro Kunde			
Umsatz pro Kleintierkunde gesamt	€	€	€
Umsatz pro Hundehalter	€	€	€
Umsatz pro Katzenhalter	€	€	€
Umsatz pro kleine Heimtierhalter/Sonstige	€	€	€
Umsatz pro Großtierkunde gesamt	€	€	€
Umsatz pro Rinderhalter	€	€	€
Umsatz pro Schweinehalter	€	€	€
Umsatz pro Pferdehalter	€	€	€
Umsatz pro sonstige Großtierhalter	€	€	€
Umsatz pro Kunde gesamt	€	€	€
Umsatz pro Besuch			
Umsatz pro Besuch Kleintiere	€	€	€
Umsatz pro Besuch Hund	€	€	€
Umsatz pro Besuch Katze	€	€	€

Fortsetzung ▶

Fortsetzung

	Plan		
Umsatz pro Besuch kleines Heimtier/Sonstige	€	€	€
Umsatz pro Besuch Großtiere	€	€	€
Umsatz pro Besuch Rinder	€	€	€
Umsatz pro Besuch Schweine	€	€	€
Umsatz pro Besuch Pferde	€	€	€
Umsatz pro Besuch sonstige Großtiere	€	€	€
Umsatz pro Besuch gesamt	€	€	€
Besuchsfrequenz			
Besuchsfrequenz bei Hunden			
Besuchsfrequenz bei Katzen			
Besuchsfrequenz bei kleinen Heimtieren/Sonstige			
Besuchsfrequenz Kleintiere gesamt			
Besuchsfrequenz bei Rindern			
Besuchsfrequenz bei Schweinen			
Besuchsfrequenz bei Pferden			
Besuchsfrequenz bei sonstigen Großtieren			
Besuchsfrequenz Großtiere gesamt			

5.3   Muster einer Kundenzufriedenheitsanalyse

1   Allgemeine Fragen und Erwartungen

1.1 Welches sind für Sie im Allgemeinen die drei wichtigsten Kriterien bei der Auswahl einer Tierarztpraxis? Bitte nur drei Punkte auswählen!

☐ a. Empfehlungen von Freunden/Bekannten
☐ b. Empfehlungen von Anderen (Vereine/Internet etc.)
☐ c. Breite des Leistungs- und Serviceangebotes
☐ d. Preis
☐ e. Bekanntheitsgrad der Praxis
☐ f. Beratungsqualität und Verhalten der Tierärzte
☐ g. Freundlichkeit und Behutsamkeit des Praxisteams
☐ h. Sprechzeiten

☐ i. Erscheinungsbild der Praxis
☐ j. Vorträge auf Veranstaltungen oder Seminaren
☐ k. Fachtierarzt oder andere Spezialausbildung
☐ l. Standort (Nähe, Parkplätze, öffentliche Verkehrsmittel)
☐ m. Image der Praxis (z.B. einer qualitativ hochwertigen Betreuung)
☐ n. andere, nämlich ....

1.2 Wie wichtig sind Ihnen die folgenden Faktoren einer Tierarztpraxis im Allgemeinen?

	sehr wichtig	wichtig	nicht so wichtig	unwichtig
a. telefonische Erreichbarkeit	☐	☐	☐	☐
b. Freundlichkeit des Teams	☐	☐	☐	☐
c. Beratungsqualität allgemein	☐	☐	☐	☐
d. Verfügbarkeit rund um die Uhr	☐	☐	☐	☐
e. Parkplatzsituation	☐	☐	☐	☐
f. großes Leistungsangebot	☐	☐	☐	☐
g. breites Serviceangebot	☐	☐	☐	☐
h. Verhalten gegenüber dem Tier	☐	☐	☐	☐
i. kurze Wartezeiten	☐	☐	☐	☐
j. Terminvergabe	☐	☐	☐	☐
k. Umgang bei Beschwerden	☐	☐	☐	☐
l. Internetpräsenz	☐	☐	☐	☐
m. der Standort allgemein	☐	☐	☐	☐
n. breites Leistungsangebot	☐	☐	☐	☐
o. Gesundheitsvorsorgemaßnahmen	☐	☐	☐	☐
p. Ernährungsberatung	☐	☐	☐	☐
q. Verkauf von Spezialfuttermitteln	☐	☐	☐	☐
r. Beratung zu.................................	☐	☐	☐	☐

1.3 Was erwarten Sie von einer Tierarztpraxis im Besonderen?

Ich erwarte: ....

2   Fragen zu unserer Praxis

2.1 Auf welche Weise würden Sie Informationen aus unserer Praxis am liebsten erhalten? Bitte 1–2 Punkte auswählen?

☐ a. telefonisch
☐ b. durch zugesandte Broschüren
☐ c. Kundenzeitung
☐ d. aus dem Internet
☐ e. durch Vorträge auf Veranstaltungen
☐ f. durch praxisinterne Seminare

☐ g. per Fax
☐ h. per E-Mail
☐ i. aus der Praxis direkt mitnehmen
☐ j. durch kurze Infobriefe
☐ k. ich wünsche keine Informationen
☐ l. andere, nämlich ....

2.2 Welche speziellen Leistungen unserer Praxis sind Ihnen bekannt? Bitte Zutreffendes ankreuzen!

☐ a. Orthopädie und Chirurgie
☐ b. Augenheilkunde
☐ c. Dermatologie/Hautsprechstunde
☐ d. Zahnmedizin
☐ e. Internistik mit Kardiologie/Herzsprechstunde
☐ f. Diätetik- und Futtermittelberatung
☐ g. Ultraschall-Untersuchungen

☐ h. endoskopische Untersuchungen
☐ i. Bachblütentherapie
☐ j. Spezialmedizin für kleine Heimtiere inkl. Reptilien und Vögel
☐ k. Verhaltenstherapie
☐ l. andere, nämlich ....
☐ m. Das Leistungsspektrum der Praxis ist mir nicht bekannt.

2.3 Welche speziellen Leistungen wünschen Sie sich zusätzlich von unserer Praxis?

Ich wünsche mir: ....

2.4 Zu welchen Themen sollte unsere Praxis Seminare oder Kurse anbieten? Bitte Wunschthemen eintragen!

Wunschthemen: ....

3 Fragen zur Zufriedenheit

3.1 Wie zufrieden sind Sie mit unseren Leistungen im Einzelnen?

	sehr zufrieden	zufrieden	ausreichend	unzufrieden
a. telefonische Erreichbarkeit	☐	☐	☐	☐
b. Freundlichkeit des Teams	☐	☐	☐	☐
c. Beratungsqualität allgemein	☐	☐	☐	☐
d. mit unserer Verfügbarkeit (Notdienst)	☐	☐	☐	☐
e. Parkplatzsituation	☐	☐	☐	☐
f. Größe des Leistungsangebotes	☐	☐	☐	☐
g. Breite des Serviceangebotes	☐	☐	☐	☐
h. Verhalten gegenüber dem Tier	☐	☐	☐	☐
i. kurze Wartezeiten	☐	☐	☐	☐
j. Terminvergabe	☐	☐	☐	☐
k. Umgang bei Beschwerden	☐	☐	☐	☐
l. Internetpräsenz	☐	☐	☐	☐
m. Standort allgemein	☐	☐	☐	☐
n. Leistungsangebot allgemein	☐	☐	☐	☐
o. Gesundheitsvorsorgemaßnahmen	☐	☐	☐	☐
p. Ernährungsberatung	☐	☐	☐	☐
q. Beratung zu..............................	☐	☐	☐	☐
r. Hinweis zur Anreise	☐	☐	☐	☐

3.2 Wie zufrieden sind Sie mit unserer Praxis insgesamt?

☐ sehr zufrieden   ☐ zufrieden   ☐ ausreichend   ☐ unzufrieden

3.3 Was gefällt Ihnen besonders gut an unserer Praxis? Bitte eintragen!

....

3.4 Was sollte aus Ihrer Sicht in unserer Praxis verbessert werden? Bitte eintragen!

....

3.5 Haben Sie unsere Praxis schon einmal weiterempfohlen? Bitte Zutreffendes ankreuzen bzw. ausfüllen!

☐ ja, an gute Freunde   ☐ ja, an Bekannte/Kollegen   ☐ ja, an andere, nämlich ....   ☐ nein

4 Statistische Fragen

4.1 Als Ausfüller dieses Fragebogens sind Sie? Bitte Zutreffendes ankreuzen oder ausfüllen!

☐ a. Katzenbesitzer   ☐ g. weiblich   ☐ k. 31–40 Jahre alt
☐ b. Hundebesitzer   ☐ h. männlich   ☐ l. 41–50 Jahre alt
☐ c. Besitzer eines kleines Heimtieres   ☐ i. unter 18 Jahre alt   ☐ m. 51–60 Jahre alt
☐ d. Vogelbesitzer   ☐ j. 18–30 Jahre alt   ☐ n. über 60 Jahre alt
☐ e. Züchter von: ....
☐ f. anderes, nämlich ....

In meinem Haushalt leben insgesamt:.................................... Erwachsene und ....Tiere.
In meinem Haushalt leben: .... Kinder, im Alter von .... bis........................Jahre.

4.2 Wie schätzen Sie als Ausfüller das Verhältnis zu Ihren Tieren ein? Bitte Zutreffendes ankreuzen!

Mein Tier ist für mich:
☐ a. das Wichtigste auf der Welt   ☐ d. wie ein Partner oder Kind
☐ b. ein sehr guter Freund   ☐ e. ein Kamerad oder Begleiter
☐ c. ein Spielgefährte für meine Kinder   ☐ f. nur ein Tier
☐ g. sonstiges, nämlich ....

4.3 Was geben Sie durchschnittlich im Monat für Ihr Haustier aus (inklusive Futtermittel)? Bitte Zutreffendes ankreuzen!

☐ a. unter 20,- €   ☐ d. 101 bis 200,- €
☐ b. 21 bis 50,- €   ☐ e. 201 bis 500,- €
☐ c. 51 bis 100,- €   ☐ f. mehr als 500,- €

4.4 Wie weit ist Ihr Wohnort von unserer Tierarztpraxis entfernt? Bitte Zutreffendes ankreuzen!

☐ a. unter 5 km   ☐ b. 5–10 km   ☐ c. 11–20 km   ☐ d. 21–50 km   ☐ e. über 50 km

Das war es schon, vielen Dank für Ihre Unterstützung!

Glossar

AfA Als Absetzung für Abnutzungen (handelsrechtlich Abschreibungen) wird die steuerrechtlich zu ermittelnde Wertminderung von Anlagevermögen bezeichnet

Benchmark-Studien Benchmark (engl. „Maßstab") oder Benchmarking (=*Maßstäbe setzen*) bezeichnet eine vergleichende Analyse mit einem festgelegten Referenzwert

Break-Even-Point Gewinnschwelle; der Punkt, an dem Erlös und Kosten einer Produktion (oder eines Produktes) gleich hoch sind und somit weder Verlust noch Gewinn erwirtschaftet wird

Compliance die Einhaltung von Verhaltensmaßregeln, Gesetzen und Richtlinien

Corporate Design (CD) Teilbereich der Corporate Identity, beinhaltet das gesamte Erscheinungsbild eines Unternehmens oder einer Organisation

Corporate Identity (CI) Unternehmensidentität; der abgestimmte Einsatz von Verhalten, Kommunikation und Erscheinungsbild nach innen und außen

Customer Relationship Management (CRM) Kundenbeziehungsmanagement; bezeichnet die Dokumentation und Verwaltung von Kundenbeziehungen und ist ein wichtiger Baustein für Beziehungsmarketing

Customer Satisfaction Index (CSI) Analyseinstrument zur Charakterisierung der Entwicklung der Kundenzufriedenheit

Cross-Selling bezeichnet im Marketing den Verkauf ergänzender Produkte oder Dienstleistungen

DATEV-Standardkontenrahmen DATEV eG (Datenverarbeitung und Dienstleistung für den steuerberatenden Beruf eG) ist eine deutsche Genossenschaft für Steuerberater, Wirtschaftsprüfer und Rechtsanwälte mit Sitz in Nürnberg; s. auch „Industriekontenrahmen"

dispositive Arbeit die Planung, Organisation, Kontrollen, etc. von Arbeit

Einnahmen-Überschuss-Rechnung Gewinnermittlungsmethode; Steuerpflichtige können als Gewinn den Überschuss der Betriebseinnahmen über die Betriebsausgaben ansetzen

Franchisesysteme ein Franchisegeber stellt einem Franchisenehmer die regionale Nutzung eines Geschäftskonzeptes, von Warenzeichen, Warenmustern oder Geschmacksmustern gegen Entgelt zur Verfügung

Frequenz-/Relevanzanalyse Instrument des Qualitätsmanagements; dient zur Sortierung von auftretenden Problemklassen nach ihrer Häufigkeit und Wichtigkeit

GOT Gebührenordnung für Tierärzte

Human-Animal Bond Begriff für die vielen Formen von Interaktionen zwischen Menschen und Tieren

Industriekontenrahmen eine systematisch geordnete Gliederung der Konten eines Unternehmens nach einem einheitlichen Schema, wodurch Betriebsvergleiche vereinfacht werden sollen

Inhouse innerhalb eines Unternehmens

kalkulatorischer Unternehmerlohn Ersatz für das Gehalt inkl. aller Gehaltsnebenkosten eines sonst benötigten Geschäftsführers in einer Einzelunternehmung oder einer Personengesellschaft

Marge Differenz zwischen An- und Verkaufspreis

Marketing-Mix Product, Price, Place, Promotion; setzt Marketing-Strategien in konkrete Aktionen um

Outsourcing Abgabe von Unternehmensaufgaben an Drittunternehmen

Personalaufwendungen alle Geld- oder Sachleistungen, die ein Arbeitgeber an Arbeitnehmer für die während des Berichtszeitraums erbrachte Arbeit leistet

Prozesskostenrechnung bildet die Kosten der indirekten Leistungsbereiche (z. B. Beschaffung, Marketing, Vertrieb und Logistik) ab und ermöglicht eine beanspruchungsgerechtere Verteilung dieser Gemeinkosten

Saldo Differenz zwischen der Soll- und der Habenseite eines Kontos

Sparerfreibetrag bis zur Höhe des Sparerfreibetrags bleiben Einkünfte aus Kapitalvermögen steuerfrei

Thesaurierung bezeichnet Vorgänge, bei denen die von einer Organisation erwirtschafteten Gewinne nicht ausgegeben oder ausgeschüttet werden, sondern in der Organisation selbst verbleiben

Tierärztliche Verrechnungsstelle erstellt Rechnungen, Mahnungen, gerichtliche Mahnverfahren und Zwangsvollstreckungen und entlastet den Tierarzt damit von berufsfremden Verwaltungsarbeiten

Up-Selling Bestreben des Anbieters, dem Kunden statt einer günstigen Variante im nächsten Schritt ein höherwertiges Produkt anzubieten

Zuschlagskalkulation betriebswirtschaftliches Instrument zur Angebotspreisermittlung

Weiterführende Adressen

Bundestierärztekammer e. V.
Oxfordstraße 10
53111 Bonn
http://www.bundestieraerztekammer.de
Email: geschaeftsstelle@btk-bonn.de

Bundesverband der beamteten Tierärzte
Postfach 1340
96203 Lichtenfels
www.amtstieraerzte.de
Email: Bpt-lif@t-online.de

Bundesverband Praktizierender Tierärzte e. V. (bpt)
Hahnstraße 70
60528 Frankfurt

Bundesverband Deutscher Unternehmensberater BDU e. V.
Zitelmannstraße 22
53113 Bonn
www.BDU.de
Email: info@BDU.de

Bundesverband freier Berufe e. V.
Reinhardtstraße 34
10117 Berlin
Email: info-bfb@freie-berufe.de

Fördermittelstellen:
IHK-Gesellschaft zur Förderung der
Außenwirtschaft und der
Unternehmensführung mbH
Bearbeitungsstelle für Gewerbefördermittel
des Bundes – Berlin
Breite Straße 29
10178 Berlin
www.beratungsfoerderung.net

Bundesamt für Wirtschaft und Ausfuhrkontrolle
Frankfurter Straße 29 – 35
65760 Eschborn
www.bafa.de

Die Anlagen können unter
www.royal-canin.de/praxismanagement
heruntergeladen werden.

Literatur

Althaus J, Ries HP, Schnieder KH, Großbölting R. Praxishandbuch Tierarztrecht. Hannover: Schlütersche Verlagsgesellschaft; 2006.

Altmann HC. Kunden kaufen nur von Siegern. 2. Aufl. Landsberg/Lech: Verlag Moderne Industrie; 1999.

Amberg-Alraun A, Thiele S, Thiele S, Kietzmann M. Untersuchungen zur Tierhalter-Compliance in der Kleintierpraxis. Kleintierpraxis. 2004;6: 341-408.

American Veterinary Medical Association (Hrsg.), U.S. Pet Ownership & Demographics Sourcebook; Edition 2007.

American Veterinary Medical Association (Hrsg.). KPMG Studie: The Current and Future Market for Veterinarians and Veterinary medicinal Service in the United States; 1999.

BDU (Hrsg.). Grundsätze ordnungsgemäßer Planung (GoP): Leitfaden des Bundesverbandes Deutscher Unternehmensberater BDU e.V. BDU-Servicegesellschaft für Unternehmensberater mbH; 2008.

Bpt Bundesverband praktizierender Tierärzte e.V. (Hrsg.). Falsch verbunden?!: Vor- und Nachteile von Franchisesystemen und strategischen Allianzen in der tierärztlichen Praxis. bpt-Info, Ausg. 8, 2005.

Bpt Bundesverband praktizierender Tierärzte e.V. (Hrsg.), Ripper HP: Erster bpt-Praxiskostenvergleich: Erfahrungen, Ergebnisse und Erkenntnisse Teil 1. bpt-Info, Ausg. 6, 2007.

Bpt Bundesverband praktizierender Tierärzte e.V. (Hrsg.), Ripper HP: Die Erstellung der eigenen Praxiskostenanalyse – Praxiskostenvergleich Teil 2. bpt-Info, Ausg. 7, 2007.

Brückner M. Beschwerdemanagement: Reklamationen als Chance/Professionell reagieren/Kunden zufrieden stellen. 2. Aufl. Frankfurt: Redline Wirtschaft; 2005.

Bruhn M: Kundenorientierung: Bausteine für ein exzellentes Customer Relationship Management (CRM). 3. Aufl. München: DTV-Beck; 2007.

Bundes-Tierärzteordnung in der Fassung der Bekanntmachung vom 20. November 1981 (BGBl, IS. 193), zuletzt geändert durch die Verordnung vom 11. Dezember 2007 (BGBl, IS. 882).

Corvey SR. Die sieben Wege zur Effektivität. München: Heyne Verlag; 2000.

Driesch von den A. Geschichte der Tiermedizin: 5000 Jahre Tierheilkunde. München: Verlag Callwey; 1989.

Eastern States Veterinary Association (Hrsg.). Proceedings of the North American Veterinary Conference: Practice Management. Volume 13, Orlando, Florida, 1999.

Eastern States Veterinary Association (Hrsg.). Proceedings of the North American Veterinary Conference: Practice Management. Volume 15, Orlando, Florida, 2001.

Eilenberger G, Sachenbacher HU. Betriebswirtschaftliche Formeln und Kennzahlen. München: Compact Verlag; 1992.

Eilenberger G, Sachenbacher HU. BWL Kennzahlen: Richtig planen, prüfen und entscheiden. Köln: Buch und Zeit Verlag; 1992.

Fischer C: Telefonpower. 2. Aufl. Offenbach: GABAL; 2002.

Friedrich K: Erfolgreich durch Spezialisierung: Kompetenzen entwickeln, Kerngeschäfte ausbauen, Konkurrenz überholen. München: Redline Wirtschaft, Verlag moderne industrie; 2003.

Friedrich K, Seiwert LJ, Geffroy EK. Das neue 1×1 der Erfolgsstrategie: EKS® – Erfolg durch Spezialisierung. 8. Aufl. Offenbach: GABAL Verlag; 2002.

Geddert H. Überfüllung des tierärztlichen Berufes in der Bundesrepublik. Deutsches Tierärzteblatt, Hannover 1953.

Geffroy EK. Das einzige, was immer noch stört, ist der Kunde: Kundenerfolge statt Verkaufserfolge. Landsberg/Lech: Verlag Moderne Industrie; 1999.

Handbuch Tierarztpraxis: Und plötzlich haben sie was zu sagen!: Grundelemente einer zeitgemäßen Mitarbeiterführung in Tierarztpraxen. Beta Verlag; 2001:54-5.

Henderson C. Am Anfang stand die Idee: Strategien erfolgreicher Firmengründer. Düsseldorf: Econ Verlag; 1987.

IVH e.V. Pressemitteilung. Bei Stress hilft das Heimtier besser als der Ehepartner. 2005.

IVH e.V. Pressemitteilung. Der deutsche Heimtiermarkt: Struktur & Umsatzdaten. Düsseldorf, 2007.

IVH e.V. Pressemitteilung. Studie belegt: Frauen mit Hund wirken attraktiver. 2008.

IVH e.V. Pressemitteilung. Tiere als Co-Therapeuten: Kongress in Berlin gibt Überblick über aktuelle Entwicklungen, 2008.

IVH e.V. Pressemitteilung Tierische Beziehungshelfer: Hunde und Katzen sorgen für ein entspanntes Zusammenleben. 2008.

Karnbach HJ, Gerhardus J, Behnsen K. Herr Pfarrer, was verkaufen Sie?: Zehn Menschen und ihr Berufsalltag fotografiert von Wolfgang Zurborn. München: Wirtschaftsverlag Langen Müller/Herbig; 1988.

Kenzelmann P. Kundenbindung: Kunden begeistern und nachhaltig binden. 3. Aufl. Berlin: Cornelsen Verlag; 2008.

Kobjoll K, Scheiper U, Wiesmann M. MAX: Das revolutionäre Motivationsbuch. Zürich: Orell Füssli Verlag; 2005.

Krusche H. Der Frosch auf der Butter: NLP – Die Grundlagen des Neuro-Linguistischen Programmierens. 3. Aufl. Düsseldorf: ECON Taschenbuch Verlag; 2000.

Kuffer B. Zahnarzt-Marketing: Kundenbindung beim Zahnarztbesuch. Saarbrücken: VDM Verlag Dr. Müller; 2007.

Levinson JC. Guerilla Marketing: Offensives Werben und Verkaufen für kleinere Unternehmen. 3. Aufl. Frankfurt/New York: Campus Verlag; 1996.

Lundin SC, Paul H, Christensen J, Strand P. Noch mehr FISH!: Die unbegrenzten Einsatzmöglichkeiten eines ungewöhnlich erfolgreichen Motivationsbuches. Frankfurt: Redline Wirtschaft; 2002.

Lundin SC, Paul H, Christensen J. Fish!: Ein ungewöhnliches Motivationsbuch. Frankfurt: Redline Wirtschaft; 2001.

Mai N. 30 Minuten für mehr Freundlichkeit im Kundenservice. 2. Aufl. Offenbach: GABAL; 2003.

Malik F. Management: Das A und O des Handwerks. Frankfurt: Campus Verlag; 2007.

Manych M. Modernes Klinikmanagement in traditionsreichen Gebäuden. Veterinär Spiegel. 2005;2:56-8.

Mentzel W. BWL Grundwissen. 3. Aufl. Freiburg: Haufe; 2006.

Merath S. Der Weg zum erfolgreichen Unternehmer: Wie Sie und Ihr Unternehmen neue Dynamik gewinnen. Offenbach: GABAL Verlag; 2008.

Mewes W. Mit Nischenstrategie zur Marktführerschaft: Strategie-Handbuch für mittelständische Unternehmen. Beratergruppe Strategie (Hrsg.). Zürich: Orell Füssli Verlag; 2000.

Mohr P. 30 Minuten für erfolgreiches Verkaufen. 2. Aufl. Offenbach: GABAL; 2004.

Nefiodow LA. Der sechste Kondratieff: Wege zur Produktivität und Vollbeschäftigung im Zeitalter der Information. 6. Aufl. Sankt Augustin: Rhein-Sieg-Verlag; 2007.

Obermüller M. Kundenorientierte Arztpraxis: Vom Patienten zum Kunden. Saarbrücken: VDM Verlag Dr. Müller; 2007.

Peters TJ, Waterman RH. Auf der Suche nach Spitzenleistungen: was man von den bestgeführten US-Unternehmen lernen kann. 3. Aufl. München: mvg-Verlag; 1991.

Praxismanagement I, Bayer Vital (Hrsg.). Übersetzter Vortrag von Marty Becker: Die Bindung begreifen lernen. 1998;3-5.

Rowan R. Der Heureka-Effekt: Der intuitive Manager und sein Erfolg. Düsseldorf, Wien, New York: ECON Verlag; 1987.

Schneider W. Kundenzufriedenheit: Strategie Messung Management. Landsberg/Lech: Verlag Moderne Industrie; 2000.

Schuler H. 30 Minuten für erfolgreiche Business-Telefonate. 2. Aufl. Offenbach: GABAL; 2001.

Schultz V. Basiswissen Betriebswirtschaft: Management, Finanzen, Produktion, Marketing. 2. Aufl. München: Beck Juristischer Verlag; 2007.

Seiwert LJ. 30 Minuten für mehr Kundenbegeisterung. 5. Aufl. Offenbach: GABAL Verlag; 2007.

Simon H, Homburg C. Kundenzufriedenheit: Konzepte – Methoden – Erfahrungen. Wiesbaden: Gabler; 1998.

Simon H, von der Gathen A. Das große Handbuch der Strategie – Instrumente. Frankfurt, New York: Campus Verlag; 2002.

Sinner J. Balanced Score Card im strategischen Kundenmanagement. Studienarbeit. München: GRIN Verlag; 2005.

Sprenger RK. Die Entscheidung liegt bei Dir!: Wege aus der alltäglichen Unzufriedenheit. 5. Aufl. Frankfurt, New York: Campus Verlag; 1998.

Sprenger RK. Mythos Motivation: Wege aus der Sackgasse. 15. Aufl. Frankfurt/New York: Campus Verlag; 1998.

Stahl HK. Modernes Kundenmanagement – Wenn der Kunde im Mittelpunkt steht. Renningen-Malmsheim: Expert-Verlag; 1998.

Staminski W. Mythos Kundenorientierung: Was Kunden wirklich wollen. Frankfurt, New York: Campus Verlag; 1998.

Swatschenko P. Positionierung – das erfolgreichste Marketing auf unserem Planeten: Das Praxisbuch für ungewöhnliche Markterfolge: Von der

Austauschbarkeit zur Alleinstellung – die erfolgreichsten Praxis-Strategien für kleine und mittelständische Unternehmen. Offenbach: GABAL Verlag; 2005.

Swatschenko P, Herden A. Rasierte Stachelbeeren: So werden Sie Nr. 1 im Kopf Ihrer Zielgruppe: Branding – Erfolgreiche Marken-Positionierung für kleine und mittelständische Unternehmen. Offenbach: GABAL Verlag; 2000.

Thiele S. Die kundenorientierte Praxis: Der Weg zu größerer Kundenzufriedenheit. kleintier konkret. 1999;6:36-8.

Thiele S. Erfolgsorientierte Entlohnung: Anreizsystem zur Kundenorientierung für Mitarbeiter in Tierarztpraxen. kleintier konkret. 2000;2:9-15.

Thiele S. Die Revision der DIN EN ISO 9000:2000: Weg von 20 (Einzel)Elementen– hin zum ganzheitlichen System der Prozess- und Kundenorientierung. kleintier konkret. 2001;2:27-30.

Thiele S. Kundenorientierte Kommunikation: Ein wichtiger Erfolgsfaktor für Ihre Praxis. kleintier konkret. 2001;6:23-6.

Thiele S. Erfolgsorientierte Entlohnung: Neue Wege zahlen sich aus! Erfahrungsbericht. kleintier konkret. 2002;1:28-32.

Thiele S. Elevator Pitch: Ideen auf den Punkt gebracht. kleintier konkret, 2006;1:30-2.

Thiele S. Trends und Chancen von kleinen und großen Tierarztpraxen heute und morgen. Vortrag. 18. Baden-Badener Fortbildungstage; 2006.

Thiele S. Der Businessplan: Ein Erfolgsrezept nicht nur für Gründer. kleintier konkret. 2006;6:31-4.

Thiele S. Wie potenzielle Kunden Ihre Praxis wahrnehmen – Ergebnisse einer aktuellen Testkundenstudie. kleintier konkret. 2008;3:35-8.

Thiele S. Wie potenzielle Kunden Ihre Praxis wahrnehmen (Teil 2) – So verbessern Sie mit einfachen Mitteln das Außenbild Ihrer Tierarztpraxis. kleintier konkret. 2008;4:26-9.

Tominaga M. Die kundenfeindliche Gesellschaft: Erfolgsstrategien für Dienstleister. Düsseldorf, München: Econ & List Taschenbuch Verlag; 1998.

Veterinary Clinics of North America, Small Animal Practice (Hrsg.): Practice Management. Saunders; Volume 36(2), 2006.

Wechsung S. Mensch und Hund: Beziehungsqualität und Beziehungsverhalten. 1. Aufl. Regensburg: Roderer Verlag; 2008.

Wildemann H (Hrsg.): Lean Management: Strategien zur Erreichung wettbewerbsfähiger Unternehmen. Frankfurt: Verlagsbereich Wirtschaftsbücher; 1993.

Ziffus G. Existenzgründung Tierarztpraxis. Berlin: Parey in MVS Medizinverlage; 2001.

Ziffus G, Dolle S. Marketing und Management in der tierärztlichen Praxis. Berlin: Parey in MVS Medizinverlage; 2002.

Sachregister